Thorsten Lewalter (Hrsg.) **Rationale Arrhythmiebehandlung**

Thorsten Lewalter (Hrsg.)

Rationale Arrhythmiebehandlung – Ein Paradigmenwechsel

Mit 28 zum Teil farbigen Abbildungen und 19 Tabellen

STEINKOPFF
DARMSTADT

Priv.-Doz. Dr. med. THORSTEN LEWALTER
Medizinische Klinik und Poliklinik II
Universitätsklinikum Bonn
Sigmund-Freud-Str. 25
53105 Bonn

ISBN 3-7985-1516-6 Steinkopff Verlag, Darmstadt

Bibliografische Information Der Deutschen Bibliothek
Die Deutsche Bibliothek verzeichnet diese Publikation in der Deutschen Nationalbibliografie; detaillierte bibliografische Daten sind im Internet über <http://dnb.ddb.de> abrufbar.

Steinkopff Verlag Darmstadt
ist ein Unternehmen von Springer Science+Business Media

www.steinkopff.springer.de

Redaktion: Dr. Annette Gasser Herstellung: Klemens Schwind
Umschlaggestaltung: Erich Kirchner, Heidelberg
Satz: K+V Fotosatz GmbH, Beerfelden

SPIN 11430070 85/7231-5 4 3 2 1 0 – Gedruckt auf säurefreiem Papier

Geleitwort

Zu Ehren und gewidmet
Herrn Professor Dr. Dr. h.c. BERNDT LÜDERITZ

Ein Geleitwort zum Buch „Rationale Arrhythmiebehandlung" schreiben zu dürfen, ist eine große Ehre und auch eine gern wahrgenommene Gelegenheit, im Namen der Autoren aber sicher auch im Namen der Leserschaft Herrn Professor Berndt Lüderitz Achtung und Dank für sein Wirken und Werken auszusprechen.

Seine Schüler, Kollegen und wissenschaftlichen Mitstreiter haben hier zum Thema der Behandlung von Herzrhythmusstörungen belegte Thesen und zukunftsweisende Theorien praxisbezogen und fortschrittsbewusst aufgearbeitet. Die Kompetenz der Autoren ist unbestritten und das gewählte Thema ist wahrlich im Herzen der kardiologischen, internistischen, ja der allgemeinen ärztlichen Kunst.

Die vom Geehrten selbst brillant und fundiert verfasste Analyse der Geschichte der Rhythmologie belegt die fundamentale Bedeutung der Pulskunde, die offenbar so alt ist wie die Heilkunde an sich. Dass unser Kulturkreis den Sitz der Seele ins Herz projiziert, beruht auf der erhöhten Empfindsamkeit des Herzschlages, wann immer die Gemütslage im Umbruch ist. Daher ist der Herzrhythmus Ausdruck dessen, was wir mitunter als Lebensgefühl empfinden. Das schlagende Herz ist Beweis des Lebens, der Stillstand bedeutet den Tod, im „primum moviens, ultimum moriens" ist der Begriff der Endlichkeit des Daseins deutlich ausgedrückt und die Dimension der vitalen Bedrohung durch Herzrhythmusstörungen fühlbar. Gesteuert vom Vegetativen, Unkontrollierbaren in unserem Körper kann es mit der Tachykardie die Emotion nicht verheimlichen, und die Ohnmacht belegt wie bedrohlich sich sein Aussetzen auswirkt.

Herzrhythmusstörungen reflektieren also absolut unwissenschaftlich die Dynamik des Seins. Dank ihrer wissenschaftlichen Erforschung sind sie als teilweise lästige, oftmals aber als lebensbedrohliche Störung zu diagnostizieren und zu behandeln. Der Übergang vom „krank am Herzen" zum „Herzkranken" ist nicht nur ein Bereich der Romantik, sondern ein Beleg der zentralen Bedeutung der Rhythmologie in der Medizin.

Diese Publikation unter der Ägide von Herrn Priv.-Doz. Dr. Lewalter präsentiert die modernsten Errungenschaften im Bereich der Arrhythmietherapien und stellt auch kritisch die Grenzen des Machbaren und somit die Richtlinien des jeweiligen Anwendungsbereichs, eben der rationalen Arrhythmiebehandlung dar. „Krankheit ist immer eine Rhythmusstörung, ist aber eine Rhythmusstörung immer eine Krankheit?", darf man sich im Rahmen der immer invasiver werdenden Möglichkeiten sicher fragen. Das diagnostische und therapeutische Instrumentarium umspannt vom Fühlen des Pulses bis zur Identifikation der Membrankanalanomalie das ganze Spektrum des modernen medizin-technischen Handelns. Es entspricht dem tiefen humanen Empfinden von Berndt Lüderitz diesen Brückenschlag zu machen, denn seine Kardiologie ist ja so allgemein und umfassend wie kein anderes Fach der Fakultät sein könnte. Die Synthese von der subjektiven Empfindung der Palpitation bis zur Erkenntnis lebensbedrohlicher Rhythmusstörungen, von klinischer Diagnostik bis zur wissenschaftlich belegten Intervention, von der Substratelimination durch Ablation bis zur „Rhythmusprothetik" mit Herzschrittmacher oder Defibrillator wird in diesem Werk gut fassbar dargestellt.

Es ist in der modernen Kardiologie wie bei jedem künstlerischen Akt; neben der perfekten Technik sind es die Erfahrung und der Respekt, die zur behutsamen und Erfolg versprechenden Verwendung der Mittel führen. Somit ist Rhythmologie im wahrsten Sinne eine Heilkunst. Ich wünsche mir, dass durch dieses Buch die Künstler die Technik noch besser verstehen lernen und sich die Techniker ihrer „heilkünstlerischen" Verantwortung weiterhin bewusst bleiben.

Lausanne, im März 2006 Prof. Lukas Kappenberger

Vorwort

Sehr verehrte Leserinnen und Leser,

die Ihnen vorliegende Publikation „Rationale Arrhythmiebehandlung“ gibt die wesentlichen Beiträge der Tagung „Update Elektrophysiologie 2005“ wieder, die im April 2005 nationale und internationale Experten auf dem Gebiet der Rhythmologie nach Bonn und Bad Godesberg geführt hatte. Wie auch in den Jahren zuvor konnte diese Tagung mit Unterstützung der Deutschen Gesellschaft für Kardiologie, Herz- und Kreislaufforschung ausgerichtet werden; erstmals fungierte das vom Bundesministerium für Bildung und Forschung initiierte Kompetenznetz Vorhofflimmern als kooperierender Partner.

Der Wissenszuwachs in Diagnostik und Therapie von Herzrhythmusstörungen hat in den letzten Jahren ein rasantes Tempo erreicht. Um hier Schritt halten zu können, möchten wir Ihnen mit diesem Buch die Möglichkeit bieten, sich umfassend über Bewährtes, Neues und Zukünftiges in diesem Feld zu informieren. Dies betrifft u.a. die Innovationen in Elektro- und Arzneimitteltherapie, den aktuellen Stand der Gendiagnostik hereditärer Arrhythmien sowie die Möglichkeiten der Zell- bzw. Gewebeersatztherapie.

Es sollte schließlich nicht unerwähnt bleiben, dass die Tagung „Update Elektrophysiologie 2005“ mit der Vollendung des 65. Lebensjahres von Prof. Dr. med. Dr. h.c. Berndt Lüderitz zusammenfiel. Dieser Band ist daher Herrn Professor Lüderitz gewidmet, anlässlich seines 65. Geburtstages und seiner 22-jährigen erfolgreichen Tätigkeit als Direktor der Medizinischen Klinik und Poliklinik II des Universitätsklinikums Bonn.

Bonn, im März 2006

Priv.-Doz. Dr. med.
Thorsten Lewalter

Inhaltsverzeichnis

Autorenverzeichnis

Prof. Dr. Dietrich Andresen
Vivantes Klinikum Am Urban
I. Innere Abteilung/Kardiologie
Dieffenbacherstraße 1
10967 Berlin

PD Dr. Matthias Antz
II. Medizinische Abteilung
Allgemeines Krankenhaus St. Georg
Lohmühlenstraße 5
20099 Hamburg

Prof. Dr. Michael Block
Stiftsklinik Augustinum
Innere Medizin – Kardiologie
Wolkerweg 16
81375 München

Priv.-Doz. Dr. Dirk Böcker
Universitätsklinikum Münster
Medizinische Klinik u. Poliklinik C
Albert-Schweitzer-Straße 33
48149 Münster

PD Dr. Sabine Ernst
II. Medizinische Abteilung
Allgemeines Krankenhaus St. Georg
Lohmühlenstraße 5
20099 Hamburg

Prof. Dr. Bernd K. Fleischmann
Institut für Physiologie
Live & Brain Center
Universität
Sigmund-Freud-Straße 25
53105 Bonn

Dr. Andrea Gerth
Medizinische Klinik und Poliklinik I
Ludwig-Maximilians-Universität
Klinikum Großhadern
Marchioninistraße 15
81377 München

PD Dr. Andreas Goette
Klinik für Kardiologie, Angiologie
und Pneumonologie
Otto-von-Guericke-
Universitätsklinik
Leipziger Straße 44
39120 Magdeburg

Prof. Dr. Andreas Hagendorff
Medizinische Universitätsklinik
Johannisallee 32
04103 Leipzig

Prof. Dr. Stefan Hohnloser
Universitätsklinikum
Frankfurt am Main
Medizinische Klinik IV/
Abteilung Kardiologie
Theodor-Stern-Kai 7
60590 Frankfurt am Main

Dr. Julia Höss
Medizinische Klinik und Poliklinik I
Ludwig-Maximilians-Universität
Klinikum Großhadern
Marchioninistraße 15
81377 München

Prof. Dr. Werner Jung
Klinik für Innere Medizin III
Kardiologie, Pneumologie,
Angiologie
Schwarzwald-Baar-Klinikum
Villingen-Schwenningen GmbH
Vöhrenbacherstraße 23
78050 Villingen-Schwenningen

Dr. Gunna Klein
Abteilung Kardiologie
und Angiologie
Medizinische Hochschule
Carl-Neuberg-Straße 1
30625 Hannover

PD Dr. Thomas Korte
Abteilung Kardiologie
und Angiologie
Medizinische Hochschule Hannover
Carl-Neuberg-Straße 1
30625 Hannover

Prof. Dr. Karl-Heinz Kuck
II. Medizinische Abteilung
Allgemeines Krankenhaus St. Georg
Lohmühlenstraße 5
20099 Hamburg

PD Dr. Thorsten Lewalter
Medizinische Klinik
und Poliklinik II
Universitätsklinikum
Sigmund-Freud-Straße 25
53105 Bonn

PD Dr. Lars Lickfett
Medizinische Klinik
und Poliklinik II
Universitätsklinikum
Sigmund-Freud-Straße 25
53105 Bonn

Prof. Dr. Dr. h. c.
Berndt Lüderitz
Medizinische Klinik
und Poliklinik II
Universitätsklinikum
Sigmund-Freud-Straße 25
53105 Bonn

Prof. Dr. Thomas Meinertz
Klinik und Poliklinik
für Kardiologie/Angiologie
Universitäres Herzzentrum
Hamburg gGmbH (UHZ)
Universitätsklinikum
Hamburg-Eppendorf
Martinistraße 52
20246 Hamburg

PD Dr. Michael Näbauer
Medizinische Klinik und Poliklinik I
Ludwig-Maximilians-Universität
Klinikum Großhadern
Marchioninistraße 15
81377 München

Prof. Dr. Dietrich Pfeiffer
Medizinische Universitätsklinik
Johannisallee 32
04103 Leipzig

Sanjeev Saksena, MD
Professor of Medicine
The Robert Wood Johnson
Medical School
Director, Arrhythmia &
Pacemarker Service
Eastern Heart Institute
Passaic NJ
USA

Dr. Aida Salameh
Medizinische Universitätsklinik
Johannisallee 32
04103 Leipzig

Prof. Dr. Andreas Schuchert
Klinik und Poliklinik
für Kardiologie/Angiologie
Universitäres Herzzentrum
Hamburg gGmbH (UHZ)
Universitätsklinikum
Hamburg-Eppendorf
Martinistraße 52
20246 Hamburg

PD Dr. Eric Schulze-Bahr
Leibniz-Institut
für Arterioskleroseforschung
Westfälische Wilhelms-Universität
Domagkstraße 3
48149 Münster

PD Dr. Jörg Otto Schwab
Medizinische Klinik
und Poliklinik II
Universitätsklinikum
Sigmund-Freud-Straße 25
53127 Bonn

PD Dr. Johannes Sperzel
Kerckhoff Klinik GmbH
Abteilung Kardiologie
Benekestraße 2–8
61231 Bad Nauheim

Prof. Dr. Gerhard Steinbeck
Medizinische Klinik und Poliklinik I
Ludwig-Maximilians-Universität
Klinikum Großhadern
Marchioninistraße 15
81377 München

Prof. Dr. Hans-Joachim Trappe
Schwerpunkte Kardiologie
und Angiologie
Medizinische Klinik II
Ruhr-Universität
Hölkeskampring 40
44625 Herne

Dr. Alexander Yang
Medizinische Klinik
und Poliklinik II
Universitätsklinikum
Sigmund-Freud-Straße 25
53105 Bonn

„Milestones“ und Details zur Geschichte der kardialen Elektrophysiologie

B. Lüderitz

Zusammenfassung. Bis zu Beginn des 18. Jahrhunderts war die aus dem klassischen Altertum und aus der chinesischen Kultur erwachsene Pulslehre hierzulande noch nicht zu einem Instrument der ärztlichen Praxis geworden. Vielmehr fand die Prüfung des Pulses nur innerhalb der physiologischen Forschung ihre Bedeutung. Erst die Entwicklung der Elektrokardiographie führte zur eigentlichen rationalen Rhythmologie.

Voraussetzungen zur Registrierung des Erregungsablaufs am Herzen

Die praktischen und apparativen Voraussetzungen wurden durch Willem Einthoven 1895 mit der Weiterentwicklung des Saitengalvanometers geschaffen, nachdem es zuvor Augustus Desiré Waller [18] 1887 gelungen war, das erste menschliche Elektrokardiogramm aufzuzeichnen.

Augustus Desiré Waller

Er wurde als Sohn des bedeutenden Physiologen Augustus Volney Waller am 12.07.1856 in Paris geboren. Nach medizinischem Studium an den Universitäten von Aberdeen, Edinburgh und Leipzig promovierte er 1881 in Aberdeen. Er arbeitete zunächst am physiologischen Laboratorium in London unter Burdon-Sanderson und hielt Vorlesungen in Physiologie an der London School of Medicine for Women. In gleicher Stellung war er 16 Jahre lang an der Medical School des St. Mary's Hospital tätig. Zum Direktor des Physiologischen Laboratoriums der Universität London wurde er 1902 berufen. Er verstarb am 11.03.1922 in London [8].

In seinen Studien widmete sich Waller insbesondere den elektrischen Phänomenen des Herzens. So war es ihm bereits 1887 [18] gelungen, mit Hilfe des Lippmann-Kapillarelektrometers ein EKG von der Körperoberfläche des Menschen abzuleiten [11, 17], ohne dass zunächst die klinischen Konsequenzen hierfür erkannt wurden. Gleichwohl legte Waller durch seine Untersuchungen die Grundlage für die moderne Elektrokardiographie.

Willem Einthoven

Er wurde am 21.05.1860 als Sohn eines Militärarztes in Semarang auf Java geboren. Nach dem Tod des Vaters kehrte die Familie 1870 in die Niederlande zurück und Willem Einthoven begann nach vorausgegangener Gymnasialausbildung 1879 an der Universität Utrecht mit dem Studium der Medizin, wo er 1885 den Doktorgrad erwarb. Im selben Jahr erhielt er noch vor Ablegung des Staatsexamens eine Professorenstelle für Physiologie und Histologie in Leiden und arbeitete dort bis zu seinem Tod am 28.09.1927 [17].

Nachdem es schon Waller 1887 [18] gelungen war, das erste EKG von der Körperoberfläche des Menschen abzuleiten [11, 17], begann Einthoven 1895 [3] mit dem Lippmann-Kapillarelektrometer zu arbeiten. Unter Berücksichtigung physikalischer Faktoren korrigierte er 1895 das wenig differenzierte Kapillarelektrometerbild [11], und es kam zur Weiterentwicklung des Saitengalvanometers, dessen Entdeckung im Jahre 1897 auf C. Ader [1] zurückging.

1901 beschrieb Einthoven zum ersten Mal in einer Festschrift zum 70. Geburtstag des holländischen Gelehrten Bosscha sein weiterentwickeltes Galvanometer [17] und machte es 1903 in einer publizierten Arbeit „*Ein neues Galvanometer*“ [4] einer breiten Öffentlichkeit zugänglich. Während Einthoven bei seinen Untersuchungen mit dem Kapillarelektrometer ursprünglich jedem Elektrokardiogramm 4 Zacken (A, B, C, D) zugewiesen hatte, konnte er durch rechnerische Korrekturen und Auswertungen der Kapillarelektrometerkurven deren Zahl auf 5 erhöhen und führte dafür die noch heute verwendeten Bezeichnungen P, Q, R, S, T ein.

Obwohl die qualitative und quantitative Messung des Pulses als Anfang der Arrhythmiediagnostik verstanden werden kann, wurde die eigentliche Erfassung von Herzrhythmusstörungen erst durch die Elektrokardiographie des von Einthoven weiterentwickelten Saitengalvanometers eingeleitet. Das EKG wurde für den Ausbau der Lehre von den Rhythmus- bzw. Reizbildungs- und Erregungsleitungsstörungen im Herzen von höchster Bedeutung [17]. Die anfänglich weit verbreitete Skepsis gegenüber seiner Methode konnte Einthoven 1908 in seiner Publikation „*Weiteres über das Elektrokardiogramm*“ [5], in der er klinische Beispiele dokumentierte, beseitigen (vgl. Abb. 1).

1913 beschrieben Einthoven et al. [6, 7] die zum Einthoven-Dreieck als Berechnungsgrundlage des EKG führenden Erkenntnisse. Einthoven erhielt 1924 für die Entwicklung des Saitengalvanometers als Pionier der Elektrokardiographie den Nobelpreis für Medizin.

Die weitere Entwicklung

Die Geschichte des Reizbildungs- und Erregungsleitungssystems reicht bis in die Mitte des 19. Jahrhunderts zurück. In Tabelle 1 sind die wichtigsten Wissenschaftler mit ihren Entdeckungen chronologisch aufgeführt.

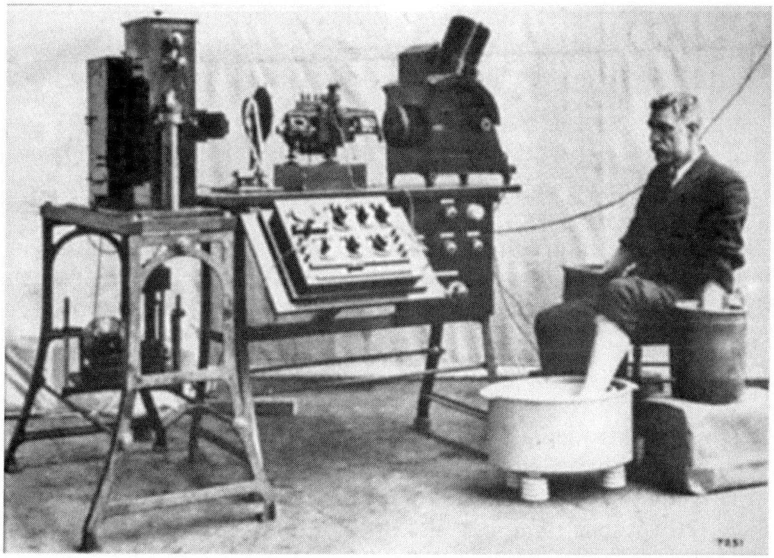

Abb. 1. Registrierung der drei Standardableitungen nach Einthoven am Patienten. EKG-Abnahme mit Hilfe von Trogelektroden (Kupferzylinder in leitender Lösung). Original Cambridge Electrocardiograph; gebaut für Sir Thomas Lewis (1912). Mit freundlicher Genehmigung des Springer-Verlages, Heidelberg

Tabelle 1. Chronologische Übersicht der Entdeckung des Reizbildungs- und Erregungsleitungssystems

1845	J.E. Purkinje	Purkinje-Fasern
1876/93	G. Paladino, A.F.S. Kent	Kent-Paladino-Bündel
1893	W. His jun.	His-Bündel
1906	L. Aschoff, S. Tawara	AV-Knoten
1906/07	K.F. Wenckebach	Wenckebach-Bündel
1907	A.B. Keith, M.W. Flack	Sinusknoten
1916	J.G. Bachmann	Bachmann-Bündel
1932	I. Mahaim	Mahaim-Fasern
1961	T.N. James	James-Bündel

Der als Sohn eines Sanitätsrats am 10.01.1866 in Berlin geborene Ludwig Aschoff begann 1885 das Studium der Medizin an der Universität Bonn. Nach Studienaufenthalten in Straßburg und Würzburg kehrte er nach Bonn zurück und promovierte dort 1889. Seine vielfältigen Arbeiten, Veröffentlichungen und Vortragsreisen in die ganze Welt, u.a. nach Japan, wo er 1924 an den Universitäten und Akademien Vorträge über Pathologie hielt, machten ihn zu einem der bedeutendsten Pathologen seiner Zeit.

1904 entdeckte er die später nach ihm benannten rheumatischen Knötchen im Herzmuskel und beschrieb 1906 zusammen mit Tawara den Atrioventrikularknoten, der noch heute als Aschoff-Tawara- bzw. AV-Knoten bezeichnet wird.

Anwendungen in der Diagnostik

Die Elektrokardiographie, die die bei jeder Herzaktion entstehenden Potenzialschwankungen als Funktion der Zeit wiedergibt, stellt auch heute die Basis der nichtinvasiven Diagnostik von Herzrhythmusstörungen dar. Die Entwicklung der elektrokardiographischen Registriertechnik ist Tabelle 2 zu entnehmen.

Die invasive elektrophysiologische Diagnostik von Herzrhythmusstörungen mit Elektrodenkathetern basiert auf der Herzkathetertechnik, die mit dem historischen Selbstversuch von Werner Forßmann (1904–1979) ihren Anfang nahm [9]. Eine hervorragende Rolle spielt dabei das His-Bündel-EKG (HBE), bei dem mittels eines intrakardial eingeführten Elektrodenkatheters elektrische Potenziale vom His-Bündel abgeleitet werden. Bei dieser am häufigsten benutzten Ableitungstechnik zur Analyse der atrioventrikulären Überleitung, die zumeist mit atrialer Stimulation verbunden wird, wird ein Elektrodenkatheter über die rechte V. femoralis mit der Spitze bis in den rechten Ventrikel vorgeschoben und der Katheter so platziert, dass die Elektroden kurz unterhalb des septalen Segels der Trikuspidalklappe dem Ventrikelseptum im rechten Ventrikel anliegen.

1957 wurden erstmals elektrische Potenziale vom His-Bündel während einer Katheteruntersuchung bei einem Patienten mit Fallot-Tetralogie nachgewiesen [10, 16]. 1967 wurden elektrische Potenziale am His-Bündel nachgewiesen. Mit Einführung der His-Bündel-Elektrographie gelang es, eine zeitliche Beziehung zwischen dem His-Bündel-EKG und dem Oberflächen-EKG herzustellen.

Bei der programmierten elektrischen Stimulation, die erstmals 1967 von Durrer u. Ross [2] und später von Wellens [19] in die kardiologische Diag-

Tabelle 2. Chronologie der elektrokardiographischen Registriertechnik

1903	Extremitätenableitungen	W. Einthoven
1906	Ösophagus-EKG	M. Cremer
1933	Unipolare Brustwandableitungen	F.N. Wilson
1936	Vektorkardiographie	F. Schellong
1938	Kleines Herzdreieck	W. Nehb
1942	Unipolare verstärkte (augmentierte) Extremitätenableitungen	E. Goldberger
1956	Korrigiertes orthogonales Ableitungssystem	E. Frank
1960	Endokavitäre Katheterableitungen	G. Giraud, P. Puech
1969	His-Bündel-Elektrographie	B.J. Scherlag

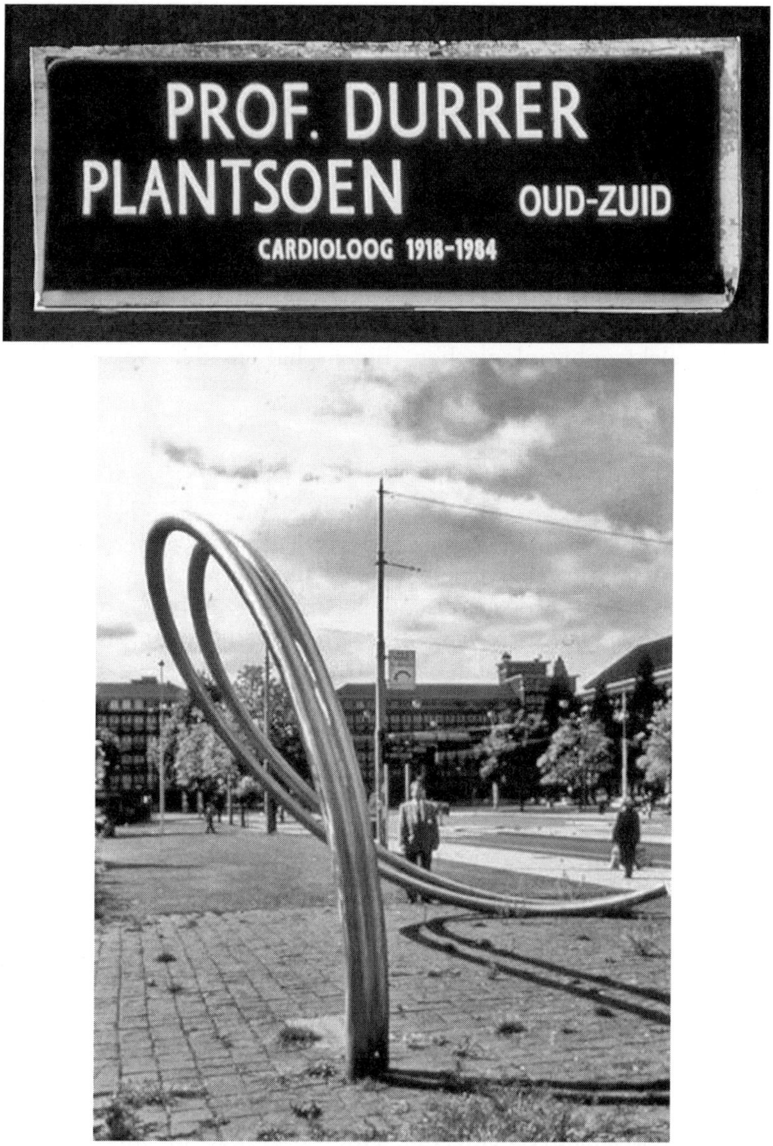

Abb. 2. Monument für Dirk Durrer in Anerkennung seiner außergewöhnlichen Leistungen, 1986 am Minervaplatz in Amsterdam errichtet, nahe seines Hauses in der Rubensstraat 27, Enthüllung des Monuments durch Prinzessin Juliana, die frühere Königin der Niederlande, am 28.05.1986; Monument gibt (wahrscheinlich) ein Modell zweier parallel verlaufender atrioventrikulärer Leitungsstrukturen wieder, das spezifische Leitungssystem und eine zusätzliche Leitungsbahn, die somit das Prinzip der Kreiserregung bildlich darstellen

nostik eingeführt wurde, kann durch eine zeitlich definierte intrakavitäre Elektrostimulation die Terminierung supraventrikulärer und ventrikulärer Tachykardien erreicht werden, wobei als Mechanismus dieses therapeutischen Effekts die Unterbrechung einer kreisenden Erregung angenommen wird (Abb. 2). Die elektrische Stimulation des Herzens stellt somit eine unerlässliche Ergänzung der His-Bündel-Elektrokardiographie bei elektrophysiologischen Untersuchungen des Herzens dar. Im einzelnen dient sie zur:

- Charakterisierung der elektrophysiologischen Eigenschaften des Sinusknotens, des Vorhofs, der AV-Überleitung sowie der Kammer;
- Induktion und Unterbrechung tachykarder Rhythmusstörungen;
- Analyse der Wirkung von Pharmaka, insbesondere Antiarrhythmika, auf die elektrophysiologischen Eigenschaften der verschiedenen Herzabschnitte.

Kreisende Erregung

Mayer [14] formulierte bereits 1906 anhand seiner Beobachtungen an ringförmigen Gewebestücken von Quallenkörpern und Taubenherzen erstmalig das Konzept der kreisenden Erregung. Er erkannte, dass als Voraussetzung einer Kreiserregung die Leitungszeit länger sein muss als die Refraktärzeit an einem beliebigen Ort im Leitungsweg und dass die Erregungsleitung unidirektional erfolgen muss. Mines [15] beschrieb 1913 Umkehrextrasystolen und stellte fest, dass durch einen zeitgerecht einfallenden Vorhof- oder Ventrikelstimulus eine Tachykardie unterbrochen werden kann. Eine Erregungsumkehr über den AV-Knoten war für ihn nur durch eine Aufnahme eines funktionellen Blocks eines Teils der Überleitungsfasern denkbar. Die atrioventrikuläre Leitung erfolgte nur über einen Teil der AV-Knoten-Fasern, die restlichen Fasern waren aufgrund der hohen Frequenzbelastung noch refraktär; nachdem die Erregungswelle jedoch die Kammern erreicht hatte, war ausreichend Zeit vergangen, die Fasern hatten ihre Wiedererregbarkeit zurückgewonnen und die ventrikuläre Erregungswelle konnte den Vorhof erneut erreichen. Unter Berücksichtigung der Beobachtungen von Mayer [14] und Mines [15] formulierten Wellens et al. [20] folgende Voraussetzungen für die Entstehung der kreisenden Erregung:

- unidirektionale Blockierung eines Impulses in einer oder in mehreren Herzregionen
- Erregungsfortleitung über eine alternative Leitungsbahn
- verzögerte Erregung distal der Blockierung
- Wiedererregung der proximal des Blocks gelegenen Bezirke

Geschichte der elektrischen Therapie

Die Anfänge der Elektrotherapie reichen bis in das 16. Jahrhundert zurück. Die Entwicklung bis zum 20. Jahrhundert ist in Tabelle 3 dargestellt.

Tabelle 3. Geschichte der Elektrotherapie vom 16. bis zum 20. Jahrhundert [12, 13]

1580	Mercuriale G (1530–1606): *Ubi pulsus sit rarus semper expectanda est syncope*
1717	Gerbezius M (1658–1718): *Constitutio Anni 1717 a.A.D. Marco Gerbezio Labaco 10. Decem. descripta. Miscellanea-Emphemerides Academiae Naturae Curiosorum. Cent. VII, VIII. 1718: in Appendice*
1761	Morgagni G.B. (1682–1771): *De sedibus et causis morborum per anatomen indagatis*
1791	Galvani L (1737–1798): *De viribus electricitatis in motu musculari commentarius*
1800	Bichat MFX (1771–1802): *Recherches physiologiques sur la vie et la mort*
1804	Aldini G (1762–1834): *Essai theorique et experimental sur le galvanisme, avec une serie d'experiences faites en presence des commissaires de l'Institut National de France, et en divers amphitheatres de Londres*
1827/1846	Adams R (1791–1875), Stokes W (1804–1878): *Cases of diseases of the heart, accompanied with pathological observations: observations on some cases of permanently slow pulse*
1872	Duchenne de Boulogne GBA (1806–1875) *De l'electrisation localisee et de son application à la pathologie et à la therapeutique par courants induits et par courants galviniques interrompus et continues*
1882	von Ziemssen H (1829–1902) *Studien über die Bewegungsvorgänge am menschlichen Herzen sowie über die mechanische und elektrische Erregbarkeit des Herzens und des Nervus phrenicus, angestellt an dem freiliegenden Herzen der Catharina Serafin*
1890	Huchard H: *La maladie de Adams-Stokes*
1932	Hyman AS: *Resuscitation of the stopped heart by intracardial therapy. II. Experimental use of an artificial pacemaker*
1952	Zoll PM: *Resuscitation of heart in ventricular standstill by external electrical stimulation*
1958	Elmquist R, Senning A: *An implantable pacemaker for the heart*
1958	Furman S, Robinson G: *The use of an intracardiac pacemaker in the correction of total heart block*
1961	Bouvrain Y, Zacouto F: *L'entrainement électrosystolique du coeur*
1962	Lown B et al.: *New method for terminating cardiac arrhythmias*
1963	Nathan DA et al.: *An implantable synchronous pacemaker for the long-term correction of complete heart block*
1969	Berkovits BV et al.: *Bifocal demand pacing*
1969	Scherlag BJ et al.: *Catheter technique for recording His bundle activity in man*
1972	Wellens HJJ et al.: *Electrical stimulation of the heart in patients with ventricular tachycardia*
1975	Zipes DP et al.: *Termination of ventricular fibrillation in dogs by depolarizing a critical amount of myocardium*
1978	Josephson ME et al.: *Recurrent sustained ventricular tachycardia*
1978	Funke HD: *First dual-chamber pacemaker*
1980	Mirowski M et al.: *Termination of malignant ventricular arrhythmias with an implanted automatic defibrillation in human beings*

Tabelle 3 (Fortsetzung)

1981	Breithardt G et al.: *Non-invasive detection of late potentials in man – a new marker for VT*
1982	Gallagher JJ et al.: *Catheter technique for closed-chest ablation of the atrioventricular conduction system: a therapeutic alternative for the treatment of refractory supraventricular tachycardia*
1982	Scheinman MM et al.: *Transvenous catheter technique for induction of damage to the atrioventricular junction in man*
1986	Lüderitz B, Gerckens U, Manz M: *Antitachycardia pacemaker (Tachylog) and automatic implantable defibrillator (AID): combined use in ventricular tachyarrhythmias*
1987	Borggrefe M et al.: *High frequency alternating current ablation of an accessory pathway in humans*
1988	Saksena S, Parsonnet V: *Implantation of a cardioverter-defibrillator without thoracotomy using a triple electrode system*
1991	Jackman WM et al.: *Catheter ablation of accessory atrioventricular pathways (Wolff-Parkinson-White syndrome) by radiofrequency current*
1991	Kuck KH et al.: *Radiofrequency current catheter ablation of accessory atrioventricular pathways*
1994	Daubert C et al.: *Permanent atrial resynchronisation by synchronous bi-atrial pacing in the preventive treatment of atrial flutter associated with high degree interatrial block*
1994	Cazeau S, Mugica J et al.: *Four chamber pacing in dilated cardiomyopathy*
1995	Camm AJ et al.: *Implantable atrial defibrillator*
1996	Saksena S et al. *Dual-site right atrial pacing for atrial fibrillation*
1997	Jung W, Lüderitz B: *Implantation of an arrhythmia management system for ventricular and supraventricular tachyarrhythmias*
1998	Haïssaguerre M et al.: *Spontaneous initiation of atrial fibrillation by ectopic beats originating in the pulmonary veins*
1998	Huang DT, Josephson ME et al.: *Hybrid pharmacologic and ablative therapy: a novel and effective approach for the management of atrial fibrillation*

Bedeutung heute

Herzrhythmusstörungen lassen sich einteilen in Störungen der Reizbildung und Störungen der Erregungsleitung. Das Spektrum therapeutischer Möglichkeiten bei kardialen Rhythmusstörungen reicht von physikalischen Maßnahmen über die medikamentöse Behandlung bis hin zu elektrischen und chirurgischen Eingriffen am Myokard und Erregungsleitungssystem. Die erfolgreiche Anwendung dieser Maßnahmen beruht nicht zuletzt auf dem zunehmenden Verständnis der pathogenetischen Mechanismen aus experimentell gewonnenen Kenntnissen der elektrophysiologischen Eigenschaften des pathologisch veränderten Myokards und des Erregungsleitungssystems. Auch die komplizierter gewordene pharmakologische Arrhythmiebehandlung bleibt ärztlich dankbar. Das Schwinden der Symptome und die verbesserte

Lebensqualität werden von den Patienten überaus positiv empfunden. Insofern spielt die medikamentöse Therapie von Herzrhythmusstörungen v.a. in der Praxis nach wie vor eine dominierende Rolle. Dies gilt auch angesichts der wesentlichen Bereicherung, die die Arrhythmiebehandlung durch die Elektrotherapie, namentlich die Ablationsverfahren und die antiarrhythmische Kardiochirurgie erfahren hat.

Neben den klassischen Antiarrhythmika vom Typ des Chinidins und des Procainamids sind im Laufe der Jahre das Disopyramid, das Ajmalin, die β-Rezeptoren-Blocker und die Kalziumantagonisten hinzugekommen. Zu den neueren Antiarrhythmika gehören Propafenon, Flecainid, Amiodaron und Adenosin, das hierzulande 1994 in den Handel kam. Die Vielzahl der heute verfügbaren Antiarrhythmika einschließlich ihrer kombinierten Anwendung versetzt uns in den Stand, den weitaus größten Teil kardialer Arrhythmien pharmakologisch kontrollieren zu können. Dennoch darf man sich der Einsicht nicht verschließen, dass die medikamentöse Therapie von Herzrhythmusstörungen in den letzten Jahren eine grundsätzliche Wandlung erfahren hat. Die Indikation zur Pharmakotherapie wird heute wesentlich kritischer gesehen, unter dem Eindruck unerwünschter Wirkungen, nämlich der arrhythmogenen und negativ inotropen Effekte. Vor dem Hintergrund proarrhythmischer Wirkungen der Antiarrhythmika wurde die Zulassung der Klasse-I-Antiarrhythmika vom Bundesgesundheitsamt (heute Bundesinstitut für Arzneimittel- und Medizinprodukte) erheblich eingeschränkt. Als Gegenanzeige für Klasse-I-Substanzen wurde die Behandlung von Koronarkranken innerhalb der ersten 3 Monate nach Myokardinfarkt sowie von Patienten mit reduzierter Pumpfunktion angegeben. Im Zuge dieser Entwicklung hat sich das Interesse auf die Behandlung mit so genannten Klasse-III-Antiarrhythmika („Repolarisationsverlängerer") wie Amiodaron und Sotalol konzentriert. Die hochgesteckten Hoffnungen auf Sotalol haben sich aufgrund einschlägiger Studien jedoch nicht erfüllt. Eine Senkung antiarrhythmischer Todesfälle wurde hingegen aufgrund neuerer Ergebnisse unter dem Einfluss von Amiodaron erreicht.

Spezielle elektrische Möglichkeiten ergaben sich für das Vorhofflimmern durch differenzierte präventive Stimulationsformen, die heute in kommerziell verfügbaren Schrittmachersystemen abrufbar bzw. programmierbar installiert sind. Eine kurative Behandlungsform – für den Patienten also die Chance einer Heilung von seiner Erkrankung – stellt die Ablation, d.h. die Verödung von Rhythmusstörungen erzeugenden Strukturen des Herzens mittels Kathetertechnik dar. Die Defibrillation und Kardioversion bei malignen ventrikulären Herzrhythmusstörungen dürfen als etabliert gelten. Interessante aktuelle Perspektiven ergeben sich durch die Resynchronisation mittels biventrikulärer Stimulation – ein Verfahren, das zu einer symptomatischen Verbesserung bei der Herzinsuffizienz führt und somit als grundlegend neue Option bei der Herzmuskelschwäche gelten kann.

Literatur

1. Ader C (1897) Sur un nouvel appareil enregistreur pour cables sous-marins. Compt Rend Acad Sci 124:1440–1442
2. Durrer D, Ross JP (1967) Epicardial excitation of the ventricles in a patient with Wolff-Parkinson-White syndrome (type B). Circulation 35:15–21
3. Einthoven W (1895) Ueber die Form des menschlichen Elektrocardiogramms. Pflügers Arch 60:101–123
4. Einthoven W (1903) Ein neues Galvanometer. Ann Phys 12:1059–1071
5. Einthoven W (1908) Weiteres über das Elektrokardiogramm. Nach gemeinschaftlich mit Dr. B. Vaandrager angestellten Versuchen. Pflügers Arch 122:517–584
6. Einthoven W, Fahr G, Waart A de (1913) Über die Richtung und die manifeste Größe der Potentialschwankungen im menschlichen Herzen und über den Einfluss der Herzlage auf die Form des Elektrokardiogramms. Pflügers Arch 150:275–315
7. Einthoven W, Fahr G, Waart A (1950) On the direction and manifest size of the variations of potential in the human heart and on the influence of the position of the heart on the form of the electrocardiogram. Translation: Hoff HE, Sekely P. Am Heart J 40:163–211
8. Fischer I (Hrsg) (1933) Biographisches Lexikon der hervorragenden Ärzte der letzten fünfzig Jahre, Bd II. Urban & Schwarzenberg, Berlin Wien
9. Forssmann W (1929) Die Sondierung des rechten Herzens. Klin Wochenschr 8:2085–2087
10. Giraud G, Puech P, Latour H, Hertault J (1960) Variations de potentiel liées a l'activité du système de conduction auriculo-ventriculaire chez l'homme. Arch Mal Cœur 53:757–776
11. Holzmann M (1979) Geschichte der Elektrokardiographie. In: Blümchen G (Hrsg) Beiträge zur Geschichte der Kardiologie. Roderbirken, Leichlingen, S 123–132
12. Lüderitz B (1993) Geschichte der Herzrhythmusstörungen. Springer, Berlin Heidelberg New York
13. Lüderitz B (2005) Profiles in cardiac pacing and electrophysiology. Blackwell, Oxford
14. Mayer AG (1906) Rhythmical pulsation in scyphomedusae. Carnegie Institut of Washington, Publ No 47
15. Mines GR (1913) On dynamic equilibrium of the heart. J Physiol 46:349–383
16. Puech P, Latour H, Grolleau R, Dufaix R, Cabasson J, Robin J (1970) L'activité électrique du tissu de conduction auriculo-ventriculaire en électrocardiographie intracavitaire. Identification. Arch Mal Cœur 63:500–520
17. Schott E (1925) Willem Einthoven und die Fortschritte, welche wir der Erfindung des Saitengalvanometers verdanken. Münch Med Wochenschr 72:391–392
18. Waller AG (1887) A demonstration on man of electromotive changes accompanying the heart's beat. J Physiol 8:229–234
19. Wellens HJJ (1971) Electrical stimulation of the heart in the study and treatment of tachycardias. Kroese, Leiden
20. Wellens HJJ, Schuilenburg RM, Durrer D (1972) Electrical stimulation of the heart in patients with ventricular tachycardia. Circulation 46:216–226

„Neue Erkenntnisse, Neue Entwicklungen, Neue Technik“

Epidemiologie von Vorhofflimmern

A. Gerth, J. Höss, M. Näbauer, G. Steinbeck

Zusammenfassung. Vorhofflimmern ist die häufigste anhaltende Rhythmusstörung und mit einer erheblichen Morbidität und Mortalität assoziiert, insbesondere aufgrund eines 4- bis 5fach erhöhten Risikos thrombembolischer Schlaganfälle. Die bedeutendsten Risikofaktoren für sein Auftreten sind arterielle Hypertonie, Herzinsuffizienz und koronare Herzerkrankung. Die Prävalenz in der Allgemeinbevölkerung liegt bei etwa 1% mit einer stark altersabhängigen Zunahme, 84% der Patienten sind älter als 65 Jahre. Aufgrund der demografischen Entwicklung sowie der zunehmenden Prävalenz der Risikofaktoren wird mit einer Verdopplung der Prävalenz von Vorhofflimmern über die nächsten 50 Jahre gerechnet. Es ist mit einer ungünstigen Prognose verknüpft, die Mortalität von betroffenen Patienten ist etwa um das 2Fache erhöht, wobei Frauen im Vergleich zu Männern eine bis zu 2,5fach höhere Mortalität aufweisen. Neuere Studien legen nahe, dass auch Patienten mit idiopathischem Vorhofflimmern eine belastete Prognose haben. Aufgrund der hohen Rate asymptomatischer Patienten, deren Vorhofflimmern oft erst bei Komplikationen erkannt wird, muss von einer höheren Prävalenz ausgegangen werden als derzeit angenommen. Früherkennung und primärpräventive Strategien werden künftig eine wachsende Bedeutung erlangen.

Prävalenz und Inzidenz

Vorhofflimmern ist die häufigste anhaltende und therapiebedürftige Rhythmusstörung. In den USA und Europa sind etwa 1% der Bevölkerung betroffen, entsprechend in Deutschland etwa 800 000 Menschen [10, 23]. Aufgrund der erheblichen assoziierten Morbidität und Mortalität, insbesondere durch thrombembolische Schlaganfälle, sind eine frühzeitige Erkennung und konsequente Therapie von besonderer Bedeutung.

Aktuelle Daten zur Prävalenz von Vorhofflimmern aus der ATRIA-Studie, erhoben im Auftrag eines amerikanischen Krankenversicherers, zeigen, dass über einen Zeitraum von 20 Jahren von 1,89 Mio. Versicherten 17 974 anhaltendes Vorhofflimmern hatten, entsprechend einer Prävalenz von 0,95%. Ausgehend von diesen Daten und der Zunahme der durchschnittlichen Lebenserwartung wird mit einem Ansteigen der Prävalenz von Vorhofflimmern in den USA von derzeit 2,3 Mio. auf über 5,3 Mio., also um das 2,5Fache, in den nächsten 50 Jahren gerechnet [17]. In diesen Projektionen sind die altersunabhängige Zunahme von Risikofaktoren wie Adipositas und Diabetes mellitus Typ 2 noch nicht berücksichtigt [31].

Altersverteilung

Die Prävalenz von Vorhofflimmern ist stark altersabhängig und verdoppelt sich mit jeder Altersdekade ab dem 50. Lebensjahr. Nach den Daten der nordamerikanischen Framingham-Heart-Studie liegt die Prävalenz in der Allgemeinbevölkerung bis 55 Jahren deutlich unter 1%, bei einem Alter über 60 Jahren bei 4–6%, über 80 Jahren bei 9–16%. 84% aller Patienten mit Vorhofflimmern sind über 65 Jahre alt, 32% über 80 Jahre. Das mediane Alter liegt bei 75 Jahren [10, 23]. Über einen Beobachtungsraum von 40 Jahren seit 1948 entwickelten von 5209 Teilnehmern des initialen Framingham-Kollektivs 296 Männer und 325 Frauen in einem Alter zwischen 55 und 94 Jahren Vorhofflimmern. Dies entspricht einer jährlichen Inzidenz von 3,1/1000 für Männer bzw. 1,9/1000 für Frauen zwischen 55 und 64 Jahren und 38/1000 für Männer und 31,4/1000 für Frauen zwischen 85 und 94 Jahren [4]. Im Verlauf zeigte sich in der Altersgruppe zwischen 65 und 84 Jahren eine Hospitalisierungsinzidenz wegen Vorhofflimmerns (Entlassungsdiagnose) von 30,6/10 000 im Jahr 1982, die sich im Jahr 1993 auf 59,5/10 000 nahezu verdoppelt hatte [47]. In der zwischen 1972 und 1976 erhobenen schottischen Renfrew/Paisley-Studie ergab sich bei 15 406 Männern und Frauen mit einem initialen Alter von 40–65 Jahren eine Prävalenz von Vorhofflimmern von insgesamt 0,65% [39]. In einer Nachbeobachtung nach 20 Jahren wurden 3,6% der Männer und 3,4% der Frauen ohne Vorhofflimmern in der Ausgangsuntersuchung aufgrund von Vorhofflimmern (Entlassungsdiagnose) stationär behandelt.

In einer Analyse der Framingham-Daten wurden insgesamt 3999 Männer und 4726 Frauen über 30 Jahre bezüglich Herzerkrankungen untersucht und nachbeobachtet. Eine Betrachtung aller Teilnehmer, die im Indexalter von über 40 Jahren kein Vorhofflimmern hatten, zeigte, dass das Risiko, im Lauf des Lebens ein solches zu entwickeln, 26% betrug, also 1:4. Selbst bei Fehlen prädisponierender Faktoren wie Herzinsuffizienz oder Herzinfarkt reduzierte sich das Risiko nur wenig auf 1:6 [30].

Geschlechtsverteilung und ethnische Faktoren

Männer haben gegenüber Frauen gleichen Alters im Framingham-Kollektiv auch nach Korrektur für andere Risikofaktoren ein 1,5fach höheres Risiko für Vorhofflimmern [4]. Dieses findet sich auch in den meisten anderen Studien, wie der Renfrew/Paisley-Studie oder der Copenhagen-City-Heart-Studie [14, 39]. Vorhofflimmern tritt bei Männern somit bereits in etwas jüngeren Alterstufen auf, aufgrund der höheren Lebenserwartung von Frauen betrifft es Männer und Frauen zahlenmäßig aber insgesamt gleich häufig [10].

Dies spiegelt sich auch in der Gleichverteilung der stationären Behandlungen wegen Vorhofflimmerns wider, die in Deutschland im Jahre 2002 insgesamt 172774 Patienten betrafen, davon 86409 Männer und 86365 Frauen [38]. In der Copenhagen-City-Heart-Studie zeigte sich ebenfalls eine höhere alterskorrigierte Prävalenz von Vorhofflimmern bei Männern, die sich im Vergleich über 2 Jahrzehnte (1976–1978 gegenüber 1991–1994) mehr als verdoppelte (1,4 auf 3,3%), während bei Frauen kein signifikanter Anstieg (1,5% vs. 1,1%) zu verzeichnen war [13]. Dieser Trend mit einer überproportionalen Zunahme der Prävalenz bei Männern im Vergleich zu Frauen bestätigt sich auch in den Daten der Framingham-Studie [47].

Die verfügbaren epidemiologischen Daten erlauben in erster Linie eine Aussage über die Prävalenz von Vorhofflimmern in der weißen Bevölkerung Nordamerikas und Europas. Für andere ethnische Gruppen liegen nur wenige Daten aus den USA und England vor. In der ATRIA-Studie zeigte sich eine geringere Prävalenz von Vorhofflimmern bei Afroamerikanern im Vergleich zu Weißen (1,5% vs. 2,2%, $p<0{,}01$) [17]. In einer britischen Studie bei 832 Patienten mit ischämischem Schlaganfall zeigte sich eine signifikant geringere Prävalenz von Vorhofflimmern bei indoasiatischen und afrokaribischen als bei weißen Patienten (1% vs. 3% vs. 13%, $p<0{,}001$) [7].

Für Deutschland sind bislang repräsentative epidemiologische Daten zur Prävalenz und Inzidenz von Vorhofflimmern nicht verfügbar. 2002 wurden laut Diagnosestatistik der Krankenhäuser insgesamt 172774 Patienten (86409 Männer, 86364 Frauen) mit dieser Diagnose stationär behandelt. Nur 6,9% waren bei der Aufnahme jünger als 50 Jahre, 68% mindestens 65 Jahre oder älter [38]. Diese Daten beziehen sich allerdings auf ein selektioniertes Kollektiv von Patienten, die bereits symptomatisch waren bzw. sich in ärztlicher Behandlung befanden. Daher ist davon auszugehen, dass die tatsächliche Prävalenz von Vorhofflimmern höher liegt.

Manifestation und Krankheitsverlauf

Vorhofflimmern zeigt ein vielfältiges klinisches Erscheinungsbild mit paroxysmalem, persistierendem oder permanentem Verlauf, das Beschwerdespektrum reicht von asymptomatischen bis hin zu hochsymptomatischen Patienten (Palpitationen, Leistungsschwäche). In der ALFA-Studie zeigte sich bei 756 Patienten eine Verteilung von 22% paroxysmalem, 27% persistierendem und 51% chronischem Vorhofflimmern [29]. Häufig kommt es nach längerem Verlauf von paroxysmalem Vorhofflimmern zu persistierendem oder permanentem Vorhofflimmern, nach den Daten des Canadian Registry for Atrial Fibrillation beträgt die Progression von primär paroxysmalem zu chronischem Vorhofflimmern nach 1 Jahr 8,6%, nach 5 Jahren 24,7% [25]. Eine Analyse der AFFIRM-Studie zeigt, dass Patienten mit asymptomatischem Vorhofflimmern, die 12% des Studienkollektivs ausmachten, im Vergleich zu symptomatischen Patienten zwar weniger schwere kardiale Erkrankungen hatten, jedoch eine höhere Prävalenz zerebrovaskulärer Ereignisse [12]. Die Komplikationsrate war nach Korrektur für Unterschiede in den Basisdaten für Patienten mit asymptomatischem und symptomatischem Vorhofflimmern vergleichbar.

Eine Studie in Patienten mit paroxysmalem Vorhofflimmern, in der die Registrierungen von Langzeit-EKG bzw. Eventrekordern zur Symptomatik korreliert wurden, ergab, dass das Verhältnis von asymptomatischen zu symptomatischen Vorhofflimmerepisoden etwa 12:1 beträgt [34]. Die Auswertung verlängerter Langzeit-EKG-Registrierungen oder der EKG-Speicher von Schrittmachern zeigte eine deutlich höhere Prävalenz von Vorhofflimmern als bisher angenommen, ebenfalls mit oft asymptomatischem Verlauf der Episoden [20, 24]. Studien mit Schlaganfallpatienten ergaben, dass auch bei gründlicher internistischer Abklärung mit Ruhe- und Langzeit-EKG in mindestens 15% der Patienten ein zugrunde liegendes Vorhofflimmern erst durch prolongierte EKG-Aufzeichungen identifiziert werden kann [3].

Die Häufigkeit asymptomatischer Episoden konnte auch in der PAFAC-Studie eindrucksvoll gezeigt werden, in der Patienten nach Kardioversion von Vorhofflimmern mit Eventrekordern über 12 Monate nachverfolgt wurden, wobei 70% der Rezidivepisoden asymptomatisch waren [11]. Aufgrund dieser Ergebnisse und des häufig paroxysmalen sowie asymptomatischen Auftretens ist davon auszugehen, dass die tatsächliche Prävalenz von Vorhofflimmern in den bisherigen epidemiologischen Studien auf der Basis einzelner Standard-EKG deutlich unterschätzt wurde.

In einer Pilotstudie im Rahmen des Kompetenznetzes Vorhofflimmern wurde in einer repräsentativen Stichprobe (400 Probanden, 60,6±11,8 Jahre) aus der KORA-Augsburg-Kohortenstudie bei 2-maliger täglicher EKG-Erfassung mittels Eventrekorder über 3 Monate Vorhofflimmern bei 4,8% der Probanden festgestellt. Bei 4,2% der Teilnehmer wurde es neu diagnostiziert [21]. Die Prävalenz in der Bevölkerung Deutschlands wird auf der Basis dieses intensivierten EKG-Screenings im Rahmen des Kompetenznetzes Vorhofflimmern erstmals in einer großen repräsentativen Bevölkerungsstichprobe mit über 3492 Teilnehmer im Alter zwischen 55 und 88 Jahren (MONICA/KORA-Augsburg-Kohorte, F3- und F4-Kollektiv) prospektiv untersucht werden.

Risikofaktoren

Bedeutsam für Vorhofflimmern sind das Vorliegen einer arteriellen Hypertonie, chronische Herzinsuffizienz und koronare Herzerkrankung. Die arterielle Hypertonie ist dabei im Vergleich zu anderen Risikofaktoren wie Herzinsuffizienz oder Klappenvitien zwar nur mit einer geringgradigen Risikoerhöhung um das 1,4- bis 2,1Fache verbunden, aufgrund der hohen Prävalenz in der Bevölkerung stellt sie jedoch den epidemiologisch bedeutsamsten Faktor dar [4, 19]. Echokardiographische Befunde einer hypertensiven Herzerkrankung mit einem erhöhten Risiko für Vorhofflimmern sind eine linksventrikuläre Hypertrophie und eine Vergrößerung des linksatrialen Durchmessers [16, 18]. Die LIFE-Studie konnte bei 8851 Patienten mit arterieller Hypertonie und echokardiographischen Hypertrophiezeichen für die antihypertensive Therapie mit dem Angiotensin-II-Rezeptorblocker Losartan eine 33%ige Risikoreduktion für das Auftreten von Vorhofflimmern im Vergleich zu einer Atenololtherapie mit äquivalenter Blutdrucksenkung nachweisen [43]. Eine Metaanalyse randomisierter Studien mit ACE-Hemmern und Angiotensinrezeptorblockern bei Hypertonie und Herzinsuffizienz zeigte diesen präventiven Effekt insbesondere bei Herzinsuffizienz und bei Vorliegen einer linksventrikulären Hypertrophie bei Hypertonie [19].

Daneben stellt die ebenfalls an Prävalenz zunehmende Herzinsuffizienz den stärksten Risikofaktor für Vorhofflimmern dar, mit einer Risikoerhöhung von 4,5fach für Männer und 5,9fach für Frauen [4]. Die Prävalenz von Vorhofflimmern in diesem Kollektiv steigt parallel mit dem Schweregrad der Herzinsuffizienz von 10–20% bis zu 50% bei Patienten mit fortgeschrittener Herzinsuffizienz [36]. Der zunehmende Einsatz von implantierbaren Defibrillatoren bzw. biventrikulären Schrittmachersystemen zur Resynchronisationstherapie in diesem Kollektiv dürfte aufgrund der erweiterten EKG-Speichermöglichkeiten dieser Geräte die Datenlage bezüglich der tatsächlichen Prävalenz weiter verbessern.

Weiterhin sind rheumatische Klappenvitien mit einem stark erhöhten Risiko für Vorhofflimmern assoziiert, sie spielen jedoch in den westlichen Ländern für dessen Prävalenz nur noch eine untergeordnete Rolle. Auch nicht kardiale Erkrankungen gehen mit Vorhofflimmern einher, insbesondere Diabetes mellitus, Adipositas, chronischer Alkoholkonsum (über 36 g/Tag), Hyperthyreose und pulmonale Erkrankungen [4, 9, 10, 15, 35, 44]. Hier kommt dem Typ-2-Diabetes und der Adipositas aufgrund ihrer hohen und weiter steigenden Prävalenz in den westlichen Industrienationen eine herausragende Bedeutung zu [31]. Pathogenetisch scheint nach Daten aus dem Framingham-Kollektiv die Zunahme der Vorhofgröße in Abhängigkeit vom Körpergewicht eine entscheidende Rolle zu spielen [44].

Neben Faktoren, die das Risiko für Vorhofflimmern erhöhen, konnten auch solche identifiziert werden, die einen protektiven Einfluss zu haben scheinen. So gibt es Hinweise, dass eine fischreiche Ernährung, am ehesten aufgrund des hohen Anteils von n-3-Fettsäuren, das Auftreten von Vorhofflimmern reduziert [33]. Regelmäßige körperliche Aktivität ist zwar präventiv hinsichtlich der Entwicklung einer arteriellen Hypertonie oder einer koronaren Herzerkrankung und sollte so einen günstigen Effekt auf die Prävalenz von Vorhofflimmern haben. Langjähriger und intensiver Ausdauersport geht jedoch mit einem erhöhten Risiko für Vorhofflimmern einher, betroffen sind hier insbesondere jüngere Patienten [32].

Die Rolle genetischer Faktoren für die Pathogenese ist bislang noch weitgehend ungeklärt. Brugada et al. [6] konnten familiäres Vorhofflimmern mit autosomal-dominantem Erbgang in einer spanischen Familie mit Vorhofflimmern nachweisen und einen Gendefekt auf Chromosom 10q lokalisieren. Die Identifikation des ursächlichen Gens steht allerdings noch aus.

Sozioökonomische Bedeutung

Aufgrund der stetigen Zunahme der Prävalenz stellt Vorhofflimmern eine erhebliche Belastung der finanziellen und personellen Ressourcen im Gesundheitswesen dar. Etwa 1% aller stationären Aufenthalte in den USA und in Deutschland sind auf Vorhofflimmern zurückzuführen [26, 38]. Laut Analyse der im National Hospital Discharge Survey erfassten Entlassungsdiagnosen aller Krankenhäuser im Zeitraum zwischen 1996 und 2001 war es bei mehr als 2 Mio. von 212 Mio. Krankenhausaufnahmen, also etwa 1%, die Hauptdiagnose. Allein im Zeitraum von 1996–2001 stieg die Zahl von stationären Aufnahmen in den USA aufgrund von Vorhofflimmern von 286 303 auf 383 924/Jahr, also um 36% an, in der Zeit von 1985–1999 sogar um das 2- bis 3Fache [45]. In gleicher Weise sind die ambulanten Arztbesuche betroffen. Das National Ambulatory Medical Care Survey in den USA verzeichnete zwischen 1980 und 1992 einen deutlichen Anstieg ambulanter Arztbesuche wegen Vorhofflimmerns von 1,3 auf 3,1 Mio. [37]. Die kalkulierten Kosten für Vorhofflimmern belaufen sich in Europa auf etwa 3200 €/Patient/Jahr [28]. Wesentlich kostenintensiver ist sein postoperatives Auftreten nach herzchirurgischen Eingriffen, was bei bis zu 30% der Patienten der Fall ist und Mehrkosten von etwa 10 000 $/Patient zur Folge hat [1].

Prognose

Die schottische Renfrew/Paisley-Studie zeigte für Patienten mit Vorhofflimmern über einen Zeitraum von 20 Jahren bei Männern eine 1,5fache, bei Frauen eine 2,2fache Erhöhung der Mortalität. Herzinsuffizienz und Schlaganfälle trugen entscheidend zu dieser Übersterblichkeit bei [40]. In der Framingham-Studie war die Mortalität bei Patienten mit Vorhofflimmern 1,5fach bei Männern und 1,9fach bei Frauen erhöht, das Risiko ischämischer Schlaganfälle bei nichtrheumatischem Vorhofflimmern etwa 5fach [5, 46].

Insgesamt sind etwa 15% aller Schlaganfälle auf Vorhofflimmern zurückzuführen. Das Schlaganfallrisiko nimmt mit dem Alter deutlich zu und beträgt in Abhängigkeit von den Risikofaktoren etwa 1–8% pro Jahr [2]. Patienten unter 60 Jahren mit „lone atrial fibrillation", d.h. ohne relevante kardiovaskuläre Begleiterkrankungen (etwa 3–11% aller Patienten mit Vorhofflimmern), zeigen im Allgemeinen ein geringes Schlaganfallsrisiko von 1%/Jahr im Langzeitverlauf [27]. Neuere Studien deuten jedoch zumindest auf eine Tendenz zu einer erhöhten Mortalität in diesem Kollektiv mit „lone atrial fibrillation" hin, so die (nicht signifikante) Mortalitätserhöhung von 1,8fach in der Renfrew/Paisley-Studie sowie die (signifikante) Erhöhung von 2,1fach in der MESA-Studie [40, 42]. Auch eine französische Studie in Männern mittleren Lebensalters mit idiopathischem Vorhofflimmern zeigte im Verlauf über 2 Jahrzehnte eine 4fach erhöhte kardiale und eine 2fach erhöhte Gesamtmortalität [22].

Klinisch bedeutsam sind auch geschlechtsspezifische Unterschiede der mit Vorhofflimmern assoziierten Mortalität. Sowohl in der Framingham-Heart als auch in der Copenhagen-City-Studie war die kardiovaskuläre Mortalität bei Frauen im Vergleich zu Männern mit Vorhofflimmern erhöht, in der Copenhagen-City-Studie sogar um das 2,5fache [5, 14].

In der AFFIRM- sowie in der RACE-Studie, die bei Hochrisikopatienten mit aktuellem oder früherem Vorhofflimmern bzw. bei Patienten mit persistierendem Vorhofflimmern nach Kardioversion die Therapiestrategien Rhythmuskontrolle gegen Frequenzkontrolle verglichen, ergab sich aufgrund der primären „intention-to-treat"-Analysen kein prognostischer Vorteil der Rhythmuskontrolle bezüglich Überleben [41, 48]. Eine neuere Follow-up-Analyse der AFFIRM-Daten nach der tatsächlich erhaltenen Therapie zeigte jedoch, dass Patienten, bei denen anhaltend Sinusrhythmus erzielt werden konnte, eine deutlich bessere Prognose mit einem 50% niedrigeren Mortalitätsrisiko hatten als Patienten mit anhaltendem Vorhofflimmern [8].

Perspektive

Die derzeit vorliegenden epidemiologischen Daten beruhen im Wesentlichen auf populationsbasierten Untersuchungen, bei denen die Prävalenz von Vorhofflimmern durch singuläre Ruhe-EKG bestimmt wurde, oder auf der Analyse hochselektionierter Kollektive wie der Entlassungsdiagnosen der Krankenhäuser oder Daten von Krankenversicherungen. Da dabei eine große Zahl von Patienten mit paroxysmalem oder asymptomatischem Vorhofflimmern nicht erfasst wird, ist von einer deutlich höheren Prävalenz auszugehen als auf der Basis dieser Untersuchungen angenommen. Ein verbessertes Screening mit Einsatz von Eventrekordern über längere Erfassungszeiträume wird künftig bessere Aussagen zur tatsächlichen Prävalenz in der Bevölkerung sowie eine frühzeitige Identifizierung und optimierte Therapie für Betroffene mit Vorhofflimmern ermöglichen.

Aufgrund der zunehmenden Prävalenz von Vorhofflimmern wird, neben einer möglichst flächendeckenden leitliniengerechten Umsetzung der Therapieempfehlungen und der Weiterentwicklung potenziell kurativer Therapieverfahren, wie der Katheterablation, der Entwicklung primärpräventiver Strategien eine wachsende Bedeutung zukommen. Hierzu beitragen wird das bundesweite Kompetenznetz Vorhofflimmern durch Erfassung eines großen Patientenkollektivs in den verschiedenen Versorgungsstufen und Gewinnung neuer epidemiologischer Daten zu dessen Prävalenz in Deutschland unter Einbeziehung einer großen Bevölkerungskohorte (MONICA/KORA, Augsburg).

Resümee

Vorhofflimmern ist mit einer Prävalenz von etwa 1% die häufigste therapiebedürftige Rhythmusstörung. 2 Determinanten bestimmen im Wesentlichen sein Auftreten – höheres Lebensalter und das Vorliegen von Begleiterkrankungen. Aufgrund der Alterszunahme in der Bevölkerung wird bis 2050 mit einer Verdopplung der Prävalenz gerechnet. Die vorliegenden Daten zu stationären und ambulanten Behandlungen wegen Vorhofflimmerns aus den USA, Schottland und Dänemark weisen einen deutlichen Anstieg seiner Prävalenz in selektionierten Kollektiven in den letzten Jahrzehnten auf [13, 37, 40, 45, 47]. Die Herausforderung für die Zukunft liegt zum einen in der frühzeitigen Identifizierung und optimalen Behandlung, zum anderem in der Primär- und Sekundärprävention durch die Therapie prädisponierender Erkrankungen.

Literatur

1. Aranki SF, Shaw DP, Adams DH et al. (1996) Predictors of atrial fibrillation after coronary artery surgery. Current trends and impact on hospital resources. Circulation 94:390–397
2. Atrial Fibrillation Investigators (1994) Risk factors for stroke and efficacy of antithrombotic therapy in atrial fibrillation. Analysis of pooled data from five randomized controlled trials. Arch Intern Med 154:1449–1457
3. Barthelemy JC, Feasson-Gerard S, Garnier P et al. (2003) Automatic cardiac event recorders reveal paroxysmal atrial fibrillation after unexplained strokes or transient ischemic attacks. Annals of Noninvasive Electrocardiology 8:194–199
4. Benjamin EJ, Levy D, Vaziri SM, D'Agostino RB, Belanger AJ, Wolf PA (1994) Independent risk factors for atrial fibrillation in a population-based cohort. The Framingham Heart Study. JAMA 271:840–844
5. Benjamin EJ, Wolf PA, D'Agostino RB, Silbershatz H, Kannel WB, Levy D (1998) Impact of atrial fibrillation on the risk of death the Framingham Heart Study. Circulation 98:946–952
6. Brugada R, Tapscott T, Czernuszewicz GZ et al. (1997) Identification of a genetic locus for familial atrial fibrillation. N Engl J Med 336:905–911
7. Conway DS, Lip GY (2003) Ethnicity in relation to atrial fibrillation and stroke (the West Birmingham Stroke Project) Am J Cardiol 92:1476–1479
8. Corley SD, Epstein AE, DiMarco JP et al. (2004) Relationships between sinus rhythm, treatment, and survival in the atrial fibrillation follow-up investigation of rhythm management (AFFIRM) study. Circulation 109:1509–1513
9. Djousse L, Levy D, Benjamin EJ et al. (2004) Long-term alcohol consumption and the risk of atrial fibrillation in the Framingham Study. Am J Cardiol 93:710–713
10. Feinberg WM, Blackshear JL, Laupacis A, Kronmal R, Hart RG (1995) Prevalence, age distribution, and gender of patients with atrial fibrillation. Analysis and implications. Arch Intern Med 155:469–473
11. Fetsch T, Bauer P, Engberding R et al. (2004) Prevention of atrial fibrillation after cardioversion results of the PAFAC trial. Eur Heart J 25:1385–1394
12. Flaker GC, Belew K, Beckman K et al. (2005) Asymptomatic atrial fibrillation demographic features and prognostic information from the atrial fibrillation follow-up investigation of rhythm management (AFFIRM) study. Am Heart J 149:657–663

13. Friberg J, Scharling H, Gadsboll N, Jensen GB (2003) Sex-specific increase in the prevalence of atrial fibrillation (the Copenhagen City Heart Study) Am J Cardiol 92:1419–1423
14. Friberg J, Scharling H, Gadsboll N, Truelsen T, Jensen GB (2004) Comparison of the impact of atrial fibrillation on the risk of stroke and cardiovascular death in women versus men (the Copenhagen City Heart Study) Am J Cardiol 94:889–894
15. Frost L, Vestergaard P, Mosekilde L (2004) Hyperthyroidism and risk of atrial fibrillation or flutter a population-based study. Arch Intern Med 164:1675–1678
16. Gerdts E, Oikarinen L, Palmieri V et al. (2002) Correlates of left atrial size in hypertensive patients with left ventricular hypertrophy the losartan intervention for endpoint reduction in hypertension (LIFE) study. Hypertension 39:739–743
17. Go AS, Hylek EM, Phillips KA et al. (2001) Prevalence of diagnosed atrial fibrillation in adults national implications for rhythm management and stroke prevention the anticoagulation and risk factors in atrial fibrillation (ATRIA) study. JAMA 285:2370–2375
18. Healey JS, Connolly SJ (2003) Atrial fibrillation hypertension as a causative agent, risk factor for complications, and potential therapeutic target. Am J Cardiol 91: 9G–14G
19. Healey JS, Baranchuk A, Crystal E et al. (2005) Prevention of atrial fibrillation with angiotensin-converting enzyme inhibitors and angiotensin receptor blockers a meta-analysis. J Am Coll Cardiol 45:1832–1839
20. Israel CW, Gronefeld G, Ehrlich JR, Li YG, Hohnloser SH (2004) Long-term risk of recurrent atrial fibrillation as documented by an implantable monitoring device implications for optimal patient care. J Am Coll Cardiol 43:47–52
21. Janko S, Hoffmann E, Schimmel E et al. (2004) Prävalenz von Vorhofflimmern in der Allgemeinbevölkerung das KORA-AF-EVENT Projekt. Z Kardiol [Suppl 3] 93:783
22. Jouven X, Desnos M, Guerot C, Ducimetiere P (1999) Idiopathic atrial fibrillation as a risk factor for mortality. The Paris Prospective Study I. Eur Heart J 20:896–899
23. Kannel WB, Wolf PA, Benjamin EJ, Levy D (1998) Prevalence, incidence, prognosis, and predisposing conditions for atrial fibrillation population-based estimates. Am J Cardiol 82:2N–9N
24. Kaufman ES, Waldo AL (2004) The impact of asymptomatic atrial fibrillation. J Am Coll Cardiol 43:53–54
25. Kerr CR, Humphries KH, Talajic M et al. (2005) Progression to chronic atrial fibrillation after the initial diagnosis of paroxysmal atrial fibrillation results from the Canadian registry of atrial fibrillation. Am Heart J 149:489–496
26. Khairallah F, Ezzedine R, Ganz LI, London B, Saba S (2004) Epidemiology and determinants of outcome of admissions for atrial fibrillation in the United States from 1996 to 2001. Am J Cardiol 94:500–504
27. Kopecky SL, Gersh BJ, McGoon MD et al. (1987) The natural history of lone atrial fibrillation. A population-based study over three decades. N Engl J Med 317:669–674
28. Le Heuzey JY, Paziaud O, Piot O et al. (2004) Cost of care distribution in atrial fibrillation patients the COCAF study. Am Heart J 147:121–126
29. Levy S, Maarek M, Coumel P et al. (1999) Characterization of different subsets of atrial fibrillation in general practice in France the ALFA study. The College of French Cardiologists. Circulation 99:3028–3305
30. Lloyd-Jones DM, Wang TJ, Leip EP et al. (2004) Lifetime risk for development of atrial fibrillation the Framingham heart study. Circulation 110:1042–1046
31. Mokdad AH, Ford ES, Bowman BA et al. (2003) Prevalence of obesity, diabetes, and obesity-related health risk factors, 2001. JAMA 289:76–79
32. Mont L, Sambola A, Brugada J et al. (2002) Long-lasting sport practice and lone atrial fibrillation. Eur Heart J 23:477–482

33. Mozaffarian D, Psaty BM, Rimm EB et al. (2004) Fish intake and risk of incident atrial fibrillation. Circulation 110:368–373
34. Page RL, Wilkinson WE, Clair WK, McCarthy EA, Pritchett EL (1994) Asymptomatic arrhythmias in patients with symptomatic paroxysmal atrial fibrillation and paroxysmal supraventricular tachycardia. Circulation 89:224–227
35. Reardon M, Camm AJ (1996) Atrial fibrillation in the elderly. Clin Cardiol 19:765–775
36. Savelieva I, John CA (2004) Atrial fibrillation and heart failure natural history and pharmacological treatment. Europace [Suppl 1] 5:S5–19
37. Stafford RS, Singer DE (1996) National patterns of warfarin use in atrial fibrillation. Arch Intern Med 156:2537–2541
38. Statistisches Bundesamt (2004) Diagnosedaten der Krankenhauspatienten/-innen. Fachserie 12, Reihe 6 2 1
39. Stewart S, Hart CL, Hole DJ, McMurray JJV (2001) Population prevalence, incidence, and predictors of atrial fibrillation in the Renfrew/Paisley study. Heart 86:516–521
40. Stewart S, Hart CL, Hole DJ, McMurray JJV (2002) A population-based study of the long-term risks associated with atrial fibrillation 20-year follow-up of the Renfrew/Paisley study. Am J Med 113:359–364
41. Van Gelder IC, Hagens VE, Bosker HA, Kingma JH, Kamp O, Kingma T, Said SA, Darmanata JI, Timmermans AJ, Tijssen JG, Crijns HJ (2002) A comparison of rate control and rhythm control in patients with recurrent persistent atrial fibrillation. N Engl J Med 347:1834–1840
42. Vidaillet H, Granada JF, Chyou PH et al. (2002) A population-based study of mortality among patients with atrial fibrillation or flutter. Am J Med 113:365–370
43. Wachtell K, Lehto M, Gerdts E et al. (2005) Angiotensin II receptor blockade reduces new-onset atrial fibrillation and subsequent stroke compared to atenolol the losartan intervention for end point reduction in hypertension (LIFE) study. J Am Coll Cardiol 45:712–719
44. Wang TJ, Parise H, Levy D et al. (2004) Obesity and the risk of new-onset atrial fibrillation. JAMA 292:2471–2477
45. Wattigney WA, Mensah GA, Croft JB (2003) Increasing trends in hospitalization for atrial fibrillation in the United States, 1985 through 1999 implications for primary prevention. Circulation 108:711–716
46. Wolf PA, Abbott RD, Kannel WB (1991) Atrial fibrillation as an independent risk factor for stroke the Framingham study. Stroke 22:983–988
47. Wolf PA, Benjamin EJ, Belanger AJ, Kannel WB, Levy D, D'Agostino RB (1996) Secular trends in the prevalence of atrial fibrillation the framingham study. Am Heart J 131:790–795
48. Wyse DG, Waldo AL, DiMarco JP et al. (2002) A comparison of rate control and rhythm control in patients with atrial fibrillation. N Engl J Med 347:1825–1833

Neue Aspekte der medikamentösen antiarrhythmischen Therapie

A. Goette

Zusammenfassung. Die pharmakologische Therapie stellt eine wesentliche Option zur Behandlung von Herzrhythmusstörungen dar. Molekularbiologische Untersuchungen zur Expression von Ionenkanälen haben dazu beigetragen, dass in den letzten Jahren Antiarrhythmika mit neuem Wirkprofil entwickelt wurden, die gerade bei Vorhofflimmern eine sehr interessante neue Therapiemöglichkeit darstellen. Beispiele für diese neuen Antiarrhythmika sind unter anderem AVE0118 und AZD7009. Neben dem klassischen Prinzip der Ionenkanal-Blockade durch Antiarrhythmika haben Untersuchen auch die Bedeutung von strukturellen Veränderungen auf Zell- und Gewebeebene (Angiotensin II, oxidativer Stress) für das Auftreten von Arrhythmien gezeigt. Dieser neue Ansatzpunkt der antiarrhythmischen Therapie durch nicht ionenkanalblockierende Substanzen wie ACE-Inhibitoren und Statine erscheint vielversprechend, gerade in Kombination mit klassischen Antiarrhythmika („pharmakologische Hybridtherapie").

Invasive vs. pharmakologische Therapie

Die Behandlung von Herzrhythmusstörungen ist zumeist noch eine Domäne der pharmakologischen Therapie, obwohl sowohl für supraventrikuläre als auch ventrikuläre Arrhythmien invasvie nichtpharmakologische Therapieoptionen zur Verfügung stehen [6, 10, 24]. Bei regelmäßigen supraventrikulären Arrhythmien hat die Katheterablation in vielen Fällen eine pharmakologische Dauertherapie verdrängt. Bei Kammertachykardien ist der implantierbare Kardioverterdefibrillator eine sehr effektive primäre Therapieoption, obwohl zur Prophylaxe von rezidivierenden ICD-Entladungen bei vielen Patienten eine begleitende antiarrhythmische Therapie notwendig ist [15]. Die Möglichkeit einer kurativen Katheterablation von Kammertachykardien, die auf dem Boden einer koronaren Herzerkrankung nach Myokardinfarkt entstehen, ist weiterhin limitiert [24].

Medikamentöse Behandlung

Antiarrhythmika

In den letzten Jahren wurden Antiarrhythmika mit neuem Wirkprofil entwickelt (Tabelle 1), die gerade bei supraventrikulären Tachykardien, und hierbei besonders beim Vorhofflimmern, eine sehr interessante Therapieoption darstellen [2, 9]. AVE0118 blockiert Ito, I_{Kur} und I_{KAch}. Hierbei erscheint aufgrund der rein atrialen Expression von I_{Kur} die Blockierung dieses Stroms zur konsekutiven Verlängerung des atrialen Aktionspotenzials und der atrialen Refraktärzeit zu führen, wobei kein wesentlicher Effekt auf die ventrikuläre Refraktärzeit besteht (Abb. 1). Es wird angenommen, dass für I_{Kur} die Gene Kv1.5 (α-Untereinheit) zusammen mit denen für die Untereinheit Kvβ1.2 maßgebend sind. Die Bedeutung von Kv3.1 wird noch untersucht. I_{Kur} ist relativ inert gegen Klasse-III-Antiarrhythmika, sodass die neuen I_{Kur}-Blocker vorhofspezifisch erscheinen und das Proarrhythmierisiko im Sinne von „torsade de pointes" theoretisch auszuschließen ist. Tierexperimentelle Untersuchungen konnten zeigen, dass AVE0118 mit hoher Effektivität induziertes Vorhofflimmern terminiert und die Reinduzierbarkeit hemmt. Ventrikuläre Proarrhythmien traten bei diesen Versuchen nicht auf [2].

Eine weitere neue Substanz, die v.a. zur Terminierung von Vorhofflimmern und -flattern viel versprechend erscheint ist AZD7009. Sie blockiert I_{Kr}, I_{Kur}, aber auch I_{Na}. Ähnlich wie AVE0118 terminiert AZD7009 induziertes Vorhofflimmern und -flattern. Im Gegensatz zu AVE0118 verlängert es das atriale Aktionspotenzial um 33%, jedoch auch das ventrikuläre Aktionspotenzial um etwa 17%. Unter AZD7009-Infusion verlängert sich das QT-Interval um etwa 9%, sodass zumindest ein gewisses Restrisiko für das Auftreten von polymorphen Kammertachykardien („torsade de pointes")

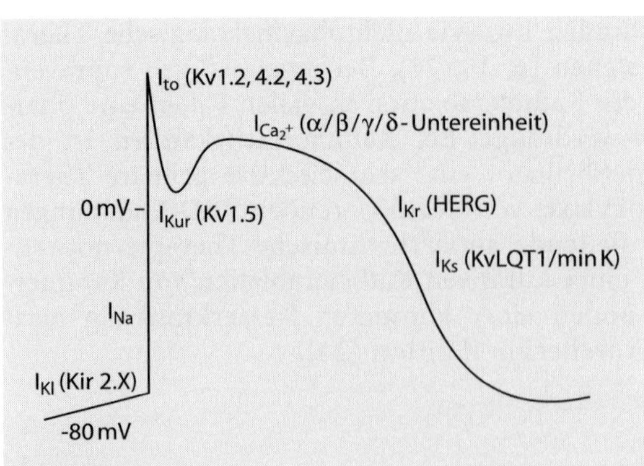

Abb. 1. Ionenströme und kodierende Gene des kardialen Aktionspotenzials

Tabelle 1. Neue Substanzen zur Blockade von I_{Kur}

Substanz	Ionenkanalblockierung
RSD 1235	I_{Kur} und I_{Na}
C9356	I_{Kur}
NIPI42	I_{Kur} und I_{KACH}
AZD7009	I_{Kur}, I_{Na}, I_{Kr}
AVE0118	I_{Kur}, I_{to}, I_{KACH}
S9947-S20951	I_{Kur}
S0100176	I_{Kur}

bestehen bleibt [9]. In der Arbeit von Goldstein et al. [9] konnte gezeigt werden, dass AZD7009 in 100% der Fälle Vorhofflimmern/-flattern in einem sterilen Perikarditismodell terminieren kann. In 19 von 20 Fällen konnte nach Terminierung der Arrhythmie diese auch nicht erneut induziert werden. Die atriale Leitungszeit nahm um 8 ms zu, während im Ventrikel keine Änderung derselben dokumentiert werden konnte [9].

Es wird den folgenden klinischen Studien vorbehalten bleiben, die Effektivität der neuen I_{Kur}-Blocker auf den klinischen Nutzen zu testen und bislang nicht bekannte unerwünschte Wirkungen zu bestimmen (Tabelle 1).

Renin-Angiotensin-Aldosteron-System

Neben dem klassischen Prinzip der Ionenkanalblockade durch Antiarrhythmika haben neue Untersuchungen auch die Bedeutung von strukturellen Veränderungen auf Zell- und Gewebeebene (Angiotensin II, oxidativer Stress usw.) für das Auftreten von Arrhythmien gezeigt [1, 7, 8, 17, 18]. Die Aktivierung des Renin-Angiotensin-Aldosteron-Systems scheint v.a. bei Patienten mit kardiovaskulären Erkrankungen wie Herzinsuffizienz oder Hypertonus eine große Rolle zu spielen [5, 13, 28]. Die Aktivierung des lokalen Angiotensinsystems begünstigt über AT-Rezeptoren die Entstehung eines „arrhythmogenen Substrats" (Fibrose, myokardiale Zelldedifferenzierung) innerhalb des Myokards, wobei auch direkte Angiotensin-II-Wirkungen auf Ionenkanäle und -pumpen fokale Ektopien begünstigen (Abb. 2).

Neben der Bedeutung des Angiotensin-II-Systems für das Entstehen von malignen Kammerarrhythmien und „plötzlichem Herztod konnte auch eine Rolle für das Entstehen von Vorhofflimmern nachgewiesen werden [8, 17, 25]. Genanalysen stützen hierbei auch eine genetische Prädisposition, denn es besteht eine klare Assoziation von Vorhofflimmern mit Polymorphismen des Angiotensinogengens (Allel M235, Allel G-6, Allel G-217) bzw. dem I/D-Polymorphismus des ACE-Gens [14, 27].

Unterstützt werden die bisherigen Ergebnisse durch klinische Studien, in denen demonstriert werden konnte, dass eine prophylaktische Behandlung mit ACE-Hemmern bzw. AT1-Antagonisten das Auftreten von Vorhofflim-

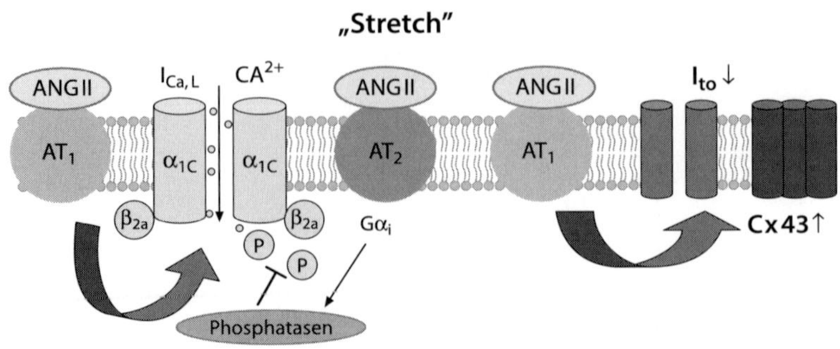

Abb. 2. Einfluss von Angiotensin II auf Ionenkanäle und Gap Junctions (Cx43)

mern bei Hypertonikern bzw. nach Myokardinfarkt verringert [20]. Eine retrospektive Analyse der SOLVD-Studie konnte ebenfalls zeigen, dass die Inzidenz von Vorhofflimmern bei Patienten mit eingeschränkter linksventrikulärer Pumpfunktion durch die Gabe von ACE-Hemmern signifikant reduziert wird [29]. Durch die Gabe des AT1-Rezeptor-Antagonisten Irbesartan in einer Dosis von 150–300 mg/Tag lässt sich die Rezidivrate von Vorhofflimmern nach elektrischer Kardioversion signifikant reduzieren, wenn eine kombinierte Behandlung mit Amiodaron und Irbesartan erfolgt [12]. Dieses Ergebnis ist am ehesten durch Hemmung der fokalen Ektopie im Bereich des linken Vorhofs bzw. Einmündung der Pulmonalvenen durch AT1-Antagonisten zu erklären [3, 26]. Strittig ist bislang ein direkter Effekt der AT1-Rezeptor-Blockade auf das Ausmaß des elektrischen Remodelings [16, 21, 22]. Bislang stehen jedoch keine prospektiven Daten hinsichtlich der antiarrhythmischen Wirksamkeit von AT1-Rezeptor-Antagonisten zur Verfügung. In der im Januar 2005 begonnen ANTIPAF-Studie („angiotensin-II-antagonist in paroxysmal atrial fibrillation trial") wird nun erstmalig prospektiv, randomisiert, plazebokontrolliert und multizentrisch die antiarrhythmische Wirksamkeit eines AT1-Rezeptor-Antagonisten zur Reduktion von Vorhofflimmerepisoden bei Patienten mit paroxysmalem Vorhofflimmern untersucht. Ergebnisse dieser vom BMBF im Rahmen des Kompetenznetzes Vorhofflimmern durchgeführten Studie werden für das Jahr 2007 erwartet.

Statine

Die Aktivierung kardialer Opioidrezeptoren induziert über das Öffnen mitochondrialer ATP-abhängiger Kaliumkanäle (mK_{ATP}) ein Anschwellen der Mitochondrien [19]. Dieses scheint für den Herzmuskel in gewissen Grenzen protektiv zu sein, indem es die Resistenz der Mitochondrien gegenüber hohen intrazellulären Ca^{2+}-Konzentrationen – und damit des Gewebes gegenüber oxidativem Stress und Ischämie insgesamt – erhöht [11]. Mitochondriales Schwellen entsteht in atrialen Myozyten parallel zur intrazellu-

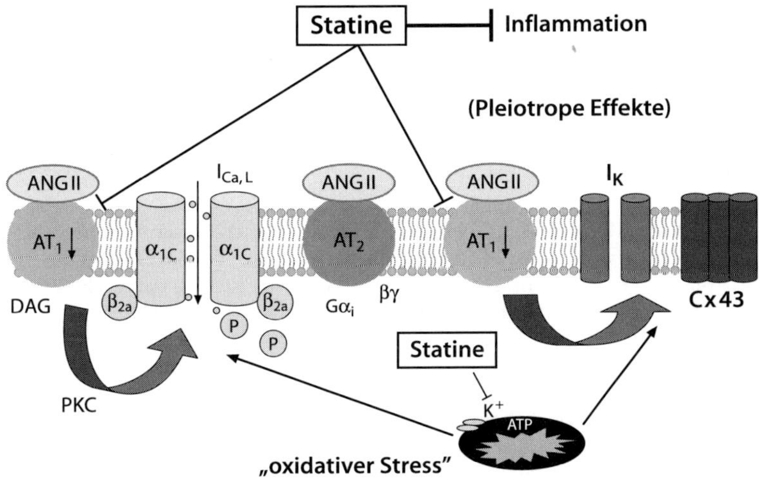

Abb. 3. Effekte von Statinen auf Membranrezeptoren sowie sarkolemmale und mitochondriale Ionenkanäle

lären Kalziumüberladung beim „rapid pacing", was für die Existenz von oxidativem Stress bzw. eine Verminderung der antioxidativen Kapazität des Vorhofs bei Tachykardie spricht. Statine hemmen den oxidativen Stress der Kardiomyozyten durch eine direkte Wirkung auf mitochondriale ATP-Kanäle (Abb. 3). Hieraus scheint sich der positive, antiarrhythmische Effekt der Statine sowohl bei Ischämie-Reperfusions-Arrhythmien nach Okklusion des RIVA zu erklären als auch die Hemmung der Induzierbarkeit von Vorhofflimmern im Tiermodell [23]. In einem Pacing-Modell von Vorhofflimmern konnte so gezeigt werden, dass die Gabe von Simvastatin (80 mg/Tag) das elektrische Remodeling reduziert, woraus eine verringerte Vorhofflimmerinzidenz resultierte. Chen et al. [4] fanden in einem Ischämie-Reperfusions-Modell, dass das Auftreten von Kammerflimmern nach Ligatur des R. interventricularis anterior durch die Gabe von 0,2 mg Pravasatin/KgKG von 90 auf 20% reduziert werden kann. Ein interessanter Befund dieser Arbeiten war auch, dass hydrophile Statine in der antiarrhythmischen Wirksamkeit effektiver als lipophile Statine waren. Eine pathophysiologische Erklärung dieses Resultats steht bislang aus.

Diese neuen Ansatzpunkte der antiarrhythmischen Therapie durch nicht ionenkanalblockierende Substanzen erscheint in vielen Punkten viel versprechend. Eine kombinierte Gabe dieser Substanzen mit klassischen Antiarrhythmika könnte als „pharmakologische Hybridtherapie" eine deutliche Verbesserung der antiarrhythmischen Behandlung für viele Patienten bedeuten. Weitere prospektive Studien müssen diesen neuen Ansatz jedoch erst in ihrer Wirksamkeit überprüfen.

Danksagung. Die vorliegende Arbeit wurde durch das Bundesministerium für Bildung und Forschung („Kompetenznetze Vorhofflimmern"; 01GI0204) unterstützt.

Literatur

1. Allessie M, Ausma J, Schotten U (2002) Electrical, contractile and structural remodeling during atrial fibrillation. Cardiovasc Res 54:230–246
2. Blaauw Y, Gogelein H, Tielemann RG et al (2004) Early class III drugs for the treatment of atrial fibrillation. Circulation 110:1717–1724
3. Chen YJ, Chen YC, Chan P et al. (2003) Angiotensin II increases the arrhythmogenic activity of pulmonary vein myocytes. PACE. 26:632
4. Chen J, Nagasawa Y, Zhu BM (2004) Pravastatin prevents arrhythmias induced by coronary artery ischemia/reperfusion in anesthetized normocholesterolemic rats. J Pharmacol Sci 110:2313–2319
5. Cohn JN (1995). Structural basis for heart failure: ventricular remodeling and its pharmacological inhibition. Circulation 91:2504–2507
6. Estner HL Ndrepepa G, Dong J et al. (2005) Acute and long-term results of slow pathway ablation in patients with atrioventricular nodal reentrant tachycardia – an analysis of the predictive factors for arrhythmia recurrence. PACE 28(2): 102–110
7. Goette A, Arndt M, Röcken C et al. (2000) Regulation of angiotensin II receptor subtypes during atrial fibrillation in humans. Circulation 101:2678–2681
8. Goette A, Staack T, Arndt M et al. (2000) Increased expression of extracellular-signal regulated kinase and angiotensin-converting enzyme in human atria during atrial fibrillation. J Am Coll Cardiol 35(6):1669–1677
9. Goldstein RN, Khrestian C, Carlsson L, Waldo AL (2004) AZD7009: A new antiarrhythmic drug with predominant effects on the atria effectively terminates and prevents reinduction of atrial fibrillation and flutter in the sterile pericarditis model. J Cardiovasc Electrophysiol 15:1444–1450
10. Haissaguerre M et al. (1998) Spontaneous initiation of atrial fibrillation by ectopic beats originating in the pulmonary veins. N Engl J Med 339:659–666
11. Holmuhamedov EL, Wang L, Terzic A (1999) ATP-sensitive K+ channel openers prevent Ca2+ overload in rat cardiac mitochondria. J Physiol 519:347–360
12. Madrid AH, Bueno MG, Rebollo JM et al. (2002) Use of irbesartan to maintain sinus rhythm in patients with long-lasting persistent atrial fibrillation: a prospective and randomized study. Circulation 106:331–336
13. McEwan PE, Gray GA, Sherry L et al. (1998) Differential effects of angiotensin II on cardiac cell proliferation and intramyocardial perivascular fibrosis in vivo. Circulation 98:2765–2773
14. Michelucci A, Gensini F, Padeletti L et al. (2002) ACE and eNOS polymorphisms in patients with atrial fibrillation. PACE 24(II):586
15. Moss AJ, Greenberg H, Case RB et al. (2004) Long-term clinical course of patients after termination of ventricular tachyarrhythmia by an implanted defibrillator. Circulation 110(25):3760–3765
16. Nakashima H, Kumagai K, Urata H et al. (2000) Angiotensin II antagonist prevents electrical remodeling in atrial fibrillation. Circulation 101:2612–2617
17. Nattel S (2002) New ideas about atrial fibrillation 50 years on. Nature 415:219–226
18. Nattel S, Li D, Yue L (2000) Basic mechanisms of atrial fibrillation – very new insights into old ideas. Ann Rev Physiol 62:51–77

19. Oldenburg O, Cohen MV, Yellon DM, Downey JM (2002) Mitochondrial K_{ATP} channels: role in cardioprotection. Cardiovasc Res 55:429–437
20. Pederson OD, Bagger H, Kober L, Torp-Pederson C (1999) Trandolapril reduces the incidence of atrial fibrillation after myocardial infarction in patients with left ventricular dysfunction. Circulation 100:376–380
21. Shinagawa K, Li D, Leung TK, Nattel S (2002) Consequences of atrial tachycardia-induced remodeling depend on the preexisting atrial substrate. Circulation 105: 251–257
22. Shinagawa K, Shi YF, Tardif JC et al. (2002) Dynamic nature of atrial fibrillation substrate during development and reversal of heart failure in dogs. Circulation 105: 2672–2678
23. Shiroshita-Takeshita A, Schram G, Lavoie J, Nattel S (2004) Effect of simvastatin and antioxidant vitamins on atrial fibrillation promotion by atrial-tachycardia remodeling in dogs. Circulation 110(16):2313–2319
24. Stevenson WG (2005) Catheter ablation of monomorphic ventricular tachycardia. Curr Opin Cardiol 20(1):42–47
25. Teo KK, Mitchell LB, Pogue J et al. (2004) Effect of ramipril in reducing sudden deaths and nonfatal cardiac arrests in high-risk individuals without heart failure or left ventricular dysfunction. Circulation 110:1413–1417
26. Tsai CF, Tai CT, Hsieh MH et al. (2000) Initiation of atrial fibrillation by ectopic beats originating from the superior vena cava: electrophysiological characteristics and results of radiofrequency ablation. Circulation. 102:67–74
27. Tsai CT, Lai LP, Lin JL et al. (2004) Renin-angiotensin system gene polymorphisms and atrial fibrillation. Circulation 109:1640–1646
28. Urata H, Healy B, Stewart RW et al. (1990) AngII-forming pathways in normal and failing human hearts. Circ Res 66:883–890
29. Vermes E, Tardif JC, Bourassa MG et al. (2003) Enalapril decreases the incidence of atrial fibrillation in patients with left ventricular dysfunction. Circulation 107:2926–2931

Antiarrhythmische Therapie in der Schwangerschaft und Stillzeit

H.-J. Trappe

Zusammenfassung. Supraventrikuläre Extrasystolen werden während einer Schwangerschaft (SWS) häufig beobachtet, supraventrikuläre Tachykardien (atriale Tachykardien, AV-Knoten-Reentry-Tachykardien, „circusmovement"-Tachykardien) eher seltener. Zur Akuttherapie ist bei hämodynamischer Instabilität eine elektrische Kardioversion mit 50–100 J notwendig. Bei stabiler Hämodynamik sollten primär vagale Manöver durchgeführt werden, bei Versagen vagaler Maßnahmen ist Adenosin das Medikament der 1. Wahl. Für die Langzeittherapie kommen v.a. β_1-selektive β-Blocker in Frage, seltener spezifische Antiarrhythmika der Klassen Ic oder III (Sotalol). Ventrikuläre Extrasystolen sind während einer SWS ebenfalls relativ häufig und bei den meisten Patientinnen harmlos, maligne ventrikuläre Arrhythmien (ventrikuläre Tachykardien, Kammerflattern, Kammerflimmern) werden eher seltener beobachtet. Als Akuttherapie sollte bei hämodynmischer Instabilität eine elektrische Kardioversion erfolgen, bei stabiler Hämodynamik kommen Ajmalin, Procainamid oder Lidocain in Betracht. Für die Langzeittherapie sollten primär β_1-selektive β-Blocker eingesetzt werden, bei Therapierefraktärität können spezifische Antiarrhythmika der Klasse Ic oder Sotalol zur Anwendung kommen. Für Patientinnen mit synkopaler ventrikulärer Tachykardie, Kammerflimmern, -flattern oder überlebtem plötzlichen Tod ist der implantierbare Defibrillator eine therapeutische Alternative. Bei Patientinnen mit symptomatischen Bradykardien kann unter Echokontrolle ein Schrittmachersystem in jedem Stadium der SWS implantiert werden. Trotz notwendiger Besonderheiten im therapeutischen Verhalten während einer SWS können alle supraventrikulären und/oder ventrikulären Arrhythmien adäquat behandelt und bei sorgfältiger Beachtung von Risiken, Nebenwirkungen und Komplikationen aller therapeutischen Maßnahmen auch komplizierte Schwangerschaften erfolgreich beendet werden. Auch in der Stillzeit können zahlreiche Antiarrhythmika ohne Probleme angewendet werden.

Man glaubte sehr lange, dass sich der menschliche Embryo gut abgeschirmt gegen äußere Einflüsse im Uterus der Mutter entwickeln kann [45]. Anfang der 1940er Jahren wiesen zunächst Warkany u. Nelson [60] im Tierexperiment darauf hin, dass Umwelteinflüsse, wie z.B. eine Mangelernährung der Muttertiere bei der Ratte, zu Organmissbildungen führen und, 1941 beschrieb der australische Augenarzt Gregg die Rötelnembryopathie des Menschen [17]. Spätestens seit der von Lenz [27] und McBride [30] 1961 beobachteten Thalidomidembryopathie war klar, dass Arzneimittel in der Schwangerschaft zu katastrophalen Fehlbildungen führen können und dass die Behandlung von Frauen im gebärfähigen Alter, speziell aber während der Schwangerschaft und Stillzeit, besondere Kenntnisse erfordert. Heute lässt sich das Risiko arzneimittelinduzierter Fehlbildungen relativ gut abschätzen, sodass nicht nur eine adäquate Beratung von herzkranken Frauen mit Kinderwunsch möglich ist, sondern auch während der Schwangerschaft und Stillzeit eine optimale Behandlung durchgeführt werden kann [48, 50].

Physiologische Änderungen des Herz-Kreislauf-Systems in der Schwangerschaft

Um Entwicklung und Wachstum des Fetus zu ermöglichen, kommt es im Lauf der Schwangerschaft zu verschiedenen physiologischen Änderungen des Herz-Kreislauf-Systems. Die im Einzelfall schwierige Abgrenzung zwischen physiologisch und pathologisch setzt eine gute Kenntnis der physiologischen Umstellung des Herz-Kreislauf-Systems in der Schwangerschaft voraus [23]. Bereits in der 5.–6. Schwangerschaftswoche (SSW) steigt das Herz-Minuten-Volumen (HZV) signifikant an und erreicht in der 32. SSW ein Maximum von etwa 7 l/min. Ein weiterer Anstieg bis auf etwa 10–11 l/min ist während der Wehentätigkeit zu erwarten. Parallel zum Anstieg des HZV nimmt die Herzfrequenz während der Schwangerschaft kontinuierlich um etwa 10–20/min zu, während der Blutdruck in der Regel konstant bleibt. Bedingt durch die Zunahme des HZV, der Pulsfrequenz und des Blutvolumens (Steigerung des Blutplasmavolumens von etwa 30–40%, Steigerung des Erythrozytenvolumens von etwa 10–15%) kommt es zu einer Vergrößerung des linken Ventrikels, während die linksventrikuläre Kontraktilität unverändert bleibt [12].

Arzneimittel in der Schwangerschaft

Wirkungen

Arzneimittelrisiken in der Schwangerschaft können heute mit ausreichender Sicherheit vor der Marktzulassung prinzipiell im Tierexperiment beurteilt werden. Die tatsächliche schädigende Potenz eines Medikaments lässt sich aber erst nach der Markteinführung durch epidemiologische Untersuchungen abschätzen. Es hat sich gezeigt, dass die Empfindlichkeit des Embryos gegenüber toxischen Einflüssen von seinem Genotyp abhängt, d.h. unterschiedliche Wirkungen von Pharmaka beim Menschen und ver-

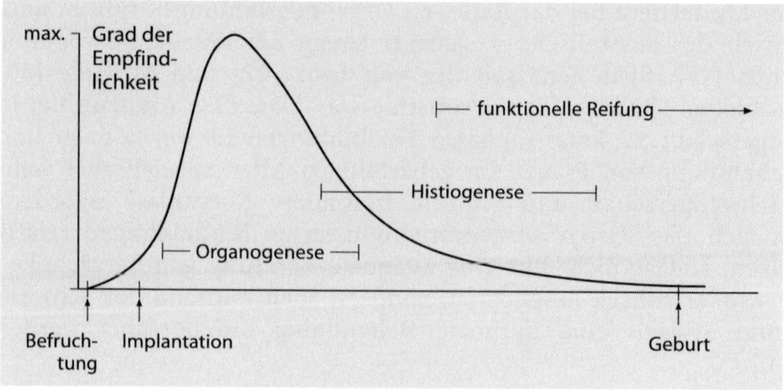

Abb. 1. Änderung der embryonalen Empfindlichkeit gegen toxische Einflüsse im Verlauf der Schwangerschaft, modifiziert nach Wilson [63]

schiedenen Tierarten werden durch die Erbeigenschaften verständlich [63]. Auch von Mensch zu Mensch kann die genetisch determinierte Empfindlichkeit gegenüber Teratogenen variieren. Die Empfindlichkeit des Embryos gegenüber toxischen Einflüssen hängt von seinem Entwicklungsstadium ab: In der Präimplantationsphase (vor der Einnistung im Uterus) ist er gegenüber diesen weitgehend unempfindlich (Abb. 1). In der anschließenden Organogenese (Embryonalentwicklungsphase) ist er dagegen besonders empfindlich gegen toxische Einflüsse verschiedenster Art. Vor allem, in den Tagen 15–60 nach der Befruchtung ist beim Menschen die Gefahr von Fehlbildungen am größten. Während der Entwicklung der Gewebe (Histiogenese) und der anschließenden Reifung der Organfunktionen nimmt der Grad der Empfindlichkeit gegenüber toxischen Einflüssen wieder ab [45, 63].

Kinetik

In der Schwangerschaft verläuft der Arzneimittelstoffwechsel komplizierter als zu jeder anderen Phase des Lebens. Das gilt nicht nur für die Mutter, sondern auch für den Embryo. Die wirksamen Konzentrationen eines Medikaments oder seiner Metaboliten werden von der Pharmakokinetik und dem Metabolismus im Organismus der Mutter, von der Passage durch die Plazenta, der Verteilung und dem Arzneimittelstoffwechsel beim Embryo und von der Ausscheidung und Rückresorption aus dem Fruchtwasser beeinflusst [45]. Es gibt kaum ein Medikament, von dem alle pharmakokinetischen Charakteristika bekannt sind. Dennoch lassen sich durch Erkenntnisse über den mütterlichen und embryonalen Arzneimittelstoffwechsel auch für den Einzelfall Risiken für Mutter und Kind hinreichend abschätzen [47].

Herzrhythmusstörungen während einer Schwangerschaft

Bei Herzgesunden

Über die Art und die Häufigkeit von Herzrhythmusstörungen bei Herzgesunden während einer Schwangerschaft gibt es nur wenige Berichte [4, 49]. Es ist oft schwierig zu entscheiden, ob sie bereits vor einer Schwangerschaft vorgelegen haben und erst während dieser manifest wurden oder ob sie durch die Schwangerschaft hervorgerufen wurden [13, 49].

Lee et al. [26] wiesen darauf hin, dass die Erstmanifestation von Tachykardien während einer Schwangerschaft mit einer Häufigkeit von etwa 4% relativ selten ist: Von 107 Patientinnen mit akzessorischen Leitungsbahnen traten bei 7 Frauen (7%) erstmals während einer Schwangerschaft Tachykardien auf; bei Patientinnen mit AV-Knoten-Reentry-Tachykardien war dies nur in 1/100 Fällen (1%) beobachtet worden. Nakagawa et al. [33] berichteten von 11 Schwangeren, bei denen ventrikuläre Arrhythmien während einer Schwangerschaft erstmals auftraten; als Ursache vermuten die Autoren Änderungen im hämodynamischen bzw. neurohumoralen Status. Demgegenüber wurde bei Frauen mit (bekannten) rezidivierenden Tachykardien in 14 von 63 Fällen (22%) während einer Schwangerschaft eine Aggravierung der Symptomatik gesehen, eine Beobachtung, die auch von anderen Autoren, meist jedoch nur in Einzelfällen, gemacht wurde [3, 35]. Ursachen für das häufigere Auftreten von Arrhythmien während einer Schwangerschaft sind unbekannt und bleiben spekulativ [6]; denkbar sind hämodynamische, hormonelle, emotionelle und Einflüsse des zentralen Nervensystems [33, 62].

Bei Herzkranken

Die Häufigkeit kardiovaskulärer Erkrankungen ist bei Schwangeren mit einer Inzidenz von etwa 1% insgesamt sehr niedrig [22]. Über die Bedeutung einer kardialen Grundkrankheit für den Verlauf einer Schwangerschaft und das Risiko für Mutter und Kind ist bis jetzt nur relativ wenig bekannt [10, 22]. Zusammenhänge zwischen vorliegender Herzkrankheit, Rhythmusstörungen und Schwangerschaft sind bisher ebenfalls nicht systematisch untersucht worden. Wada et al. [58] berichteten 1996 über den Verlauf von 594 schwangeren Patientinnen, die in einem Zeitraum von 11 Jahren (1982–1993) untersucht wurden. Bei allen Frauen lagen kardiale Erkrankungen vor: 227 Schwangere (38%) hatten angeborene Herzfehler mit [8 Fälle (1%)] oder ohne [219 Fälle (37%)] pulmonale Hypertonie, 63 Patientinnen (11%) hatten Klappenfehler, und bei 38 Schwangeren (6%) wurde echokardiographisch ein Mitralsegelprolaps nachgewiesen. Eine Myokarditis wurde in 15 Fällen (3%) beobachtet, und verschiedenste andere kardiovaskuläre Erkrankungen wurden bei 29 Schwangeren (5%) diagnostiziert. Es ist wichtig zu bemerken, dass bei 222 Patientinnen (37%) Herzrhythmusstörungen beobachtet wurden und dass diese bei Schwangeren mit kardialer Grunderkrankung eine nicht unbedeutende Rolle spielen [58].

Besonderheiten der Pharmakotherapie während Schwangerschaft

Während einer Schwangerschaft sind einige Besonderheiten der medikamentösen Behandlung zu beachten [15, 37, 64]: Das intravaskuläre Volumen ist während der Schwangerschaft erhöht und erfordert u. U. eine Dosisanpassung zum Erreichen einer maximalen therapeutischen Effektivität. Die Plasmaproteinkonzentration und damit die Plasmaproteinbindung von Antiarrhythmika können erniedrigt sein; da die elektrophysiologischen Effekte der Antiarrhythmika v. a. bei ungebundenen Formen vorliegen, kann während der Schwangerschaft eine reduzierte Serumproteinkonzentration mit einer höheren Konzentration ungebundener Antiarrhythmika zu einer verstärkten antiarrhythmischen Wirkung führen [6, 23].

Andere beobachtete Besonderheiten der Pharmakotherapie sind eine erhöhte renale Perfusion mit gesteigerter Medikamentenclearance sowie Änderungen der gastrointestinalen Absorption oder hepatischen Metabolisierung von Antiarrhythmika [31, 49].

Klassifikation, Nebenwirkungen und Toxizität von Antiarrhythmika

Für die medikamentöse Therapie von Herzrhythmusstörungen stehen Antiarrhythmika der Klassen I–IV nach der Vaughan-Williams-Klassifikation zur Verfügung [57]. Diese Medikamente sind seit langem bekannt, und für die meisten liegen ausreichende Erfahrungen über den Einsatz während einer Schwangerschaft und deren Auswirkungen auf den Fetus vor [43]. Von der amerikanischen „Food and Drug Administration" (FDA) wurden die antiarrhythmisch wirksamen Medikamente in Kategorien A–D unterteilt, je nach Risiko für Schwangere und/oder Fetus (Tabelle 1). Für die meisten antiarrhythmisch wirksamen Medikamente ist eine Anwendung während der Schwangerschaft möglich, teratotoxische Effekte sind in der Regel nicht bekannt, sieht man von Phenytoin, Amiodaron und Diltiazem

Tabelle 1. Risikoklassifikation einer Schwangerschaft nach tierexperimentellen und/oder klinischen Studienergebnissen, modifiziert nach Chow et al. [6]

Kategorie	Kontrollierte Studien vorhanden	Tierexperimentelle Studien	Klinische Studien	Beurteilung
A	+	Kein Risiko	Kein Risiko	Kein Risiko
B	–	Risiko	Kein Risiko	Kein Risiko
		Kein Risiko	–	Kein Risiko
C	–	Risiko	–	Risiko möglich
		–	–	Risiko möglich
D	–	Risiko	Risiko	Risiko

+ vorhanden, – nicht vorhanden

ab (Tabelle 2). Diese sollten in einer Schwangerschaft definitiv nicht verabreicht werden [9, 28, 40].

Obgleich der Einsatz der meisten antiarrhythmisch wirksamen Medikamente in der Regel möglich ist und die Risiken offensichtlich nur gering sind, besteht Übereinstimmung, dass kein Medikament absolut sicher und ohne Gefahren ist und dass die beste Therapie darin besteht, Medikamente in der Schwangerschaft, wenn irgend möglich, zu vermeiden [37]. Ist eine Indikation zur antiarrhythmisch-medikamentösen Behandlung aufgrund von Symptomatik, Hämodynamik oder prognostischer Relevanz gegeben, sollte die niedrigste Dosis gewählt werden, die zu einem zufrieden stellenden Therapieergebnis führt. Medikamente mit kurzer Halbwertszeit sollten wegen des geringeren Risikos einer Akkumulation solchen mit längeren Halbwertszeiten vorgezogen werden [6].

Differenzialtherapie

Bradykarde Arrhythmien

Symptomatische Bradykardien sind während einer Schwangerschaft selten [49]. In einigen Fällen können Sinusbradykardien oder Sinusknotenstillstände durch Uteruskompression der V. cava inferior mit unzureichendem venösem Rückfluss bedingt sein [29]. In seltenen Fällen sind auch komplette AV-Blockierungen beschrieben worden [20, 24, 42]. Die therapeutischen Möglichkeiten liegen in der temporären oder permanten Schrittmacherimplantation, wobei anstatt röntgenologischer Durchleuchtung die Echokardiographie als bildgebendes Verfahren eingesetzt werden sollte [8]. Ab dem 60. Tag einer Schwangerschaft scheinen auch röntgenologische Techniken nur mit einem sehr geringen Risiko für das Kind verbunden zu sein, besonders mit den heutigen modernen Röntgengeräten [37]. Die vorliegenden (wenigen) Fallberichte beschrieben problemlose und erfolgreiche Schrittmacherimplantationen, die für den Verlauf der Schwangerschaft keine nachteiligen Folgen hatten [20, 24, 42].

Supraventrikuläre Arrhythmien

Supraventrikuläre Extrasystolen. Sie gehören sicher mit zu den häufigsten Rhythmusstörungen während einer Schwangerschaft [49]. Sie sind in der Regel harmlos und ohne prognostische Bedeutung. Patientinnen mit atrialer Extrasystolie sollten daher per se nicht behandelt, sondern über die Harmlosigkeit der Rhythmusstörung informiert und aufgeklärt werden. Sollte trotz entsprechender Maßnahmen eine klinisch unakzeptable Symptomatik bestehen bleiben, sind β-Blocker Medikamente der ersten Wahl. Selektive β_1-Rezeptoren-Blocker wie Metoprolol sind besonders geeignet, da sie β_2-typische Effekte wie uterine Relaxation oder periphere Vasodilatation

Tabelle 2. Wirkungen, Nebenwirkungen und Risiko von Antiarrhythmika oder Medikamenten mit antiarrhythmischer Wirkung, modifiziert nach Page [37]

Medikament	Vaughan-Williams-Klassifikation	FDA-Klassifikation	Plazenta-gängig	Terato-toxisch	Schwanger-schaft Empfehlung	Nebenwirkungen
Chinidin	Ia	C	Ja	Nein	++	Trombopenie, Torsade-de-pointes-Tachykardien
Procainamid	Ia	C	Ja	Nein	++	Nicht bekannt
Disopyramid	Ia	C	Ja	Nein	+	Uteruskontraktion
Lidocain	Ib	C	Ja	Nein	++	Bradykardie, ZNS –
Mexiletin	Ib	C	Ja	Nein	+	Bradykardie
Phenytoin	Ib	[a]	Ja	Ja	–	Retardierung, fetale Missbildungen
Flecainid	Ic	C	Ja	Nein	+	Nicht bekannt
Propafenon	Ic	C	Ja	Nein	++	Nicht bekannt
Propranolol	II	C	Ja	Nein	++	Bradykardie, Wachstumsverzögerung, Apnoe, Hypoglykämie
Metoprolol	II	C	Ja	Nein	++	β-Blocker-Effekte
Sotalol	III	B	Ja	Nein	+	β-Blocker-Effekte
Amiodaron	III	D	Ja	Ja	–	Hypothyreose, Wachstumsverzögerung, vorzeitige Geburt
Verapamil	IV	C	Ja	Nein	+	Bradykardie, AV-Block, Hypotonie
Diltiazem	IV	C	Nein	Unklar	–	Nicht bekannt
Digoxin	–	C	Ja	Nein	++	Niedriges Geburtsgewicht
Adenosin	–	C	Nein	Nein	++	Nicht bekannt

+ akzeptabel, ++ empfohlen, – nicht empfohlen, [a] Kontraindikation

Tabelle 3. Therapiestrategien bei supraventrikulären Arrhythmien während Schwangerschaft und Stillzeit

Art der Arrhythmie	Schwangerschaft	Stillzeit
Instabil	Elektrokardioversion (50–100 J)	Elektrokardioversion (200–360 J)
Stabil		
Supraventrikuläre Extrasystolie	Metoprolol	Metoprolol
Supraventrikuläre Arrhythmie, AV-Knoten-Reentry-Tachykardie, „circus movement"-Tachykardie bei akzessorischer Leitungsbahn	Adenosin Verapamil	Adenosin Verapamil
Vorhofflimmernterminierung	Elektrokardioversion (50–100 J)	Elektrokardioversion (200–360 J)
Frequenzverlangsamung	Digoxin, Metoprolol Verapamil	Digoxin, Metoprolol Verapamil
Vorhofflattern	Elektrokardioversion (50–100 J)	Elektrokardioversion (200–360 J)

vermeiden (Tabelle 3). Zudem haben sie möglicherweise geringere Nebenwirkungen (intrauterine Wachstumsverzögerung, fetale Bradykardie, Hypoglykämie) als nicht selektive β-Blocker und sollten diesen daher vorgezogen werden [18].

Supraventrikuläre Tachykardien. Therapeutische Maßnahmen der ersten Wahl sind bei ihnen (atriale Tachykardien, AV-Knoten-Reentry-Tachykardien, „circus movement"-Tachykardien bei akzessorischen Leitungsbahnen) vagale Manöver, die leicht durchzuführen sind und durch parasympathische Stimulation zu einer Blockierung oder Leitungsverzögerung im AV-Knoten und so zur Terminierung der Tachykardien führen, deren Impulsausbreitung den AV-Knoten miteinbezieht [48, 51, 61]. Ein klassisches vagales Manöver ist die Karotis-Sinus-Massage, die nur nach vorheriger beidseitiger Auskultation der A. carotis und nicht länger als 5 s erfolgen sollte.

Beim Versagen vagaler Manöver hat Adenosin das Spektrum der bisher verfügbaren Medikamente nicht nur erweitert, sondern ist aufgrund seiner extrem kurzen Halbwertszeit von wenigen Sekunden ein Medikament der ersten Wahl bei supraventrikulären Tachykardien [53]. Adenosintriphosphat wird als Bolus verabreicht und sollte initial in Dosen von 9 oder 12 mg gegeben werden (Erfolgsrate etwa 90%). Fetotoxische Effekte sind vom Adenosin nicht bekannt (Tabelle 3).

Eine andere Alternative ist, besonders bei AV-Knoten-Reentry-Tachykardien, die Applikation von Verapamil [10 mg i.v. über 3 min, Reduktion der

Dosis auf 5 mg bei vorbestehender β-Blocker-Behandlung oder arterieller Hypotonie (RR_{syst} <100 mmHg). Hier sollte besonders auf eine mütterliche Hypotension geachtet werden, die zu einer fetalen Hypoperfusion führen kann und unbedingt vermieden werden muss [6, 45].

Weitere therapeutische Alternativen sind die medikamentöse Intervention mit Ajmalin (50–100 mg i.v. über 5 min), v.a. bei Patienten mit „circus-movement"-Tachykardien oder, falls alle genannten Maßnahmen nicht erfolgreich sind, die elektrische Kardioversion, R-Zacken-getriggert in Kurznarkose; geringe Energiemengen mit 10–50 J sind vielfach zur erfolgreichen Tachykardieterminierung ausreichend [32, 37]. Elektrokardioversionen sind unproblematisch, weil die Reizschwelle beim fetalen Herzen relativ hoch ist und der Fetus außerdem nicht im direkten Spannungsfeld bzw. Stromfluss liegt [45]. Zur Rezidivprophylaxe sind v.a. β_1-selektive β-Blocker zu bevorzugen, spezifische Klasse-I- (Flecainid, Propafenon) oder -III-Antiarrhythmika (Sotalol) sind weitere therapeutische Optionen, die aber nur bei entsprechender klinischer Symptomatik und mit großer Zurückhaltung eingesetzt werden sollten [6, 45]. In Ausnahmefällen wurden während einer Schwangerschaft bei nicht anderweitig zu beeinflussenden Tachykardien erfolgreich Katheterablationen durchgeführt [11, 16, 36].

Vorhofflimmern und -flattern. Von entscheidender Bedeutung für die therapeutische Option bei Vorhofflimmern ist die hämodynamische Situation: Bei instabiler Hämodynamik sollte unverzüglich eine elektrische Kardioversion mit 50–100 J in Kurznarkose durchgeführt werden [59]. Bei stabiler Hämodynamik ist auch eine medikamentöse Konversion möglich, wobei aufgrund der langjährigen Erfahrung, besonders in den USA, Chinidin (Tabelle 3), Klasse-Ia-, -Ic-Antiarrhythmika und Sotalol prinzipiell zur Kardioversion geeignet sind [6]. Therapeutische Alternativen sind, besonders bei Vorhofflimmern und Wolff-Parkinson-White-Syndrom, Ajmalin und Procainamid, das aber in Deutschland nicht verfügbar ist [32]. Zur Frequenzkontrolle bei persistierendem Vorhofflimmern kommen Digoxin, Metoprolol und Propranolol in Frage [6]; ist unter diesen Medikamenten allein oder in Kombination keine zufrieden stellende Frequenzkontrolle zu erreichen, sollte Verapamil hinzugefügt werden.

Ventrikuläre Arrhythmien

Ventrikuläre Extrasystolie. Ihr Vorkommen ist während einer Schwangerschaft nicht ungewöhnlich, in der Regel, besonders bei Herzgesunden, harmlos, ohne prognostische Relevanz und nicht therapiebedürftig [6, 45]. Sollte aufgrund der klinischen Symptomatik, trotz Aufklärung über die Harmlosigkeit der Extrasystolen, eine Indikation zur Behandlung gegeben sein, kommen v.a. β_1-selektive β-Blocker vom Typ des Metoprolols in Frage (Tabelle 4). Spezifische Antiarrhythmika der Klasse I oder III (Sotalol) soll-

Tabelle 4. Therapiestrategien bei ventrikulären Arrhythmien während Schwangerschaft und Stillzeit

Art der Arrhythmie	Schwangerschaft	Stillzeit
▮ Ventrikuläre Arrhythmien		
– Instabil	Elektrokardioversion (50–100 J)	Elektrokardioversion (200–360 J)
– Stabil		
▮ Ventrikuläre Extrasystolen	Metoprolol Flecainid, Propafenon	Metoprolol Flecainid, Mexiletine
▮ Ventrikuläre Tachykardien	Ajmalin, Lidocain	Lidocain
▮ Kammerflimmernterminierung	Elektrokardioversion (50–100 J)	Elektrokardioversion (200–360 J)

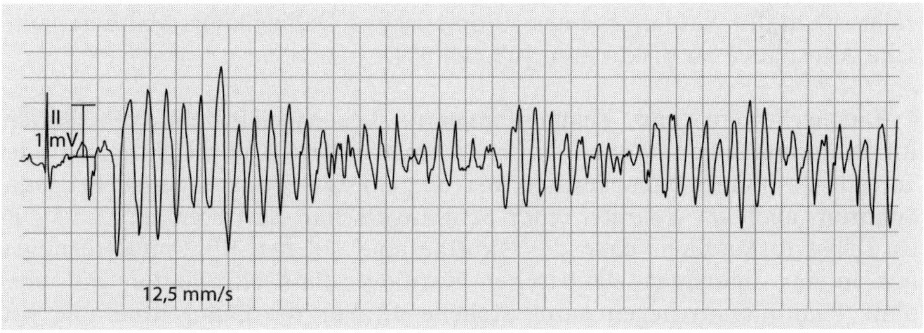

Abb. 2. Torsade-de-pointes-Tachykardie als proarrhythmischer Effekt einer Sotalol-Behandlung (3-mal 80 mg) bei einer 31-jährigen Schwangeren in der 28. SSW, Behandlung wegen häufiger ventrikulärer Extrasystolen

ten aufgrund bekannter Nebenwirkungen und möglicher proarrhythmischer Effekte (Abb. 2) nicht oder nur mit größter Zurückhaltung eingesetzt werden [6, 19, 49].

▮ **Ventrikuläre Tachykardien.** Obgleich anhaltende ventrikuläre Tachykardien (Dauer >30 s) bei Schwangeren selten sind, liegen Berichte über morphologische, elektrophysiologische und therapeutische Details vor; Kammertachykardien sind bei herzgesunden Schwangeren v. a. im rechtsventrikulären Ausflusstrakt lokalisiert [41]. Auch ventrikuläre Tachykardien aus dem linken Ventrikel (idiopathische linksventrikuläre Tachykardien), die hämodynamisch meist gut toleriert werden, sind bei Schwangeren bekannt [38]. Ventrikuläre Tachykardien können auch bei herzkranken Schwangeren beobachtet werden und gehen vielfach mit einer schlechteren Prognose einher als bei Herzgesunden [6]. Bei ventrikulären Tachykardien und hämodynamischer Instabilität ist die sofortige elektrische Kardioversion mit 50–100 J durchzuführen [14, 37]. Auch die Anwendung höherer Energiemengen (100–360 J) ist zur Tachykardieterminierung möglich und nach vorliegenden Berichten für Mutter und Kind ohne Risiko (Tabelle 4). Bei stabiler Hämodynamik sollte initial eine Tachykardieterminierung mit Ajmalin oder Lidocain versucht werden, wobei für Patientinnen mit akuter myokardialer Ischämie auch Lidocain eine therapeutische Möglichkeit ist [6]. Vereinzelt liegen Fallberichte über erfolgreiche Behandlungen mit Magnesium vor, das allerdings auch zu mütterlicher Hypothermie und fetaler Bradykardie führen kann [5, 56]. In seltenen Fällen hat auch Verapamil bei rechts- und/oder linksventrikulären Tachykardien seinen Stellenwert [7].

Für die Langzeittherapie kommen als Rezidivprophylaxe idiopathischer linksventrikulärer oder rechtsventrikulärer Ausflussbahntachykardien v. a. β_1-selektive β-Blocker in Betracht [6, 45]. Sind diese Maßnahmen erfolglos, sollten Sotalol oder Klasse-Ic-Antiarrhythmika in Erwägung gezogen werden. Amiodaron ist aufgrund möglicher teratotoxischer Wirkung nicht zu empfehlen. Bei medikamentös therapierefraktären Kammertachykardien ist vielmehr die Implantation eines automatischen Defibrillators als therapeutische Alternative zu diskutieren [22, 34, 55].

Kammerflattern und Kammerflimmern. Lebensgefährliche ventrikuläre Rhythmusstörungen können durch Kammerflattern, Kammerflimmern oder Torsade-de-pointes-Tachykardien bei langem QT-Syndrom oder Brugada-Syndrom auch im Rahmen einer Schwangerschaft auftreten [6, 21, 54]. Es ist selbstverständlich, dass die Akuttherapie solcher Rhythmusstörungen nur in der sofortigen elektrischen Kardioversion/Defibrillation mit oder ohne Reanimation liegen kann (Tabelle 4). Für die Langzeittherapie von Patienten ist nach erfolgreicher Reanimation wegen tachykarder ventrikulärer Arrhythmien auch für Schwangere die Implantation eines automatischen Defibrillators als *die* therapeutische Option anzusehen [21, 34, 39]. Natale et al. [34] stellten 1997 die Befunde einer multizentrischen Studie von 44 Patientinnen vor, bei denen wegen Kammerflimmern und/oder Kammertachykardien ein automatischer Defibrillator entweder abdominell [42 Frauen (96%)] oder transvenös [2 Frauen (4%)] implantiert wurde. Implantation und Verlauf waren bei 36 Patientinnen (82%) problemlos, während bei 8 (18%) verschiedenste Komplikationen beobachtet wurden. Während des Schwangerschaftsverlaufs kam es bei 11 Frauen (25%) zu Entladungen des ICD-Systems [1–11 Schocks (im Mittel 0,66+1,9 Schocks)], während bei 33 Schwangeren (75%) keine Arrhythmien mit ICD-Intervention beobachtet wurden. Bei 39 Patientinnen (89%) wurden gesunde Kinder geboren, 1 Kind (2%) wurde tot geboren, 2 Kinder (4%) waren zu klein, bei 1 Kind (2%) kam es zu einer Hypoglykämie und bei 1 Patientin (2%) wurde die Schwangerschaft (nicht durch ICD bedingt) unterbrochen. Die Kinder der Patientinnen mit ICD-Entladungen während der Schwangerschaft zeigten keinerlei Auffälligkeiten, sodass weder die ventrikulären Tachyarrhythmien noch die ICD-Schocks nennenswerte Effekte auf das fetale Gedeihen zu haben scheinen [34].

Antiarrhythmische Therapie in der Stillzeit

Allgemeine Überlegungen

Die Vorzüge des Stillens sind allgemein bekannt und vielfach nachgewiesen worden [25]. In der Muttermilch sind Eiweiße, Fette, Kohlenhydrate, Elektrolyte und Vitamine dem Säuglingsbedarf optimal angepasst. Zusammen mit Laktoferrin und anderen Stoffen wirken Immunglobuline wie das sekretorische IgA wachstumshemmend auf verschiedene intestinale Krankheitserreger, und auch Atemwegsinfektionen sind bei gestillten Säuglingen seltener als bei Babys, die Flaschennahrung erhielten. Es gibt eine Reihe von Untersuchungen, die den positiven Effekt gegenüber konventionellen Flaschennahrungen zur Vermeidung/Reduktion von Erkrankungen eindrucksvoll belegt haben [2, 44]. Arzneimittelverordnungen in der Stillzeit führen jedoch aufgrund mangelnder Informationen der Mutter häufig zu Irritationen und infolgedessen zum Nichtbefolgen. Es ist unbestritten, dass jede Therapie auch in der Stillzeit eine besonders intensive ärztliche Betreuung notwendig macht. Wenn in der Stillzeit eine Arzneimitteltherapie der Mutter indiziert ist, sind die Vor- und Nachteile für den Säugling genau abzuwägen, in einzelnen Fällen sind eine Stillpause oder Abstillen notwendig. Die meisten Medikamente erreichen in der Muttermilch nur Konzentrationen, die für den Säugling weit unter dem therapeutischen Bereich liegen. Es ist wichtig zu bemerken, dass die wiederholte Gabe eines Medikaments grundsätzlich kritischer zu bewerten ist (Akkumulation durch verlängerte Halbwertszeit im Säuglingsalter) als eine Einzeldosis. Darüber hinaus reagieren Neugeborene im Allgemeinen empfindlicher als ältere Säuglinge, und Frühgeborene sind gefährdeter als Reifgeborene [46].

Adenosin

Seine Bedeutung in Schwangerschaft und Stillzeit ist gut belegt, und aufgrund der kurzen Halbwertszeit und der nur kurzfristigen Anwendung kann es in der Stillzeit als unbedenklich eingestuft werden (Tabelle 3). Es ist *das* Medikament der Wahl zur Akuttherapie supraventrikulärer Tachykardien [46, 52].

β-Rezeptoren-Blocker

Hypotonie und Hypoglykämie werden zwar immer wieder im Zusammenhang mit der Aufnahme von β-Rezeptoren-Blockern über die Muttermilch genannt, im Gegensatz zur präpartalen Exposition ist ein solcher Effekt während der Stillzeit jedoch eher unwahrscheinlich [46]. Von den β-Rezeptoren-Blockern können in der Stillzeit Labetalol, Metoprolol, Oxprenolol, Propranolol, Timolol und Nadolol verabreicht werden, während Sotalol, Atenolol, Acebutolol und Mepindolol kritisch angesehen werden müssen, da sie aufgrund der niedrigen Eiweißbindung und der überwiegend renalen Ausscheidung durch erheblichen Transfer zum Kind eine Anreicherung beim Säugling möglich machen (Tabelle 3). Bradykardie, Hypotonie und Tachypnoe wurden im Zusammenhang mit Acebutolol gesehen, bei Atenolol wurden Bradykardie, Zyanose und Hypotonie beobachtet [46].

Antiarrhythmika der Klasse I

Das Spektrum der Antiarrhythmika in der Stillzeit ist vielfältig, von entscheidender Bedeutung sind Symptomatik und prognostische Relevanz der vorliegenden Rhythmusstörungen. Von den Antiarrhythmika der Klasse I nach Vaughan-Williams bestehen gegenüber Chinidin nach Empfehlungen der American Academy of Pediatrics keine Bedenken (etwa zur Behandlung ausgeprägter supraventrikulärer Extrasystolien), Fallberichte über Symptome bei gestillten Kindern liegen nicht vor [1]. In Deutschland wird Chinidin, wenn überhaupt, im Gegensatz zu den USA sehr zurückhaltend eingesetzt. Von Disopyramid können offenbar bis zu 15% der mütterlichen Dosis vom Säugling aufgenommen werden, sodass dieses Medikament nicht verabreicht werden sollte [46]. Von den weit verbreiteten Klasse-Ic-Antiarrhythmika ist nach Empfehlungen der amerikanischen Academy of Pediatrics Flecainid zu favorisieren, da der Säugling durch die Muttermilch anscheinend nur einen sehr geringen Teil dieses Medikaments aufnimmt [1]. Auch Mexiletin ist ein akzeptables Antiarrhythmikum in der Stillzeit, das auch bei Langzeittherapie der Mutter beim Säugling im Serum nicht nachweisbar war [46]. Andere Antiarrhythmika wie Ajmalin, Ibutilide und Propafenon sind hinsichtlich von Nebenwirkungen während der Stillzeit unzureichend untersucht, sodass sie vermieden werden sollten.

Antiarrhythmika der Klasse III

Von den Vertretern dieser Klasse besitzt Amiodaron eine bekanntermaßen lange Halbwertszeit [53]. Aufgrund dieses Phänomens und des hohen Jodanteils von etwa 40% ist es in der Stillzeit kontraindiziert [46]. Auch Sotalol, das neben den antiarrhythmischen Eigenschaften auch über β-blockierende Wirkungen verfügt, sollte aufgrund seiner bekannten Nebenwirkungen zurückhaltend eingesetzt werden. Wenn unbedingt eine antiarrhythmische Behandlung mit einem Klasse-III-Antiarrhythmikum, z. B. bei rezidivierenden ventrikulären Tachykardien, erfolgen soll, ist in jedem Fall Sotalol dem Amiodaron vorzuziehen [46].

Antiarrhythmika der Klasse IV

Kalziumkanalantagonisten vom Typ des Verapamils bzw. Diltiazems sind in der Stillzeit gut verträglich, und unerwünschte Wirkungen sind nicht beschrieben worden [46]. Unter Dauerbehandlung mit Verapamil sowie auch mit Diltiazem wurden nur sehr geringe Dosen dieser Medikamente über die Muttermilch vom Säugling aufgenommen (etwa 1%), sodass die Gabe der Klasse-IV-Antiarrhythmika während der Stillzeit unbedenklich ist.

Schlussfolgerungen

Supraventrikuläre und/oder ventrikuläre Herzrhythmusstörungen sind während einer Schwangerschaft nicht selten. Sie erfordern eine genaue Abklärung der vorliegenden Arrhythmieformen und besonders eine Beurteilung der kardialen Funktion. Obgleich sicherlich die meisten Rhythmusstörungen harmlos und für den Verlauf der Schwangerschaft unbedeutend sind, können Herzrhythmusstörungen auch schwerwiegend sein und zum Tod von Mutter und Fetus führen. Es ist daher unumgänglich, dass vor der Entscheidung einer antiarrhythmisch medikamentösen Behandlung oder einer nicht pharmakologischen therapeutischen Intervention eine enge Kooperation zwischen Gynäkologen und Kardiologen stattfinden sollte, um geeignete Maßnahmen zu diskutieren, die mit einem möglichst geringen Risiko für Schwangere und Fetus einhergehen. Die vorliegenden Studienergebnisse und bisher publizierten Resulte der Behandlung Schwangerer mit Rhythmusstörungen zeigen, dass trotz notwendiger Besonderheiten im therapeutischen Verhalten alle bekannten supraventrikulären und/oder ventrikulären Arrhythmien adäquat behandelt werden können und dass bei sorgfältiger Beachtung von bekannten Risiken, Nebenwirkungen und Komplikationen der zur Verfügung stehenden therapeutischen Maßnahmen auch komplizierte Schwangerschaften erfolgreich beendet werden können.

In der Stillzeit ist bei Anwendung antiarrhythmischer Substanzen neben der Indikation zur Behandlung ein Übertritt des Medikaments auf den Säugling zu bedenken. Nur in wenigen Fällen sind aufgrund von medikamentösen Interaktionen eine Stillpause oder ein Abstillen notwendig. Allerdings sind engmaschige klinische Kontrollen von Mutter und Säugling angezeigt.

Literatur

1. American Academy of Pediatrics, Committee on Drugs (1994) The transfer of drugs and other chemicals into human breast milk. Pediatrics 93:137–150
2. Boesmann-Finkelstein M, Finkelstein RA (1985) Antimicrobial effects of human milk inhibitory activity on enteric pathogens. FEMS microbiology letters 27:167–174
3. Bravermann AC, Bromley BS, Rutherford JD (1991) New onset ventricular tachycardia during pregnancy. Int J Cardiol 33:409–412
4. Brodsky M, Doria R, Allen B, Sato D, Thomas G, Sada M (1992) New-onset ventricular tachycardia during pregnancy. Am Heart J 123:933–941
5. Cardosi RJ, Chez RA (1998) Magnesium sulfate, maternal hypothermia, and fetal bradycardia with loss of heart rate variability. Obstet Gynecol 92:691–693

6. Chow T, Galvin J, McGowern B (1998) Antiarrhythmic drug therapy in pregnancy and lactation. Am J Cardiol 82:58I–62I
7. Cleary-Goldmann J, Salva CR, Infeld JI, Robinson JN (2003) Verapamil-sensitive idiopathic left ventricular tachycardia in pregnancy. J Matern Fetal Neonatal Med 14:132–135
8. Dalvi BV, Chaudhuri A, Kulkarni HL, Purushottam KA (1992) Therapeutic guidelines for congenital heart block presenting in pregnancy. Obstet Gynecol 79:802–804
9. Danielsson BR, Azarbayjani F, Skold AC, Webster WS (1997) Initiation of phenytoin teratogenesis: pharmacologically induced embryonic bradycardia and arrhythmia resulting in hypoxia and possible free radical damage at reoxygenation. Teratology 56:271–281
10. Davies GAL, Herbert WNP (1995) Cardiac disease in pregnancy. Cardiol Rev 35: 262–272
11. Dominguez A, Iturralde P, Hermosillo AG, Colin L, Kershenovich S, Garrido LM (1999) Successful radiofrequency ablation of an accessory pathway during pregnancy. Pacing Clin Electrophysiol 22:131–134
12. Facchini M, Bauersfeld U, Fasnacht M, Candinas R (2000) Mütterliche Herzrhythmusstörungen während der Schwangerschaft. Schweiz Med Wochenschr 130:1962–1969
13. Ferrero S, Colombo BM, Ragni N (2004) Maternal arrhythmias during pregnancy. Arch Gynecol Obstet 269:244–253
14. Finlay AY, Edmunds V (1979) DC cardioversion in pregnancy. Br J Clin Pract 33:88–94
15. Gowda RM, Khan IA, Mehta NJ, Vasavada BC, Sacchi TJ (2003) Cardiac arrhythmias in pregnancy: clinical and therapeutic considerations. Int J Cardiol 88:129–133
16. Gras D, Mabo P, Kermarrec A, Bazin P, Varin C, Daubert C (1992) Radiofrequency ablation of atrioventricular conduction during the 5th month of pregnancy. Arch Mal Coeur Vaiss 85:1873–1877
17. Gregg NM (1941) Congenital cataract following German measles in mother. Trans Ophthalmol Soc Aust 3:35–46
18. Habib A, McCarthy JS (1977) Effects on the neonate of propranolol admininstered during pregnancy. J Pediatr 91:808–811
19. Hohnloser SH, Meinertz T, Zehender M, Geibel A, Just H (1988) Auslösung und Verstärkung von Herzrhythmusstörungen durch Antiarrhythmika. Internist 29:338–344
20. Huang H, Lin Q, Zhang L (1997) Clinical observation of cardiac pacemaker in pregnant women. Chuang Hua Fu Chan Ko Tsa Chih 32:345–346
21. Isaacs JD, Mulholland DH, Hess LW, Albert JR, Martin RW (1993) Pregnancy in a woman with an automatic implantable cardioverter defibrillator: a case report. J Reprod Med 36:487–488
22. Joglar JA, Page RL (1999) Treatment of cardiac arrhythmias during pregnancy: safety considerations. Drug Saf 20:85–94
23. Klein HH, Pich S (2003) Physiologische Änderungen des Herz-Kreislauf-Systems in der Schwangerschaft. Herz 28:173–174
24. Lau CP, Lee CP, Wong CK, Cheng CH, Leung WH (1990) Rate responsive pacing with a minute ventilation sensing pacemaker during pregnancy and delivery. Pacing Clin Electrophysiol 13:158–163
25. Lawrence R, Lawrence M (1999) Breastfeeding: a guide for the medical profession, 5th edn. Mosby, St. Louis
26. Lee SH, Chen SA, Wu TJ et al. (1995) Effects of pregnancy on first onset and symptoms of paroxysmal supraventricular tachycardia. Am J Cardiol 76:675–678
27. Lenz W (1961) Kindliche Fehlbildungen nach Medikament während der Gravidität? Dtsch Med Wochenschr 86:2555–2556

28. Magee LA, Downar E, Sermer M, Boulton BC, Allen LC, Koren G (1995) Pregnancy outcome after gestational exposure to amiodarone in Canada. Am J Obstet Gynecol 172:1307–1311
29. McAnulty JH, Morton MJ, Ueland K (1988) The heart and pregnancy. Curr Probl Cardiol 13:589–665
30. McBride WG (1961) Thalidomide and congenital abnormalities. Lancet 28:1358–1364
31. Mitani GM, Steinberg I, Lien EJ, Harrison EC, Elkayam U (1987) The pharmacokinetics of antiarrhythmic agents in pregnancy and lactation. Clin Pharmacokinet 12:253–291
32. Mozo de Rosales F, Moreno J, Bodegas A, Melchor JC, Fernandez Lebrez L, Aranguren G (1994) Conversion of atrial fibrillation with ajmaline in a pregnant woman with Wolff-Parkinson-White syndrome. Eur J Obstet Gynecol 56:63–66
33. Nakagawa M, Katou S, Ichinose M et al. (2004) Characteristics of new-onset ventricular arrhythmias in pregnancy. J Electrocardiol 37:47–53
34. Natale A, Davidson T, Geiger MJ, Newby K (1997) Implantable cardioverter-defibrillators and pregnancy. A safe combination? Circulation 96:2808–2812
35. Navarro V, Nathan PE, Rosero H, Sacchi TJ (1993) Accelerated idioventricular rhythm in pregnancy: a case report. Angiology 44:506–508
36. Pagdad SV, Barmade AB, Toal SC, Vora AM, Lokhandwala YY (2004) „Rescue" radiofrequency ablation for atrial tachycardia presenting as cardiomyopathy in pregnancy. Indian Heart J 56:245–247
37. Page RL (1995) Treatment of arrhythmias during pregnancy. Am Heart J 130: 871–876
38. Page RL, Shenasa H, Evans J, Sorrentino RA, Wharton JM, Prystowsky EN (1993) Radiofrequency catheter ablation of idiopathic recurrent ventricular tachycardia with a right bundle branch block, left axis pattern. Pace Clin Electrophysiol 16:327–336
39. Piper JM, Berkus M, Ridgway LE (1992) Pregnancy complicated by chronic cardiomyopathy and an automatic implantable cardioverter defibrillator. Am J Obstet Gynecol 167:506–507
40. Plomp TA, Vulsma T, Vijlder JJ de (1992) Use of amiodarone during pregnancy. Eur J Obstet Gynecol Reprod Biol 43:201–207
41. Rahilly GT, Prystowsky EN, Zipes DP, Nacarelli GV, Jackman WM, Heger JJ (1982) Clinical and electrophysiologic findings in patients with repetitive monomorphic ventricular tachycardia and otherwise normal electrocardiogram. Am J Cardiol 50:459–468
42. Ramsewak S, Persad P, Perkins S, Narayansingh G (1992) Twin pregnancy in a patient with complete heart block. A case report. Clin Exp Obstet Gynecol 19:166–167
43. Rotmensch HH, Elkayam U, Frishman W (1983) Antiarrhythmic drug therapy during pregnancy. Ann Intern Med 98:487–497
44. Saarinen UM, Patwari AK, Satyanarayana L (1997) Relactation: an effective intervention to promote exclusive breastfeeding. J Trop Pediatrics 43:213–216
45. Schaefer C, Spielmann H (2001) Arzneiverordnung in Schwangerschaft und Stillzeit. Urban&Fischer, München-Jena, S 2–26
46. Schaefer C, Spielmann H (2001) Spezielle Arzneimitteltherapie in der Stillzeit. In: Schaefer C, Spielmann (Hrsg) Arzneiverordnung in Schwangerschaft und Stillzeit. Urban & Fischer, München-Jena S 440–599
47. Schardein JL (2000) Chemically induced birth defects, 4th edn. Marcel Dekker, New York
48. Sermer M, Colman J, Siu S (2003) Pregnancy complicated by heart disease: a review of Canadian experience. J Obstet Gynaecol 23:540–544

49. Shotan A, Ostrzega E, Mehra A, Johnson JV, Elkayam U (1997) Incidence of arrhythmias in normal pregnancy and relation to palpitations, dizziness, and syncope. Am J Cardiol 79:1061–1064
50. Task Force Members, Oakley C, Child A, Iung B et al. (2003) Expert consensus document on management of cardiovascular diseases during pregnancy. Eur Heart J 24:761–781
51. Trappe HJ (1996) Therapie von Herzrhythmusstörungen ohne Antiarrhythmika. Möglichkeiten und Indikationen. In: Gerok W, Hartmann F, Pfreundschuh M, Philipp T, Schuster HP, Sybrecht GW (Hrsg) Klinik der Gegenwart. Urban & Schwarzenberg, München Wien Baltimore 14:1–25
52. Trappe HJ (1997) Akuttherapie supraventrikulärer Tachykardien: Adenosin oder Ajmalin? Intensivmed 34:452–461
53. Trappe HJ (2001) Amiodaron. Intensivmed 38:169–178
54. Trappe HJ, Schuster HP (2000) Brugada-Syndrom. Definition, Diagnostik, Therapie, Prognose. Intensivmed 37:680–687
55. Trappe HJ, Pfitzner P, Fieguth HG, Wenzlaff P, Kielblock B, Klein H (1994) Nonpharmacological therapy of ventricular tachyarrhythmias: observations in 554 patients. Pace 17:2172–2177
56. Varon ME, Sherer DM, Abramowicz JS, Akiyama T (1992) Maternal ventricular tachycardia associated with hypomagnesemia. Am J Obstet Gynecol 167:1352–1355
57. Vaughan Williams EM (1984) A classification of antiarrhythmic actions reassessed after a decade of new drugs. J Clin Pharmacol 24:129–147
58. Wada H, Chiba Y, Murakami M, Kawaguchi H, Kobayashi H, Kanzaki T (1996) Analysis of maternal and fetal risk in 594 pregnancies with heart disease. Nippon Sanka Fujinka Gakkai Zasshi 48:255–262
59. Walsh KA, Erzi MD, Denes P (1988) Emergency treatment of tachyarrhythmias. Med Clin North Am 70:791–811
60. Warkany J, Nelson RC (1940) Appearance of skeletal abnormalities in the offspring of rats retarded on a deficient diet. Science 92:383–384
61. Wellens HJJ, Conover MB (1992) The ECG in emergency decision making. Saunders, Philadelphia
62. Widerhorn J, Widerhorn ALM, Rahimtoola SH, Elkayam U (1992) WPW syndrome during pregnancy: increased incidence of supraventricular arrhythmias. Am Heart J 123:796–798
63. Wilson JD (1977) Embryotoxicity of drugs to man. In: Wilson JD, Frazer FC (eds) Handbook of teratology. Plenum Press, New York, pp 309–355
64. Wolbrette D (2003) Treatment of arrhythmias during pregnancy. Curr Womens Health Rep 3:135–139

„Home Monitoring" bei Patienten mit implantiertem Defibrillator und kardialer Resynchronisationstherapie

T. KORTE, G. KLEIN

Zusammenfassung. Die zunehmend weitere Indikationsstellung zur Implantation von Defibrillatoren und Systemen der kardialen Resynchronisationstherapie (CRT) stellt neue Anforderungen an die ambulante Patientenbetreuung. Ziel ist eine möglichst engmaschige Kontrolle des technischen Status der Aggregate, stattgehabter ventrikulärer und supraventrikulärer Tachykardien und von Informationen zum aktuellen kardialen Status, um die Morbidität der Patienten niedrig zu halten. Andererseits sollten ambulante Aggregatkontrollen reduziert werden, um Belastungen für Patient und Arzt niedrig zu halten und Kosten zu sparen. Die im Folgenden vorgestellte transtelemetrische Übertragung von Daten der ICD- oder CRT-Systeme via „Home Monitoring" stellt in diesem Kontext eine chancenreiche neue Technik dar. Aktuell laufende Studien zur Validierung dieser Technik in der klinischen Anwendung werden vorgestellt. Schwerpunkt wird auf die Darstellung technischer Probleme und klinischer Möglichkeiten von via Home Monitoring übertragenen Speicherelektrogrammen gelegt.

Der implantierbare Kardioverterdefibrillator (ICD) hat sich als höchst effektiv in der Prävention des plötzlichen Herztods und der Senkung der Gesamtmortalität bei Patienten mit überlebtem plötzlichen Herztod erwiesen [14, 15]. Aktuelle Studien postulieren weiterhin seinen Nutzen zur Primärprophylaxe des plötzlichen Herztodes bei Patienten nach großem Vorderwandinfarkt und bei Patienten mit Herzinsuffizienz und schwer eingeschränkter Pumpfunktion [1, 6, 7]. Aktuelle Studien zeigen außerdem den positiven Effekt der kardialen Resynchronisationstherapie (CRT) bei Patienten mit Herzinsuffizienz, schwer eingeschränkter Pumpfunktion und intraventrikulärer Leitungsstörung bezüglich der Symptomatik der Herzinsuffienz und der Gesamtmortalität [2]. Infolge der Umsetzung der Ergebnisse der aktuellen Studien zur ICD- und CRT-Therapie ist mit einer deutlichen Steigerung der Implantationszahlen zu rechnen [12].

Da ein Wechsel des sozioökonomischen Klimas die Rechtfertigung kostspieliger Therapieformen verlangt [8, 9, 13], müssen bei Beurteilung des potenziellen Nutzens der ICD- und CRT-Therapie neben der Verhinderung des plötzlichen Herztodes und der Senkung der Gesamtmortalität Endpunkte wie kardiale Morbidität und Lebensqualität in den Fokus des Interesses rücken. In einer Studie konnten wir zeigen, dass bei Anwendung der kardialen Rehospitalisierung als Maß der Morbidität von ICD-Patienten neben stattgehabten ICD-Interventionen Hardwareprobleme, Batterieerschöpfung und eine Progredienz der kardialen Grunderkrankung wesentliche Faktoren darstellen [4].

Ein Konzept zur Reduktion dieser Ereignisse könnte eine engmaschige Kontrolle des technischen Status der Aggregate, stattgehabter ventrikulärer und supraventrikulärer Tachyarrhythmien und Informationen zum aktuellen kardialen Status des Patienten sein, um die Morbidität niedrig zu halten. Auf der anderen Seite sollten ambulante Kontrollen der Systeme möglichst reduziert werden, um Belastungen für Patient und Arzt niedrig zu halten und Kosten zu sparen. Große Chancen bestehen in diesem Zusammenhang in der aktuell erstmals realisierten transtelemetrischen Übertragung von Daten des ICD- oder CRT-Systems via „Home Monitoring".

Home Monitoring

Konzept

Das Implantat sendet seine Funktionsdaten an ein Patientengerät, welches die Informationen per SMS oder anderer Datendienste an ein Home-Monitoring-Servicezentrum überträgt (Abb. 1). Dieses fasst die übertragenen Daten in tabellarischer und grafischer Form in einem „Cardio Report" zusammen und stellt sie zur Ansicht auf einem gesicherten Internetserver bereit. Der behandelnde Arzt wird per Fax, e-mail oder SMS über das Eingehen von Ereignisnachrichten informiert.
Verfügbar ist das System für 1- und 2-Kammer-Schrittmacher, Aggregate zur kardialen Resynchronisationstherapie (CRT), 1- und 2-Kammer-Syste-

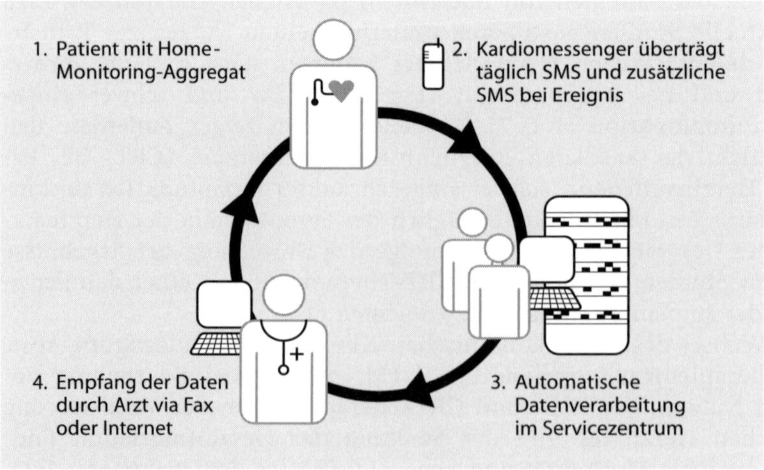

Abb. 1. Schema zur Datenübertragung via Home Monitoring

me implantierbarer Defibrillatoren und ICD-Systeme mit kardialer Resynchronisationstherapie (CRT-D). Die in aktuellen ICD-Systemen per Home Monitoring verfügbaren Daten:

- Gerätestatus
- Batteriestatus
- Episodenzähler und -diagramm für Zonen mit Kammertachykardie oder Kammerflimmern
- Zähler für abgegebene erfolgreiche und nicht erfolgreiche Therapien (antitachykardes Pacing oder Schock)
- Schrittmacherimpedanzen (zuletzt gemessener Wert) und Diagramm mit Impedanz im Zeitverlauf
- Frequenzhistogramm, prozentualer Anteil atrialer und ventrikulärer Stimulation

Fallbericht. Ein 75-jähriger Patient mit ischämischer Kardiomyopathie, hochgradig reduzierter Pumpfunktion und rezidivierenden, hämodynamisch relevanten Kammertachykardien wurde im März 2001 mit einem 1-Kammer-ICD-System mit 2-Kammer-Sensing und integriertem Home-Monitoring-System (Deikos A+, VDD-Elektrode) versorgt. Die Implantation erfolgte ohne akute Komplikationen, die Reizschwelle im rechten Ventrikel betrug 3,5 V/0,1 ms, das Signal im rechten Ventrikel 5 mV, im rechten Vorhof 1,8 mV, die Defibrillationsschwelle 20 J. Der Patient gab sein Einverständnis für die Teilnahme an einem internationalen Home-Monitoring-Register. Der Kardiomessenger (Abb. 1) wurde zur täglich um 3:00 morgens erfolgenden Übertragung der Daten an das Servicezentrum im Schlafzimmer des Patienten platziert. Die ambulante Vorstellung zur ICD-Abfrage erfolgte 4 Wochen, 3 Monate und 6 Monate nach der Implantation und dann im Intervall von 6 Monaten.

9 Monate nach der Implanation zeigte sich via Home Monitoring eine signifikante Reduktion des rechtsventrikulären intrinsischen Signals von initial >5 mV auf 2,3 mV, weiterhin stieg die automatisch gemessene rechtsventrikuläre Reizschwelle sprunghaft von 3,5 V/1,0 ms auf 7 V/1,0 ms (Abb. 2) an. Der Patient wurde in die Ambulanz einbestellt, wo sich die veränderten Daten von rechtsventrikulärer Reizschwelle und rechtsventrikulärem Signal bestätigten. Im rechtsventrikulären Angiogramm wurde die Diagnose einer Perforation der ICD-Elektrode in den Perikardbeutel gestellt (Abb. 3). Die Elektrode wurde unter transösophagealer echokardiographischer Kontrolle komplikationslos replatziert. In Abfragen des ICD regulär und via Home Monitoring war der weitere Verlauf des Patienten in einem Zeitraum von 3,5 Jahren unkompliziert.

Zusammenfassend konnten die durch die chronische Perforation veränderten Daten für Sensing und Reizschwelle der rechtsventrikulären Elektrode via Home Monitoring zeitnah nach ihrem Auftreten erfasst werden. So konnte eine rasche operative Revision des durch diese seltene Komplikation kurzfristig funktionsuntüchtigen und für den Patienten gefährdenden Systems erfolgen.

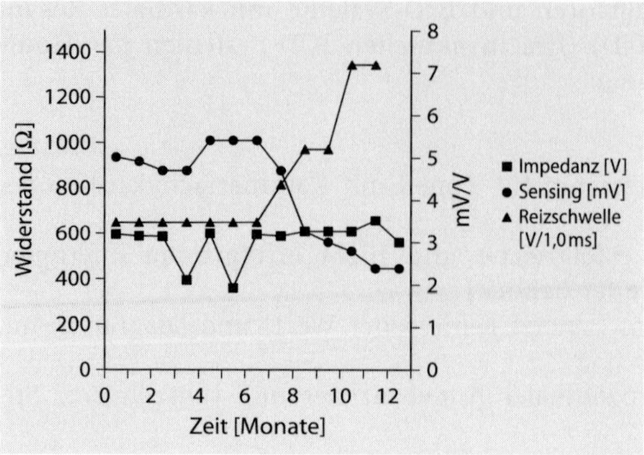

Abb. 2. Signifikanter Anstieg der Reizschwelle und Abfall des intrinsischen Signals durch die rechtsventrikuläre ICD-Elektrode eines Patienten 9 Monate nach Implantation (Schrittmacherimpedanz unverändert), grafische Darstellung der kontinuierlich übertragenen Daten via Home Monitoring

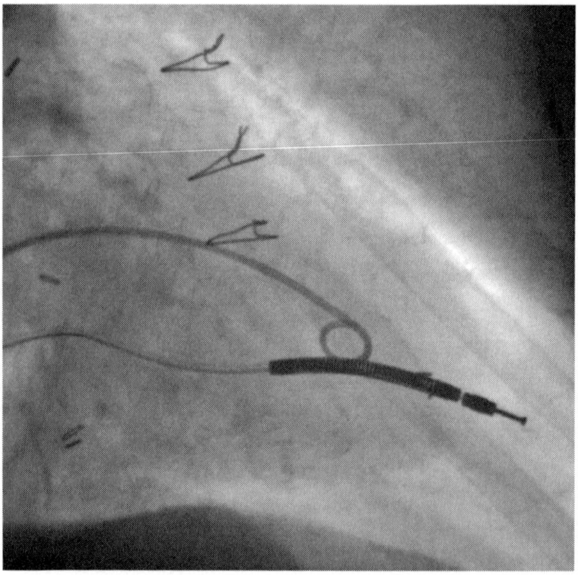

Abb. 3. Rechtsventrikuläres Angiogramm in rechts anteriorer schräger Darstellung, Perforation der rechtsventrikulären ICD-Elektrode in den Perikardbeutel

Klinische Studien

Bisher liegen nur Fallberichte zur Funktion des Home Monitoring bei Patienten mit Herzschrittmacher, CRT-, ICD- und CRT-D-Systemen vor [11]. Systematische Untersuchungen zur Sicherheit und Effektivität fehlen. Aktuell laufende Studien zu unterschiedlichen Fragestellungen des Home Monitoring sind in Tabelle 1 zusammengefasst.

Die **„Home-PAT"-Studie** untersucht den Einfluss des Home Monitoring auf die Belastung des Patienten mit 2-Kammer-Schrittmacher durch atriale Tachykardien und Vorhofflimmern. Hypothese dieser internationalen Multizenterstudie ist, dass die schnelle Diagnose und Therapie atrialer Tachyarrhythmien deren Inzidenz und Dauer signifikant reduziert.

Die **„Home-care"-Studie** prüft den Einfluss des Home Monitoring auf die Morbidität und die Mortalität von CRT-Patienten. Hypothese dieser Multizenterstudie ist, dass Home Monitoring die frühe Erkennung der Änderung von Parametern – wie Herzfrequenz, Aktivitätslevel und Auftreten von Vorhofflimmern und ventrikulären Tachyarrhythmien – ermöglicht und damit Morbidität und Mortalität günstig beeinflusst werden.

In der **Reformstudie** werden das Intervall der ambulanten Aggregatkontrolle von Patienten nach primärprophylaktischer ICD-Implantation auf 12 Monate erweitert und die Sicherheit und Effektivität des Home Monitoring unter diesen erweiterten Kontrollintervallen überprüft.

Die **„RIONI"-Studie** wird die aktuell erstmalig via Home Monitoring übertragbaren Speicherelektrogramme bei Patienten mit ICD- und CRT-D-Aggregat evaluieren. Diese Studie wird im Jahr 2005 gestartet.

Tabelle 1. Laufende klinischen Studien zum Home Monitoring

Schrittmachertherapie	„Home-PAT"-Studie	Reaktion auf AF/AT-Episoden (Ziel: Reduktion des „AF-Burden")
CRT-Therapie	„Home-care"-Studie	Prädiktoren von Hospitalisierung und Tod (Herzfrequenz, Aktivitätslevel, VT/VF/AF)
ICD-Therapie	Reformstudie	Prolongation der ambulaten ICD-Kontrollen (MADIT-II-Patienten, Kontrollintervall: 12 Monate)
	„RIONI"-Studie	Evaluation von Speicherelektrogramm via Home Monitoring

AF Vofhofflimmern, *AT* atriale Tachykardie, *VT* Kammertachykardie, *VF* Kammerflimmern

Transtelemetrische Übertragung von Speicherelektrogrammen

Die Verfügbarkeit endokardialer Speicherelektrogramme ist für die korrekte Differenzialdiagnose stattgehabter adäquater und inadäquater ICD-Therapien essenziell [3–5, 10]. Aufgrund technischer Probleme waren Speicherelektrogramme bisher nicht via Home Monitoring übertragbar, was eine wesentliche Limitation dieser Methode darstellte. Wesentliche technische Probleme bestanden in der begrenzten Menge übertragbarer Daten und der hohen Batteriebelastung. Aktuell stehen erstmalig komprimierte, virtuelle Speicherelektrogramme via Home Monitoring zur Verfügung. In Abb. 4a ist ein per Home Monitoring transtelemetrisch übertragenes Elektrogramm dargestellt, das trotz der Kompression und der kurzen Aufzeichungszeit im Vergleich zum regulären Speicherelektrogramm (Abb. 4b, c) die Diagnose einer hochfrequenten ventrikulären Tachyarrhythmie erlaubt. In der „RIONI"-Studie wird die erstmalige Evaluation dieser Elektrogramme erfolgen.

Schlussfolgerungen

Home Monitoring verspricht bei Patienten mit implantiertem Defibrillator und kardialer Resynchronisationstherapie durch die frühzeitige Diagnose von ventrikulären und supraventrikulären Tachykardien, Systemdefekten und einer Progredienz der Herzinsuffizienz (CRT) eine Reduktion von Morbidität und Rehospitalisierung. Insbesondere bei Patienten mit unkompliziertem Verlauf und Patienten mit beginnender Batterieerschöpfung ist eine Reduktion ambulanter Kontrollen zu erwarten. Die Ergänzung des Home Monitoring durch Speicherelektrogramme könnte den Nutzen der Technik signifikant erweitern.

Abb. 4. a Via Home Monitoring übertragenes, komprimiertes und virtuelles Speicherelektrogramm eines ICD vor Abgabe eines Schocks, Aufzeichnungszeit über 7 s vor erfülltem Detektionskriterium: zunächst reguläre rechtsventrikuläre Stimulation mit Zykluslänge um 550 ms, dann Änderung der Morphologie und Frequenz im Sinn einer hochfrequenten ventrikulären Tachyarrhythmie, **b** reguläres Speicherelektrogramm der gleichen ICD-Episode, erneut Aufzeichnungszeit 7 s vor erfülltem Detektionskriterium: Bestätigung der Diagnose eines stimulierten Kammerrhythmus mit spontanem Auftreten einer hochfrequenten Tachyarrhythmie der Herzkammer, **c** reguläres Speicherelektrogramm der gleichen ICD-Episode mit Aufzeichnungszeit von 30 s: Bestätigung der Diagnose eines stimulierten Kammerrhythmus, dann Auftreten einer hochfrequenten Tachyarrhythmie der Herzkammer, Termination durch Schock 12 s nach Detektion. *PS* Marker einer stimulierten Aktion; *VS* Marker einer wahrgenommenen Kammeraktion; *VT* Marker einer höherfrequenten Kammeraktion im Detektionsfenster für Kammertachykardie; *VF* Marker einer hochfrequenten Kammeraktion im Detektionsfenster für Kammerflimmern

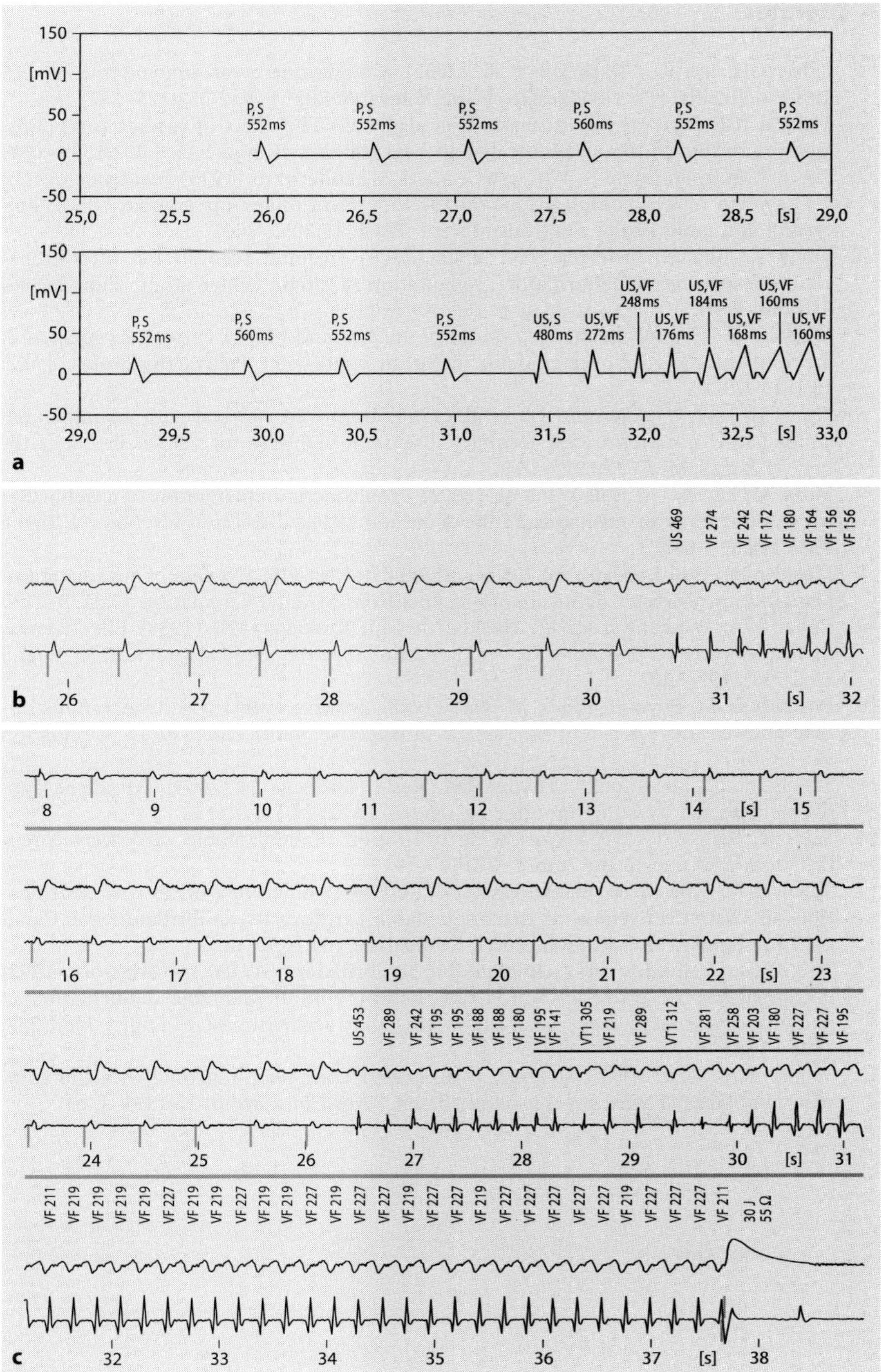
a
b
c
[mV]
[s]
P,S 552ms
P,S 560ms
US,S 480ms
US,VF 272ms
US,VF 248ms
US,VF 184ms
US,VF 160ms
US,VF 176ms
US,VF 168ms
US,VF 160ms
US 469
VF 274
VF 242
VF 172
VF 180
VF 164
VF 156
VF 156
US 453
VF 289
VF 242
VF 195
VF 195
VF 188
VF 188
VF 180
VF 195
VF 141
VT1 305
VF 219
VF 289
VT1 312
VF 281
VF 258
VF 203
VF 180
VF 227
VF 227
VF 195
VF 211
VF 219
VF 227
30 J
55 Ω

Literatur

1. Bardy GH, Lee KL, Mark DB et al. (2005) Amiodarone or an implantable cardioverter-defibrillator for congestive heart failure. N Engl J Med 352:225–237
2. Cleland JGF, Daubert JC, Erdmann E et al. (2005) The effect of cardiac resynchronization on morbidity and mortality in heart failure. N Engl J Med 352:1539–1549
3. Korte T, Jung W, Spehl S, Wolpert C, Manz M, Lüderitz B (1995) Incidence of ICD lead system related complications during long-term follow-up: comparison of epicardial and endocardial electrode system. PACE 18:2053–2061
4. Korte T, Jung W, Ostermann G et al. (2000) Hospital readmission after transvenous cardioverter/defibrillator implantation: a single center study. Eur Heart J 21:1186–1196
5. Lüderitz B, Jung W, Deister A, Marneros A, Manz M (1993) Patient acceptance of the implantable cardioverter defibrillator in ventricular tachyarrhythmias. PACE 16:1815–1821
6. Moss AJ, Hall WJ, Cannom DS et al. (1996) Improved survival with an implanted defibrillator in patients with coronary disease at high risk for ventricular arrhythmia. N Engl J Med 335:1933–1940
7. Moss AJ, Zareba W, Hall WJ et al. (2002) Prophylactic implantation of a defibrillator in patients with myocardial infarction and reduced ejection fraction. N Engl J Med 346:877–838
8. Mushlin AI, Hall J, Zwanziger J et al. (1998) The cost-effectiveness of automatic implantable cardioverter defibrillators: results from MADIT. Circulation 97:2129–2135
9. Roper WL, Winkenwerder W, Hackbarth GM, Krakauer MD (1988) Effectiveness in health care: an initiative to evaluate and improve medical practice. N Engl J Med 319:1197–1202
10. Rosenqvist M, Beyer T, Block M et al. (1998) Adverse events with transvenous implantable cardioverter-defibrillators: a prospective multicenter study. Circulation 98:663–670
11. Scholten MF, Thornton S, Theuns DA, Res J, Jordaens LJ (2004) Twiddler's syndrome detected by home monitoring device. PACE 27:1151–1152
12. Seidl K, Senges J (2003) Worldwide utilization of implantable cardioverter/defibrillators now and in the future. CEPR 7:5–13
13. Sheldon R, O'Brien BJ, Blackhouse G et al. (2001) Effect of clinical risk stratification on cost-effectiveness of the implantable cardioverter-defibrillator: the Canadian implantable defibrillator study. Circulation 104:1622–1626
14. The Antiarrhythmics versus Implantable Defibrillators (AVID) Investigators (1997) A comparison of antiarrhythmic-drug therapy with implantable defibrillators in patients resuscitated from near-fatal ventricular arrhythmias. N Engl J Med 337: 1576– 1583
15. Winkle RA, Mead RH, Ruder MA et al. (1989) Long-term-outcome with the automatic implantable cardioverter-defibrillator. J Am Coll Cardiol 13:1353–1361

Vorhofflimmern – Vorhofflattern

Konservative und interventionelle Therapie

T. Lewalter, L. Lickfett, A. Yang, B. Lüderitz

Zusammenfassung. Die aktuelle Therapie des *Vorhofflimmerns* erfordert eine grundlegende strategische Entscheidung: entweder persistierendes Vorhofflimmern zu akzeptieren („Frequenzkontrolle") oder aber, so weit möglich, Sinusrhythmus herzustellen und zu erhalten („Rhythmuskontrolle"). Zur Stabilisierung des Sinusrhythmus nach Kardioversion oder bei paroxysmalem Vorhofflimmern empfiehlt sich in erster Linie ein nach Maßgabe der kardialen Grunderkrankung dimensionierter Versuch der antiarrhythmischen Arzneimitteltherapie. Bei medikamentöser Therapieresistenz kommt individuell die Anwendung alternativer invasiver Behandlungsstrategien in Frage. Neben der präventiven Schrittmachertherapie sowie der pharmakologischen und ablativen Hybridtherapie stehen kathetergestützte Ablationstechniken mit linearen atrialen Läsionen oder Isolation von Pulmonalvenenarealen bei fokal induziertem Vorhofflimmern zur Verfügung. Diese interventionellen Verfahren sollten aufgrund ihrer begrenzten Effektivität und möglicher Komplikationen dem symptomatischen Patienten mit hohem Leidensdruck vorbehalten bleiben. Typisches rechtsatriales *Vorhofflattern* sollte bei persistierendem oder rekurrierendem Auftreten rasch einer Katheterablation des kavotrikuspidalen Isthmus zugeführt werden. Mit dieser komplikationsarmen und auch im Langzeitverlauf effektiven Therapie können nicht nur die Lebensqualität, sondern auch die ungünstigen hämodynamischen Folgen des Vorhofflatterns vermieden werden.

Vorhofflimmern und Vorhofflattern stellen aufgrund ihrer zunehmenden Häufigkeit, der assoziierten Schlaganfallgefährdung (etwa 25% aller ischämischen Schlaganfälle sind vorhofflimmernbedingt), der hämodynamischen Folgen sowie der z. T. ausgeprägten Begleitsymptomatik eine besondere therapeutische Herausforderung dar. Die Prävalenz des Vorhofflimmerns wird auf etwa 0,4% der Gesamtbevölkerung geschätzt; pro Altersdekade kann von einer Prävalenzzunahme von etwa 1% ausgegangen werden, sodass bei den über 80-Jährigen in 6–8% Vorhofflimmern vorliegt [1]. Die vorliegenden unterschiedlichen Klassifikationen des Vorhofflimmerns beziehen sich auf pathophysiologische, ätiologische und klinische Aspekte. Von praktischer Bedeutung und allgemein akzeptiert ist die Unterteilung in paroxysmales (selbstterminierend, meist kürzer als 7 Tage), persistierendes (terminiert nur nach medikamentöser oder elektrischer Kardioversion; meist länger als 7 Tage) oder permanentes Vorhofflimmern (anhaltendes Vorhofflimmern, das entweder nicht mit Kardioversion beendet werden kann oder bei dem keine Kardioversion versucht wurde) [1]. Vor der Einleitung einer spezifischen Behandlung muss nach einer kausalen oder zumindest begünstigenden kardialen sowie extrakardialen Grunderkrankung gefahndet werden (z. B. Hyperthyreose, hypertensive Herzerkrankung). Vorhofflimmern ohne zugrund liegende kardiale oder extrakardiale Erkrankung („lone atrial fibrillation“) findet sich in etwa 12–30% aller Vorhofflimmerpatienten.

Elektrophysiologische Grundlagen

Vorhofflimmern. Über die elektrophysiologischen Vorgänge wurden über viele Jahre 2 gegensätzliche Theorien vertreten: So beobachtete Garrey 1924, dass nach der Entfernung von Vorhofteilen Vorhofflimmern terminierte, und folgerte daraus, dass eine kritische Myokardmasse für die Ausbreitung einer mutmaßlich kontinuierlichen Erregungsfront zwingend erforderlich ist. Andere Autoren dagegen, wie bereits 1895 Engelmann und später Scherf, favorisierten eine hochfrequente fokale Impulsbildung als entscheidendes pathogenetisches Moment. Moe u. Abildskov [12] stellten aufgrund theoretischer Überlegungen das Konzept der multiplen Kreiserregungswellen („multiple wavelet reentry“) als elektrophysiologische Basis von Vorhofflimmern auf. Mittels hoch auflösender Registriertechnik gelang es Wijfels et al. [34], diese Theorie am Vorhofpräparat nachzuweisen. Sofern es einmal zu einem Auftreten von Vorhofflimmern gekommen ist, setzen Prozesse wie das so genannte „elektrische Remodeling“ ein, die eine Stabilisierung – oder klinisch gesprochen – eine Chronifizierung dieser Arrhythmie fördern. Neben diesen Mechanismen der Vorhofflimmerunterhaltung sind die Kenntnisse auf dem Gebiet der Vorhofflimmerinduktion immens gewachsen, was zu einer Annäherung der gegensätzlichen Positionen von Kreiserregung und fokaler Aktivität geführt hat: Haissaguerre et al. [5] beschrieben die Induktion von Vorhofflimmern durch repetitive fokale atriale Salven mit Ursprung in einer oder mehreren Pulmonalvenen. Diese als „fokales“ Vorhofflimmern beschriebene Form ist, oftmals anders als ursprünglich vermutet, nicht eine Sonderform des Vorhofflimmerns mit einem kontinuierlich aktiven Fokus, sondern lediglich die Triggerarrhythmie für das Auftreten der bekannten multiplen Vorhofkreiserregungen.

Vorhofflattern

Elektrophysiologische Grundlage des rechtsatrialen typischen Vorhofflatterns ist ein stabiles „Makro-Reentry“, dessen Ablauf von anatomischen und funktionellen Barrieren (u. a. Anulus fibrosus der Trikuspidalklappe, obere und untere Hohlvene, Crista terminalis und Eustach-Klappe) bestimmt wird. Für die interventionelle Therapie entscheidend ist, dass typisches Vorhofflattern regelhaft durch ein Areal zwischen inferiorem Trikuspidalklappenring und V. cava inferior bzw. Eustach-Klappe, dem so genannten kavotrikuspidalen Isthmus hindurchzieht. Hier besteht die Möglichkeit, mittels Katheterablation durch die Verbindung der vorbestehenden „physiologischen" Leitungsblockaden eine Unterbrechung dieser Kreiserregung zu erreichen.

„Medikamenteninduziertes" Vorhofflattern. Obwohl Vorhofflimmern und -flattern unterschiedliche Arrhythmien darstellen, sind spontane Übergänge häufig. Ein Übergang von Vorhofflimmern in Vorhofflattern kann darüber hinaus bei etwa 10–15% der Patienten mit Vorhofflimmern und einer antiarrhythmischen Medikation (u.a. Propafenon, Flecainid, Sotalol sowie Amiodaron) beobachtet werden (so genanntes medikamenteninduziertes Vorhofflattern). Als Mechanismus ist neben der Verhinderung von Vorhofflimmern im linken Vorhof über die klassischen Effekte der Antiarrhythmikawirkung wie Refraktärzeitverlängerung bzw. Herabsetzung der intraatrialen Leitungsgeschwindigkeit auch die Beeinflussung rechtsatrialer Leitungscharakteristika von Bedeutung. So spielt die Induktion funktioneller Leitungsblockaden wie z.B. in transversaler Richtung im Bereich der Crista terminalis oder auch in der Region des Sinus venosus eine wesentliche Rolle bei der medikamenteninduzierten Konversion von Vorhofflimmern in Vorhofflattern [29].

Therapie des Vorhofflimmerns

Falls nach Ausschluss oder adäquater Behandlung eines Grundleidens die Vorhofflimmer- oder Vorhofflatterarrhythmie in permanenter oder rezidivierender Form persistiert, kann eine spezifische Therapie erforderlich werden [9].

Rhythmus- oder Frequenzkontrolle

Bei der Therapie des Vorhofflimmerns unterscheidet man 2 unterschiedliche Behandlungsstrategien:

- die Frequenzkontrolle mit Kontrolle der Kammerfrequenz im Rahmen der Vorhofflimmerarrhythmie (ohne Versuch der Kardioversion oder der Rezidivprophylaxe)
- die Rhythmuskontrolle als die Anwendung Sinusrhythmus herstellender oder erhaltender Maßnahmen bei paroxysmalem oder persistierendem Vorhofflimmern

Die Entscheidung, welcher Strategie gefolgt wird, muss bei jedem Patienten individuell getroffen werden und basiert im Wesentlichen auf 2 Determinanten: zum einen der Wahrscheinlichkeit, den Sinusrhythmus z. B. nach Kardioversion zumindest mittelfristig stabilisieren zu können, und zum anderen der Schwere der Symptomatik bzw. der hämodynamischen Beeinträchtigung. Insbesondere die Wahrscheinlichkeit, Sinusrhythmus zu erhalten, ist keine klar definierbare Größe, sondern die Integration zahlreicher Parameter wie u. a. die Länge der Vorhofflimmeranamnese, die Geschwindigkeit der Zunahme an Vorhofflimmern (Länge und/oder Episodenzahl), Art und Schwere der kardialen Grunderkrankung, v. a. das Ausmaß der linksventrikulären Funktionsstörung, Anzahl bislang ineffizienter Antiarrhythmika, die Häufigkeit von Kardioversionen, das Patientenalter sowie elektrokardiographische (u. a. Breite und Morphologie der P-Welle) und echokardiographische Parameter (u. a. Vorhofgröße, Flussgeschwindigkeit im linksatrialen Vorhofohr). Da in keiner vergleichenden Studie (Rhythmus- vs. Frequenzkontrolle) – u. a. AFFIRM [17] – ein wesentlicher Vorteil, insbesondere Überlebensvorteil, von Sinusrhythmus erhaltend behandelten Patienten nachweisbar war, empfehlen wir, Patienten mit keiner oder nur geringer Symptomatik ohne hämodynamische Beeinträchtigung durch das Vorhofflimmern oder Patienten mit nur geringer Wahrscheinlichkeit eines Sinusrhythmuserhalte vorzugsweise einer reinen „Frequenzkontrolle" zuzuführen. Eine „Rhythmuskontrolle", d. h. Kardioversion oder Sinusrhythmus erhaltende Therapie sollte u. E. immer dann angestrebt werden, wenn eine deutliche, den Patienten belastende, mit dem Vorhofflimmer korrelierte Symptomatik oder eine hohe Wahrscheinlichkeit für einen zumindest mittelfristigen Sinusrhythmuserhalt vorliegen. Eine diesbezüglich „richtige" Entscheidung kann nur auf individueller Basis getroffen werden. Hervorzuheben ist, dass bei beiden Therapiestrategien die Durchführung einer adäquaten Antikoagulation, meist mit Vitamin-K-Antagonisten, von entscheidender Bedeutung ist.

Frequenzkontrolle

Bei permanentem Vorhofflimmern können 4 klinische Konstellationen unterschieden werden. Zum einen kann spontan ein *normofrequentes Kammerfrequenzspektrum* vorliegen; hier ist, sofern auch eine adäquate Belastungsfrequenz nachweisbar ist, bis auf die Antikoagulation keine weitere Intervention erforderlich. Die Behandlung der *Bradyarrhythmia absoluta bei Vorhofflimmern* ist die Domäne der Schrittmachertherapie im ventrikulären 1-Kammer-Modus. Von besonderer Bedeutung ist hierbei die Verfügbarkeit einer frequenzadaptiven Stimulation zur Therapie der oftmals begleitend vorliegenden chronotropen Inkompetenz. Bei *tachyarrhythmischem Vorhofflimmern* wird eine Pseudoregularisierung der Kammerfrequenz (Zielfrequenz in Ruhe: 60–85 Schläge/min) sowohl in der Akut- als auch in der Dauertherapie durch den alleinigen oder kombinierten Einsatz von β-Blockern, Kalziumantagonisten vom Verapamil- oder Diltiazem-Typ sowie Digitalisglykosiden erzielt (Tabelle 1). Bei Patienten mit erhaltener linksventrikulärer Pumpfunktion hat sich neben den kardioselektiven β-Re-

Tabelle 1. Pharmaka zur medikamentösen Senkung der Kammerfrequenz bei tachyarrhythmischem Vorhofflimmern

	Akut (i.v.)	Chronisch (oral)
Verapamil	5–10 mg i.v.	3-mal 80–120 mg täglich peroral
Diltiazem	0,3 mg/kg KG i.v.	3-mal 60 mg/2-mal 90–120 mg peroral
Digoxin	i.v. Schnellsättigung	0,1–0,3 mg täglich peroral
Metoprolol	5–10 mg i.v.	100–200 mg täglich peroral
Atenolol	2,5–0,15 mg/kg KG i.v.	25–100 mg täglich peroral 40–240 mg täglich peroral
Amiodaron	5 mg/Kg KG i.v. (bis 450 mg)	100–400 mg täglich peroral

zeptoren-Blockern insbesondere die Kombination von Digitalis mit Verapamil bewährt. Bei Patienten mit Herzinsuffizienz auf dem Boden einer reduzierten linksventrikulären Pumpfunktion sollte zur Frequenzkontrolle primär auf Digitalisglykoside und auch auf *β*-Blocker in den bei der Herzinsuffizientherapie üblichen Dosen zurückgegriffen werden. Hiermit kann meist eine ausreichende Senkung der Ruheherzfrequenz erzielt werden. Bei unzureichender Senkung des Herzfrequenzanstiegs unter Belastung insbesondere bei alleiniger Digitalistherapie kann der Versuch einer alternativen oder zusätzlichen Amiodaronbehandlung unternommen werden. Falls mit medikamentösen Maßnahmen keine klinisch ausreichende Reduktion der AV-nodalen Leitungskapazität mit Normalisierung des Kammerfrequenzprofils erzielbar ist, steht mit der transvenösen Hochfrequenzstromablation des AV-Knotens ein alternatives Verfahren zur Verfügung. Die Induktion eines kompletten AV-Blocks mit konsekutiver antibradykarder Schrittmacherstimulation führt bei den meisten Patienten mit ausgeprägter Ausgangssymptomatik zu einer signifikanten Besserung der Symptome, Belastbarkeit und Lebensqualität, ohne dass dafür eine Übersterblichkeit in Kauf genommen werden muss [20].

Die Therapie des so genannten *Tachykardie-Bradykardie-Syndroms* mit Vorhofflimmern ist durch den kombinierten Einsatz der genannten Maßnahmen gekennzeichnet.

Rhythmuskontrolle

Medikamentöse Therapie

Zur Rezidivprophylaxe bei paroxysmalem oder persistierendem Vorhofflimmern nach Kardioversion erfolgt primär eine medikamentöse Therapie unter Einsatz von *β*-Blockern, Klasse-I- und -III-Antiarrhythmika. Unsere klinische Praxis entspricht dem in Tabelle 2 angeführten Vorgehen [1, 9]. Unter diesem die Grunderkrankung beachtenden Prozedere ist damit zu

Tabelle 2. Medikamentöse Therapie zur Rezidivprophylaxe von Vorhofflimmern

AF ohne strukturelle Herzerkrankung	KHK	Arterielle Hypertonie (ohne ausgeprägte LV-Hypertrophie)	LV-Dysfunktion oder LV-Hypertrophie
1. Wahl			
IC-AA (Flecainid, Propafenon) oder β-Blocker	β-Blocker	IC-AA (Flecainid, Propafenon) oder β-Blocker	Amiodaron
2. Wahl			
Amiodaron/Sotalol IA-AA	Amiodaron/Sotalol	Amiodaron/Sotalol IA-AA	(Dofetilide)

(*AA* Antiarrhythmika; *KHK* Koronare Herzerkrankung, *LV* linker Ventrikel; Dofetilide ist derzeit nicht in Deutschland handelsüblich, modifiziert nach ACC/AHA/ESC [1]

rechnen, dass 1 Jahr nach Kardioversion sich noch etwa 50–60% der Patienten im Sinusrhythmus befinden [15, 25]. Dem steht der Spontanverlauf mit einer Rate von lediglich 23% sinusrhythmischer Patienten ohne Antiarrhythmikatherapie gegenüber.

Als effektivste Substanz zur Sinusrhythmusstabilisierung gilt Amiodaron: In einer Untersuchung von Roy et al. [26] fand sich unter einer Behandlung mit Amiodaron lediglich bei 35% der Patienten nach einer mittleren Nachbeobachtung von 16 Monaten ein Vorhofflimmerrezidiv; in dem mit Sotalol oder Propafenon behandelten Kollektiv dagegen in 63% der Fälle. Eine breitere Anwendung von Amiodaron zur Rezidivprophylaxe wird jedoch durch die gelegentlichen, z.T. schwerwiegenden extrakardialen Nebenwirkungen, wie die Lungen- und Hepatotoxizität sowie Induktion einer Hyper- oder Hypothyreose, begrenzt. Kardiale Nebenwirkungen wie Proarrhythmien sind bei Amiodaron eine Rarität; unter der Einnahme von Sotalol dagegen wird in etwa 5% von einer relevanten Proarrhythmie berichtet [10, 30]. Diese dosisabhängigen proarrhythmischen Effekte beruhen überwiegend auf der Repolarisationsverlängerung und Verzögerung der Sinusknotenautomatie, was klinisch als QT-Verlängerung im Verbund mit Bradykardie und der Neigung zu Torsade-de-pointes-Tachykardien imponiert. Die Gefahr proarrhythmischer Effekte durch Sotalol kann durch engmaschige EKG-Kontrollen in der initialen Therapiephase sowie die Beachtung der Risikofaktoren für das Auftreten von arrhythmogenen QT-Verlängerungen, wie u.a. eine Niereninsuffizienz, Diuretikatherapie und Laxanziengebrauch mit Hypokaliämie oder auch weibliches Geschlecht, reduziert werden. Kühlkamp et al. [8] berichteten über eine statistisch signifikant reduzierte Vorhofflimmerrezidivrate nach Kardioversion von 48,7% in einer mit Metoprolol behandelten Patientengruppe gegenüber 59,9% unter Plazebogabe. Diese Daten sowie auch unsere eigene klinische Erfahrung sollten Anlass sein, vor dem Einsatz differenter Antiarrhythmika einen Versuch mit β-Rezeptoren-Blockern zur Rezidivprophylaxe bei Vorhofflimmern zu unternehmen. Dies gilt in besonderem Maß, falls sich anamnestische Hinweise für eine sympatho-adrenerge Vorhofflimmerinduktion, z. B. im Rahmen körperlicher Belastungen, ergeben.

Bei Patienten mit höhergradig reduzierter linksventrikulärer Pumpfunktion stellte bisher Amiodaron das einzige gebräuchliche Antiarrhythmikum dar, das in prospektiven Studien nicht zu einer Mortalitätszunahme führte und daher in dieser Situation Therapie der Wahl ist. In einer Subanalyse der DIAMOND-CHF („Danish investigations of arrhythmia and mortality on dofetilide in congestive heart failure")-Studie konnten unter der Gabe von Dofetilide bei Patienten mit Herzinsuffizienz und Vorhofflimmern eine gegenüber Plazebo günstigere Konversionsrate (22 von 190 Patienten im Sinusrhythmus nach 1 Monat gegenüber 3 von 201 Patienten mit Plazebo) sowie eine effektive Rezidivprophylaxe nachgewiesen werden [33]. Die Mortalität der Dofetilidepatienten unterschied sich nicht von der Plazebogruppe, obwohl insgesamt 25 Fälle von Torsade-de-pointes-Tachykardien – davon 2 mit letalem Ausgang – unter Dofetilide auftraten. Mit dieser Substanz könnte sich neben Amiodaron ein weiteres „sicheres" Antiarrhythmikum bei Patienten mit Herzinsuffizienz etablieren, wenn Vorkehrungen zur Vermeidung von Torsade-de-pointes-Tachykardien, insbesondere ein engmaschiges QT-Monitoring zu Therapiebeginn, eingehalten werden. Von den neueren Klasse-III-Substanzen, von denen noch keine in Deutschland handelsüblich sind, sind in anderen Ländern (z. B. USA) Ibutilide und Dofetilide bereits eingeführt.

Interventionelle Therapie des Vorhofflimmerns. Aufgrund der Zunahme an Patienten mit Vorhofflimmern ist der Kliniker auch mit einer wachsenden Zahl von symptomatischen, antiarrhythmikaresistenten Patienten konfrontiert. Die Indikationsstellung zu einem invasiven Therapieversuch ist eine Einzelfallentscheidung, bei der die Symptomatik, der Therapiewunsch des Patienten sowie die hämodynamischen Auswirkungen des Vorhofflimmerns kritisch gegen die Erfolgschancen sowie Komplikationsmöglichkeiten invasiver Therapieformen abgewogen werden müssen. Eine verringerte Mortalität durch eine interventionelle Therapie ist bisher nicht nachgewiesen worden; Hsu et al. [6] konnten jedoch zeigen, dass Patienten mit Vorhofflimmern und Herzinsuffizienz auf dem Boden einer reduzierten LV-Funktion signifikant in Bezug auf LV-Funktion, Symptomatik, Belastbarkeit und Lebensqualität von einer linksatrialen Vorhofflimmerablation gegenüber einer Kontrollgruppe mit medikamentöser Therapie profitierten.

Das Spektrum der interventionellen Therapie umfasst neben kardiochirurgischen Eingriffen, die eine elektrische Kompartimentierung der Vorhöfe vorsehen, die präventive Schrittmachertherapie, z. T. in Verbindung mit einer AV-Knoten-Ablation, die „Hybridtherapie" sowie kathetergestützte Ablationstechniken mit linearen atrialen Läsionen oder aber der elektrischen Isolation von muskulären Pulmonalvenenanteilen, sofern diese Ausgangspunkt von Vorhofflimmern sind. Im Folgenden werden die beiden klinisch wichtigsten Verfahren, die Ablationsbehandlung des antiarrhythmikainduzierten Vorhofflatterns und die linksatriale Ablation des Vorhofflimmerns, erläutert.

Pharmakologische und ablative Hybridtherapie des Vorhofflimmerns bei antiarrhythmikainduziertem Vorhofflattern. Der Einsatz von Antiarrhythmika zum Erhalt des Sinusrhythmus bei rekurrierendem Vorhofflimmern führt in etwa 10–20% der Patienten zu typischem Vorhofflattern. In diesem Fall eröffnet sich mit der Katheterablation des medikamenteninduzierten Vorhofflatterns und anschließender Fortführung der antiarrhythmischen Medikation eine neue Therapiealternative [11]. Diese Behandlungsstrategie wurde erstmals von Huang et al. [7] beschrieben und von ihnen als „pharmakologische und ablative Hybridtherapie des Vorhofflimmerns" bezeichnet. Entscheidende Voraussetzung für eine erfolgreiche Hybridtherapie ist allerdings, dass es sich bei dem Vorhofflattern um ein rechtsatriales Makroreentry unter Einbeziehung des kavotrikuspidalen Isthmus handelt. Die klinisch häufigste Erscheinungsform des isthmusabhängigen Vorhofflatterns („typisches Vorhofflattern") ist durch einen Erregungsablauf um den Trikuspidalklappenring „im Gegenuhrzeigersinn" (Blickrichtung von der Herzspitze auf die Klappenringebene) charakterisiert. Für einen derartigen Erregungsablauf sprechen negative, zykluslängenstabile Flatterwellen in den EKG-Ableitungen II, III und aVF mit der charakteristischen „Sägezahnmorphologie" sowie positive Flatterwellen in V1. In seltenen Fällen kommt es zu einem typischen isthmusabhängigen Vorhofflattern mit rechtsatrialem Erregungsablauf „im Uhrzeigersinn" mit positiven Flatterwellen in den inferioren Ableitungen.

Katheterablation von isthmusabhängigem Vorhofflattern. Der Nachweis oder Ausschluss der Isthmusabhängigkeit einer Flatterarrhythmie erfolgt in der elektrophysiologischen Untersuchung üblicherweise nach Platzierung eines multipolaren Katheters am Trikuspidalklappenring über die Analyse eines so genannten „Aktivierungsmapping" sowie mittels Stimulationsmanöver im kavotrikuspidalen Isthmus. Die transvenöse Katheterablation des Vorhofflatterns verbindet mittels linearer Läsionssetzung vorbestehende anatomische Leitungsbarrieren wie den septalen Trikuspidalklappenring, die V. cava inferior bzw. das Ostium des Koronarvenensinus oder die Eustach-Klappe mit dem Ziel einer bidirektionalen Leitungsblockierung im kavotrikuspidalen Isthmus. Eine derartige Leitungsblockade verhindert effektiv die Aufrechterhaltung oder das Wiederauftreten von isthmusabhängigem Vorhofflattern.

Effektivität der Hybrid-Therapie. Sie wird am Vorliegen eines stabilen Sinusrhythmus gemessen und in der Literatur mit einer weiten Spannbreite von 34–93% angegeben und ist im Überblick in Tabelle 3 dargestellt. Zusammenfassend kann festgehalten werden, dass die pharmakologische und ablative Hybridtherapie dann eine günstige Erfolgsquote aufweist, wenn es

Tabelle 3. Studien zur Effektivitiät der pharmakologischen und ablativen Hybridtherapie

	Studiendesign	Anzahl der analysierten Patienten	Nach-beobachtung	Anteil der Patienten mit AF-Rezidiv	Besserung in Häufigkeit, Dauer, Schweregrad der AF-Episoden und/oder Symptome
Huang et al. [7]	Prospektive, nichtkontrollierte Studie, Einschlusskriterien: AF-Pt mit durch Antiarrhythmika (Amiodaron, Flecainid, Propafenon, Chinidin, β-Blocker) induziertem AFl, $n=13$ (11 Pt mit typischem AFl und 2 Pt mit atypischem AFl)	**$n=9$ (Pt mit „counter-clockwise" isthmusabhängigem AFl)**	14,3 ±6,9 Monate	**11,1%**	
Schumacher et al. [28, 29]	Prospektive, kontrollierte Studie, $n=40$, Einschlusskriterien: Pt mit paroxysmalem AF, medikamentös behandelt mit Flecainid oder Propafenon	**Gruppe I $n=20$ (Pt mit antiarrhythmika-induziertem typischen AFl, Hybridtherapie)** Gruppe II $n=20$ (Kontrollgruppe: randomisierte Pt ohne AFl unter medikamentöser Therapie)	11 ± 4 Monate	**Gruppe I: 62,2%**	Häufigkeit der AF-Episoden nach der Ablation: **Gruppe I: 2,7 ± 3,6 Episoden/Jahr vs. 11,5 ± 5,0 Episoden/Jahr vor der Ablation** Gruppe II: 7,8 ± 9,2 Episoden/Jahr
Tai et al. [32]	Retrospektive nichtkontrollierte Studie Einschlusskriterien: AF-Pt mit durch Antiarrhythmika (Propafenon oder Amiodaron) induziertem AFl	**$n=15$**	12,3 ± 4,2 Monate	**7%**	

Tabelle 3. Studien zur Effektivitiät der pharmakologischen und ablativen Hybridtherapie (Fortsetzung)

	Studiendesign	Anzahl der analysierten Patienten	Nachbeobachtung	Anteil der Patienten mit AF-Rezidiv	Besserung in Häufigkeit, Dauer, Schweregrad der AF-Episoden und/oder Symptome
Reithmann et al. [24]	Prospektive, kontrollierte Studie, $n=92$, Einschlusskriterien: Patienten mit Isthmusablation von typischem AFl	Gruppe I $n=28$ (Pt mit AFl in der Anamnese) **Gruppe II $n=10$ (Pt mit paroxysmalem AF in der Anamnese und amiodaroninduziertem AFl, Hybridtherapie)** Gruppe II $n=54$ (Pt mit AFl und AF in der Anamnese)	8±3 Monate	Gruppe I: 25% **Gruppe II: 20%** Gruppe III: 76%	Anteil der Pt mit Besserung der AF-Symptome Gruppe I: 96% **Gruppe II: 90%** Gruppe III: 78%
Nabar et al. [13]	Retrospektive Studie, $n=82$ Einschlusskriterien: Pt mit Isthmusablation von typischem AFl mit/ohne AF	Gruppe I $n=29$ (Pt mit AFl) Gruppe II $n=22$ (Pt mit AFl und AF, AFl > AF) Gruppe III $n=15$ (Pt mit AFl und AF, AFl < AF) **Gruppe IV $n=16$ (AF-Pt mit Klasse-IC-Antiarrhythmikainduziertem AFl, Hybridtherapie)**	Gruppe I: 18±14 Monate Gruppe II: 20±14 Monate Gruppe III: 13±18 Monate Gruppe IV: 4±2 Monate	Gruppe I: 8% Gruppe II: 38% Gruppe III: 86% **Gruppe IV: 27%**	Besserung der AF-Episoden Gruppe I: 0% Gruppe II: 86% Gruppe III: 57% **Gruppe IV: 87%**

Tabelle 3 (Fortsetzung)

	Studiendesign	Anzahl der analysierten Patienten	Nachbeobachtung	Anteil der Patienten mit AF-Rezidiv	Besserung in Häufigkeit, Dauer, Schweregrad der AF-Episoden und/oder Symptome
Nabar et al. [14]	Retrospektive Studie, $n=24$ Einschlusskriterien: Persistierendes (n=15) oder paroxysmales (n=9) AF (ohne anamnestisches AFl) mit Isthmusablation von Klasse-IC-induziertem AFl.	**Gruppe I $n=13$ (Pt mit induziertem typischem AFl)** Gruppe II $n=8$ (Pt mit induziertem atypischem AFl) Gruppe III $n=3$ (Pt mit induziertem „Fibrilloflattern oder "coarse" AF)	13±6 Monate	**Gruppe I: 15,4%** Gruppe II: 100% Gruppe III: 100%	Reduktion der Häufigkeit der Episoden in Pt mit AF-Rezidiv **Gruppe I: 80%** Gruppe II: 50% Gruppe III: 0%
Stabile et al. [31]	Prospektive, kontrollierte Studie $n=108$ Einschlusskriterien: AF-Pt mit i.v. flecainidinduziertem AFl, Kontrollgruppe mit negativer Antwort auf i.v. Flecainid	Gruppe I $n=23$ (Pt nur mit medikamentöser Therapie) **Gruppe II $n=24$ (Pt mit Hybridtherapie)** Gruppe III $n=24$ (Pt nur mit Isthmusablation) Gruppe IV $n=37$ (Kontrollgruppe)	24±7 Monate	Anteil der AF und AFl-Rezidiv-freien Patienten 15 Monate nach der Ablation Gruppe I: 80% **Gruppe II: 42%** Gruppe III: 90% Gruppe IV: 92%	

(*Pt* Patienten, *AF* Vorhofflimmern, *AFl* Vorhofflattern, *n* Anzahl der Patienten, Hybridtherapie im Fettdruck)

sich um die Konversion in isthmusabhängiges Vorhofflattern und nicht um Mischbilder von Vorhofflimmern oder -flattern oder atypische, nicht isthmusabhängige Vorhofflatterarrhythmien handelt. Klasse-IC-Antiarrythmika wie Flecainid und Propafenon sowie Amiodaron waren die am häufigsten eingesetzten Substanzen im Rahmen einer Hybridtherapie. Im Vergleich von Hybridtherapie mit einer konventionellen medikamentösen Behandlung bei Patienten mit rekurrierendem Vorhofflimmern wiesen Personen im Hybridkonzept signifikant weniger symptomatische Vorhofflimmerrezidive auf [28]. Eine wichtige Limitation in der Gesamtbeurteilung der pharmakologischen und ablativen Hybridtherapie ist, dass Daten zur Mortalität (im Vergleich zur Frequenzkontrolle) und auch Effektivität des Sinusrhythmuserhalts im Langzeitverlauf bisher fehlen.

Um die Auswirkung der pharmakologischen und ablativen Hybridtherapie auf die Lebensqualität und die Symptomatologie derartig behandelter Patienten zu untersuchen, wurden in einer eigenen Erhebung am Universitätsklinikum Bonn 46 Patienten, die einer pharmakologischen und ablativen Hybridtherapie unterzogen worden waren, evaluiert: In einer mittleren Nachbeobachtungszeit von 22,4±11,6 Monaten kam es bei 63% zu einem symptomatischen Vorhofflimmerrezidiv. Die Häufigkeit und/oder Dauer der Episoden reduzierten sich jedoch in 82,6% der Patienten. Im Mittel nahm die Anzahl von 6,8±6,1 Episoden/Woche vor der Ablation auf 1,4±3,3 Episoden/Woche nach der Ablation ab. In der vorhofflimmerkorrelierten Symptomatik trat darüber hinaus in 65,8% der analysierten Patienten eine signifikante Besserung ein [2].

Katheterablation zur Behandlung von Vorhofflimmern. In der kathetergestützten Behandlung von Vorhofflimmern kann man zum jetzigen Zeitpunkt 2 Prinzipien unterscheiden: zum einen die Elimination des Vorhofflimmern auslösenden Triggers, die meist in der von Haissaguerre et al. [5] vorgeschlagenen Form einer Pulmonalvenendiskonnektion durchgeführt wird, und zum anderen die so genannte Substratmodifikation. Letztere kann u. a. mit der Methode nach Pappone et al. [21] erzielt werden, die eine Ablation des linken Vorhofs im Bereich der Pulmonalvenenmündung beinhaltet, oder aber mittels der Applikation linearer Läsionen, die zu einer Kompartmentierung der Vorhöfe und damit zu einer deutlich reduzierten Flimmerfähigkeit des Vorhofmyokards führt. Man muss hervorheben, dass Ablationskonzepte und verwendete Energiequellen starken Änderungen und Anpassungen unterliegen, sodass zum jetzigen Zeitpunkt nur für die ostiale Pulmonalvenendiskonnektion und die linksatriale Ablation nach Pappone et al. [21] ausreichende multizentrische Erfahrungen an größeren Patientenzahlen vorliegen.

Pulmonalvenenablation zur Therapie von fokalinduziertem Vorhofflimmern (nach Haissaguerre). In der klinischen Elektrophysiologie beschrieben Haissaguerre et al. [5], erstmals die fokale extrasystolische Induktion von Vorhofflimmern („fokal induziertes Vorhofflimmern"). Als führender anatomischer Ursprungsort konnten die Lungenvenen ausgemacht werden, in die sich mit hoher interindividueller Variabilität muskuläre Fasern vom linken Vorhof ausgehend erstreckten. Der extrasystolische Fokus fand sich daher z.T. mehrere Zentimeter von dem jeweiligen Pulmonalvenenostium entfernt. Das derzeitige Konzept der Pulmonalvenenablation erfordert zur Durchführung der linksatrialen Sondierung und des „Pulmonalvenenmappings" eine transseptale Punktion. Nach Identifikation der arrhythmogenen muskulären Venenanteile versucht man, durch ostiale, d.h. im Übergangsbereich von Pulmonalvene zu linkem Vorhof lokalisierte Hochfrequenzstromapplikationen, eine elektrische Isolation der distal in der Pulmonalvene gelegenen Muskelfasern zu erzielen, um durch ein Ausbleiben der Pulmonalvenenextrasystolen oder -salven Vorhofflimmerfreiheit zu erzielen (Abb. 1). Betrachtet man die derzeitige Datenlage bei einer sich noch perfektionierenden Ablationstechnik, ist bei etwa 50–70% der Patienten nach Pulmonalvenenablation Vorhofflimmerfreiheit ohne antiarrhythmische Medikation bei allerdings noch kurzen Nachbeobachtungszeiträumen erreichbar [3, 4]. Von den letztlich erfolgreich behandelten Patienten mussten sich bis zu 40% einer 2. Ablationssitzung unterziehen, in der sich neben Rezidiven der Pulmonalvenenfoci auch Vorhofflimmern induzierende Foci außer-

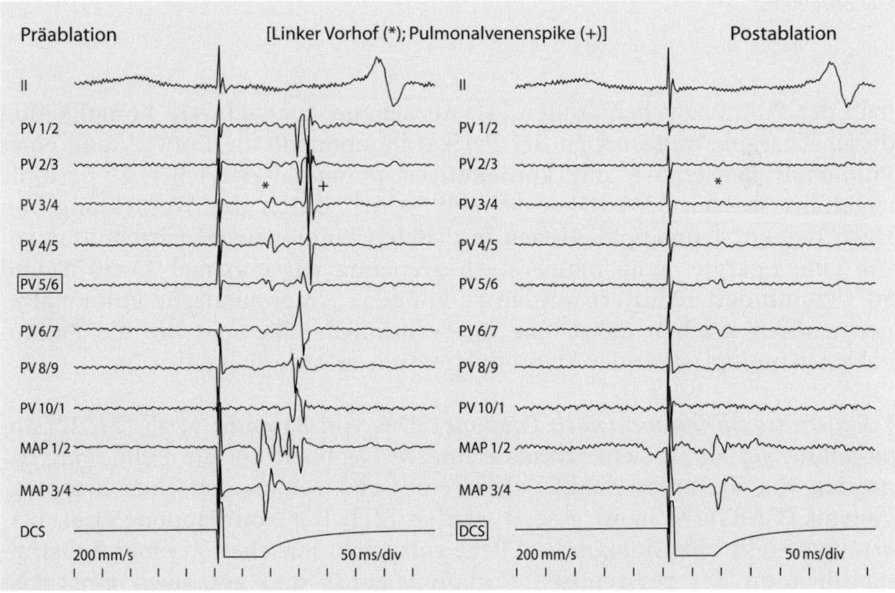

Abb. 1. Elektrogramm – Pulmonalvenendiskonnektion der linken oberen Pulmonalvene, unter festfrequenter Stimulation im distalen Koronarvenensinus (*DCS*) am Pulmonalvenenmappingkatheter (*PV*) 1 Fernfeldsignal des linken Vorhofs (*) sowie Pulmonalvenenspike (+), nach erfolgreicher Ablation komplettes Verschwinden des Pulmonalvenenspikes als Ausdruck der elektrischen Diskonnektion

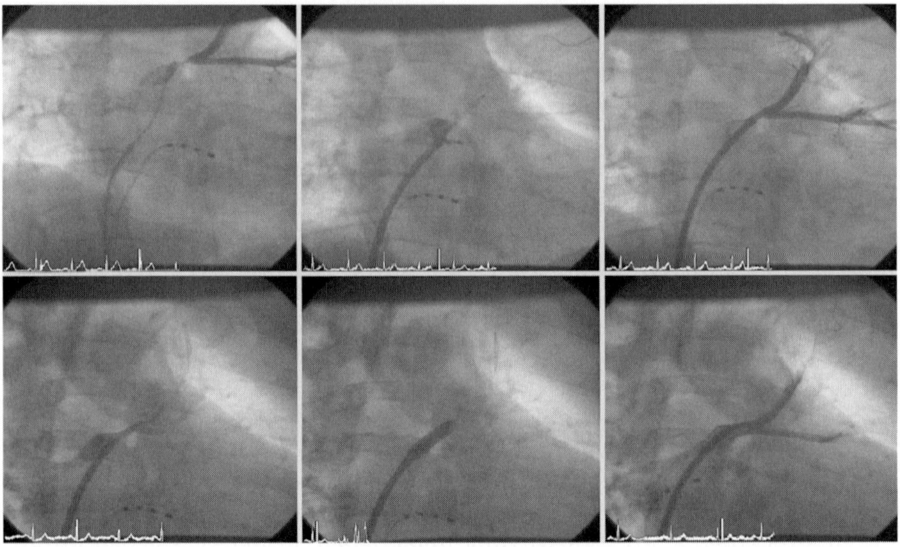

Abb. 2. Ballondilatation und Stentimplantation bei hochgradiger Stenose der linken oberen Pulmonalvene, nach transseptaler Punktion initiale Ballondilatation der vor der Bifurkation der linken oberen Pulmonalvene gelegenen Stenosierung, nachfolgend Implantation eines Omnilink-Stents (7,0 mm/18 mm) über 10 s mit $1{,}4182 \cdot 10^6$ Pa, im Stentsegment gutes angiographisches Primärergebnis

halb der Pulmonalvenen fanden [4]. Als seltene, aber schwere Komplikation dieser Therapie muss neben der Perikardtamponade die Entwicklung einer Pulmonalvenenstenose mit konsekutiver pulmonal-arterieller Hypertonie angeführt werden [35]. Diese scheint jedoch durch die Vermeidung von Hochfrequenzstromapplikationen in distalen Pulmonalvenenabschnitten sowie eine Energie- und Temperaturbegrenzung auf maximal 25–30 W und 50 °C zumindest reduziert werden zu können. Symptomatische Pulmonalvenenstenosen machen meist eine interventionelle Therapie wie die Pulmonalvenenangioplastie oder Stentimplantation erforderlich (Abb. 2).

Substratmodifikation (nach Pappone). Das von Pappone et al. [21, 22] angewandte Verfahren sieht zirkuläre lineare Läsionen um die Pulmonalvenenostien vor, die unter Zuhilfenahme eines elektronanatomischen Mappingsystems (CARTO-System) gesetzt werden [21]. Der von Pappone et al. [21] erzeugte elektrophysiologische Effekt entspricht am ehesten einer Substratmodifikation des perivenösen Vorhofmyokards und ggf. auch einer Leitungsverzögerung zwischen Vorhof und Pulmonalvene, wobei die Frage nach einer tatsächlichen Pulmonalvenenisolation oder aber einer „kompletten" linearen Läsion von ihnen nicht geklärt wurden. Die berichtete Erfolgsrate von 85% nach einem mittleren Nachbeobachtungszeitraum von 10 Monaten kann nicht von allen anderen Anwendern dieser Methode nachvollzogen werden [22]; in einem direkten Vergleich der Ablationsstrategie „Pulmonalvenendiskonnektion" gegenüber „Substratmodifikation nach Pappone" jedoch berichteten Oral et al. [18] günstigere Resultate mittels Substratmodifikation. Als eher seltene, aber typische Komplikation der linksatrialen Substratmodifikation muss die ösophagoatriale Fistelbildung erwähnt werden, die bereits von mehreren Arbeitsgruppen mit z.T. letalem Ausgang beschrieben worden ist [23, 27].

Entwicklungen und Perspektiven der Ablationsbehandlung. Die momentanen Fortentwicklungen in der Ablationsbehandlung zielen im Wesentlichen auf 2 Aspekte: zum einen die Sicherheit des Verfahrens zu erhöhen – insbesondere Vermeidung der Pulmonalvenenstenose und der atrioösophagealen Fistelbildung – und zum anderen die Erfolgsrate, d.h. den Anteil der behandelten Patienten mit Vorhofflimmerfreiheit ohne Antiarrhythmika, zu steigern. Die Erzielung eines höheren mittel- bis langfristigen Therapieerfolgs erfordert, die Rate an Rezidiven der atriovenösen Leitung als wichtige Ursache des klinischen Vorhofflimmerrezidivs zu reduzieren. Des Weiteren müssen bei höherem Substratfaktor des zu behandelnden Patienten (z.B. dilatierter linker Vorhof, intraatriale Leitungsstörung) auch das Flimmersubstrat, also neben der Pulmonalvene auch Teile des linken Vorhofs, mit in die Therapie einbezogen werden. Die Bemühungen, die Pulmonalvenenstenose zu vermeiden, haben dazu geführt, dass zum einen alternative Energiequellen wie z.B. die Kryoablation linksatrial evaluiert werden; des Weiteren wird versucht, eine elektrische Venendiskonnektion auf der atrialen Seite durchzuführen, um intravenöse Applikationen weitestgehend zu vermeiden.

Die bisherigen praktischen Erfahrungen und die oben angeführten strategischen Überlegungen haben zu neuen Ansätzen geführt, die von einer zunehmenden Integration und Mischung der Prinzipien der Triggerelimination und Substratmodifikation geprägt sind. Als Beispiel hierfür kann die jüngst von Ouyang et al. [19] vorgestellte Doppellassotechnik angeführt werden, die eine Isolation der Pulmonalvenen auf atrialer Seite beinhaltet, bei der die atriovenöse Übergangsregion mit in den elektrisch isolierten Bereich einbezogen wird.

Vorhofflattern – Behandlungsstrategie

Im Gegensatz zur linksatrialen Vorhofflimmerablation ist die Katheterablation des typischen rechtsatrialen Vorhofflatterns eine Prozedur mit hoher, über 95%iger akuter Erfolgsquote und niedrigem prozeduralem Risikoprofil. Die Rezidivquote innerhalb 1 Jahrs liegt bei etwa 5–8%. Im Vergleich zu einer medikamentösen Therapie, die im Wesentlichen in Analogie zur medikamentösen Vorhofflimmerbehandlung durchgeführt wird, können durch die Vorhofflatterablation die Rehospitalisierungsrate und die Rezdivquote signifikant gesenkt und die Lebensqualität erhöht werden [16]. Von daher kommt die Katheterablation des Vorhofflatterns auch als First-line-Therapie in Frage. In unserer klinischen Praxis empfehlen wir die Katheterablation des kavotrikuspidalen Isthmus bei Patienten mit dem ersten Vorhofflatterrezidiv; es sei denn, im Rahmen der ersten klinischen Episode ergeben sich Argumente für eine sofortige Ablationsbehandlung wie kardiale Dekompensation, 1:1-Überleitung des Vorhofflatterns oder mutmaßlich hohes Rezidivrisiko.

Literatur

1. ACC/AHA/ESC (2001) ACC/AHA/ESC guidelines for the management of patients with atrial fibrillation: Executive Summary. Circulation 104:2118–2150
2. Bielik H, Schrickel J, Shlevkov N et al. (2005) Pharmacological and ablative hybrid therapy of atrial fibrillation. Z Kardiol 94:564–569
3. Chen SA, Hsieh MH, Tai CT et al. (1999) Initiation of atrial fibrillation by ectopic beats originating from the pulmonary veins. Electrophysiological characteristics, pharmacological responses, and effects of radiofrequency ablation. Circulation 100:1879–1886
4. Deisenhofer I, Schneider MA, Bohlen-Knauf M et al. (2003) Circumferential mapping and electric isolation of pulmonary veins in patients with atrial fibrillation. Am J Cardiol 91(2):159–163
5. Haissaguerre M, Jais P, Shah D et al. (1998) Spontaneous initiation of atrial fibrillation by ectopic beats originating in the pulmonary veins. N Engl J Med 339: 659–666
6. Hsu LF, Jais P, Sanders P et al. (2004) Catheter ablation for atrial fibrillation in congestive heart failure. N Engl J Med 351:2437–2440
7. Huang DT, Monahah KM, Zimetbaum P et al. (1998) Hybrid pharmacological and ablative therapy: a novel and effective approach for the management of atrial fibrillation. J Cardiovasc Electrophysiol 9:462–469
8. Kühlkamp V, Schirdewan A, Stangl K et al. (2000) Use of metoprolol CR/XL to maintain sinus rhythm after conversion from persistent atrial fibrillation: a randomized, double-blind, placebo-controlled study. J Am Coll Cardiol 36:139–146
9. Lewalter Th, Lüderitz B (2000) Arzneimitteltherapie der Herzrhythmusstörungen. Internist 41:S22–S33
10. Lewalter Th, Schrickel J, Shlevkov N, Lüderitz B (2002) Kardiale Effekte von Amiodaron – Unter besonderer Berücksichtigung der QT-Verlängerung und des Torsade-de-pointes-Risikos. Dtsch Ärztebl 30:2040–2046
11. Lewalter T, Yang A, Schwab JO et al. (2003) Hybridtherapie des Vorhofflimmerns – eine neue therapeutische Alternative. Deutsches Ärzteblatt 100/36:C1821–1824
12. Moe G, Abildskov JA (1959) Atrial fibrillation as a self-sustaining arrhythmia independent of focal discharge. Am Heart J 58:59–70
13. Nabar A, Rodriguez LM, Timmermans C, Smeets JL, Wellens HJ (1999) Radiofrequency ablation of "class IC atrial flutter" in patients with resistant atrial fibrillation. Am J Cardiol 83:785–787
14. Nabar A, Rodriguez LM, Timmermans C, Mechelen R, Wellens HJJ (2001) Class IC antiarrhythmic drug induced atrial flutter: electrocardiographic and electrophysiological findings and their importance for long-term outcome after right atrial isthmus ablation. Heart 85:424–429

15. Naccarelli GV, Dorian P, Hohnloser SH, Coumel P (1996) Prospective comparison of flecainide versus quinidine for the treatment of paroxysmal atrial fibrillation/flutter. Am J Cardiol 77:53A–59A
16. Natale A, Newby KH, Pisano E et al. (2000) Prospective randomised comparison of antiarrhythmic therapy versus first-line radiofrequency ablation in patients with atrial flutter. J Am Coll Cardiol 35:1898–1904
17. NN (2002) The atrial fibrillation follow-up investigation of rhythm management. N Engl J Med 347:1825–1833
18. Oral H, Scharf C, Chugh A et al. (2003) Catheter ablation for paroxysmal atrial fibrillation: segmental pulmonary vein ostial ablation versus left atrial ablation. Circulation 108:2355–2360
19. Ouyang F, Bänsch D, Ernst S, Schaumann A, Hachiya H, Chen M, Chun J, Falk O, Antz M, Kuck KH (2004) Complete isolation of left atrium surrounding the pulmonary veins: new insights from the double-lasso technique in paroxysmal atrial fibrillation. Circulation 110:2090–2096
20. Ozcan C, Jahangir A, Friedman PA et al. (2001) Long-term survival after ablation of the atrioventricular node and implantation of a permanent pacemaker in patients with atrial fibrillation. N Engl J Med 344:1043–1051
21. Pappone C, Oreto G, Lamberti F et al. (1999) Catheter ablation of paroxysmal atrial fibrillation using a 3D mapping system. Circulation 100:1203–1208
22. Pappone C, Oreto G, Rosanio S et al. (2001) Atrial electroanatomical remodeling after circumferential radiofrequency pulmonary vein ablation: efficacy of an anatomic approach in a large cohort of patients with atrial fibrillation. Circulation 104:2539–2544
23. Pappone C, Oral H, Santinelli V et al. (2004) Atrio-esophageal fistula as a complication of percutaneous transcatheter ablation of atrial fibrillation. Circulation 109:2724–2726
24. Reithmann C, Hoffmann E, Spitzberger G et al. (2000) Catheter ablation of atrial flutter due to amiodarone therapy for paroxysmal atrial fibrillation. Eur Heart J 21:565–572
25. Riley RD, Pritchett ELC (1997) Pharmacologic management of atrial fibrillation. J Cardiovasc Electrophysiol 8:818–829
26. Roy D, Talajic M, Dorian P et al. (2000) Amiodarone to prevent recurrence of atrial fibrillation. N Engl J Med 342:913–920
27. Scanavacca MI, D'Avila A, Parga J, Sosa E (2004) Left atrial-esophageal fistula following radiofrequency catheter ablation fibrillation. J Cardiovasc Electrophysiol 15:960–962
28. Schumacher B, Jung W, Lewalter T, Vahlhaus C, Wolpert C, Lüderitz B (1999) Radiofrequency ablation of atrial flutter due to administration of class IC antiarrythmic drugs for atrial fibrillation. Am J Cardiol 83:710–713
29. Schumacher B, Jung W, Schmidt H et al. (1999) Transverse conduction capabilities of the crista terminalis in patients with atrial flutter and atrial fibrillation. J Am Coll Cardiol 34:363–373
30. Soyka LF, Wirtz C, Spangenberg B (1990) Clinical safety profile of sotalol in patients with arrhythmias. Am J Cardiol 65:74A–81A
31. Stabile G, Simone A, Turco P et al. (2001) Response to flecainide infusion predictors long-term success of hybrid pharmacologic and ablation therapy in patients with atrial fibrillation. J Am Coll Cardiol 37:1639–1644
32. Tai CT, Ching CE, Lee SH et al. (1999) Persistent atrial flutter in patients treated for atrial fibrillation with amiodarone and propafenone: electrophysiologic characteristics, radiofrequency catheter ablation, and risk prediction. J Cardiovasc Electrophysiol 10:1180–1187

33. Torp-Pedersen C, Möller M, Bloch-Thomsen PE et al. (1999) Dofetilide in patients with congestive heart failure and left ventricular dysfunction. N Engl J Med 341: 857–865
34. Wijfels MC, Kirchof CJ, Dorland R, Allessie MA (1995) Atrial fibrillation begets atrial fibrillation. A study in awake chronically instrumented goats. Circulation 92:1954–1968
35. Yu WC, Hsu TL, Cheng HC et al. (1999) Focal stenosis of pulmonary vein after application of radiofrequency energy in patients with paroxysmal atrial fibrillation. PACE 22:712

Neue Wege im 3D-Mapping

Integration von Aktivierung und Anatomie

M. Antz, S. Ernst, K.-H. Kuck

Zusammenfassung. Zur erfolgreichen Katheterablation von komplexen Herzrhythmusstörungen (z. B. ventrikuläre Tachykardien, atriale Makroreentrytachykardien, Vorhofflimmern) muss der Untersucher nicht nur die kardiale Aktivierung während der Arrhythmie verstehen, sondern auch die individuelle Herzanatomie des Patienten. Dreidimensionale Mappingsysteme in Kombination mit 3D-MRT (oder CT) erlauben die Integration der elektrischen Aktivierung und der Patientenanatomie in den Prozess der Katheterablation. Dies erleichtert dem Untersucher, das arrhythmogene Substrat zu lokalisieren, die beste Strategie festzulegen und die Ablation optimal durchzuführen. Die Integration von elektrischer Aktivierung und 3D-Anatomie ist somit mit verschiedenen Mappingsystemen möglich und bei komplizierter Arrhythmie oft auch notwendig, um diese zu verstehen und erfolgreich zu abladieren. Ob die Kenntnis der exakten individuellen Anatomie auch Komplikationen wie Perforationen und Schädigung von kardialen Strukturen durch Stromapplikationen an unerwünschten Orten (z. B. innerhalb der Pulmonalvene bei Vorhofflimmerablationen) vermeidet, ist wahrscheinlich, muss aber durch prospektive Untersuchungen noch belegt werden.

Um komplexe Herzrhythmusstörungen wie ventrikuläre Tachykardien, atriale Makroreentrytachykardien und Vorhofflimmern durch eine Katheterablation erfolgreich behandeln zu können, muss der Untersucher sowohl die kardiale Aktivierung während der Arrhythmie, als auch die individuelle Herzanatomie des Patienten erfassen. Noch vor wenigen Jahren beschränkte sich die Erfassung der kardialen Aktivierung auf Elektrogrammableitungen von multipolaren Elektrodenkathetern und die Bestimmung der Herzanatomie auf Informationen von der Röntgendurchleuchtung in Verbindung mit der Angiographie. Heute stehen 3D-Mapping-Systeme zur Verfügung, die es ermöglichen, die Herzhöhlen anatomisch dreidimensional darzustellen und gleichzeitig auf deren Oberfläche die kardiale Aktivierung farblich kodiert hervorzuheben. Die am häufigsten eingesetzten 3D-Mapping-Systeme sind CARTO und NavX/EnSite-Array.

Technische Aspekte

CARTO-System

Es erfasst die kardiale Aktivierung sequenziell und bildet diese farbkodiert auf der Herzhöhle ab. CARTO benutzt ein magnetisches Feld, um die Lokalisation und Orientierung eines speziellen Katheters (Navistar^{TM}) zu bestimmen: Ein Lokalisationsdreieck unterhalb des Untersuchungstisches enthält 3 Spulen, die ultraniedrige Magnetfelder (0,02–0,5 G) aussenden, deren Stärke mit der Distanz zur Spule abnimmt [3]. Der Navistar^{TM}-Katheter ist einem konventionellen steuerbaren 7-F-Ablationskatheter sehr ähnlich, besitzt aber proximal von seiner Spitzenelektrode einen Miniatursensor, der magnetische Felder wahrnehmen kann. Der Sensor misst die Stärke der magnetischen Felder und so den Abstand von jeder Spule. Dies erlaubt die Abbildung des Katheters im dreidimensionalen Raum, und zwar dessen Position (x-, y- und z-Koordinaten) sowie dessen Orientierung („roll, pitch und yaw"). Die anatomische Referenz für den Mappingkatheter ist ein Sensor, der auf den Rücken des Patienten geklebt wird, d.h. direkt unterhalb des Herzens und oberhalb des Mittelpunkts der 3 Magnetspulen. Die Katheterlokalisationen und intrakardialen Elektrogramme werden getriggert aufgezeichnet, d.h. zu einem vorgegebenen Zeitpunkt im Herzzyklus, der im Oberflächen-EKG oder einer intrakardialen Ableitung (meist vom Koronarvenensinuskatheter) festgelegt wird (zeitliche Referenz). Diese Daten werden mit einer Rate von 1 kHz aufgezeichnet, in Echtzeit rekonstruiert und in einem 3D-geometrischen Map dargestellt, dessen elektrophysiologische Informationen farblich abgebildet werden. Der Katheter wird vom Untersucher über das Endokard bewegt, und sequenziell wird die Lokalisation der Katheterspitze mit dem abgeleiteten lokalen Elektrogramm aufgezeichnet (so genannter Kontaktpunkt). Mappingpunkte werden erfasst, bis die gesamte Herzkammer gemappt ist. Viele Kontaktpunkte (hoch auflösendes Map) werden in besonders interessanten Regionen aufgezeichnet. Das angefertigte Map kann dann als statisches Aktivierungsmap (Abb. 1a), laufendes Aktivierungsmap (Abb. 1b) oder als Spannungsmap dargestellt werden, sodass der kritische Anteil einer Tachykardie identifiziert werden kann. Zur Ablation wird der Katheter an diese kritische Stelle navigiert, und zwar weitgehend unabhängig von Röntgendurchleuchtung.

Zusammenfassend akquiriert CARTO sequenziell Elektrogramme, wenn der Katheter Kontakt mit der Herzwand hat. Die kardiale Aktivierung oder Signalamplitude werden farbkodiert auf die Oberfläche der Herzhöhle projiziert und erleichtern so die Ablation.

NavX und EnSite-Array

Im Unterschied zu CARTO appliziert **NavX** über 3 Hautelektrodenpaare ein 5,64-MHz-Lokalisationssignal durch den Brustkorb des Patienten, und zwar in 3 orthogonalen Richtungen (antero-posterior, lateral-lateral, kranio-kau-

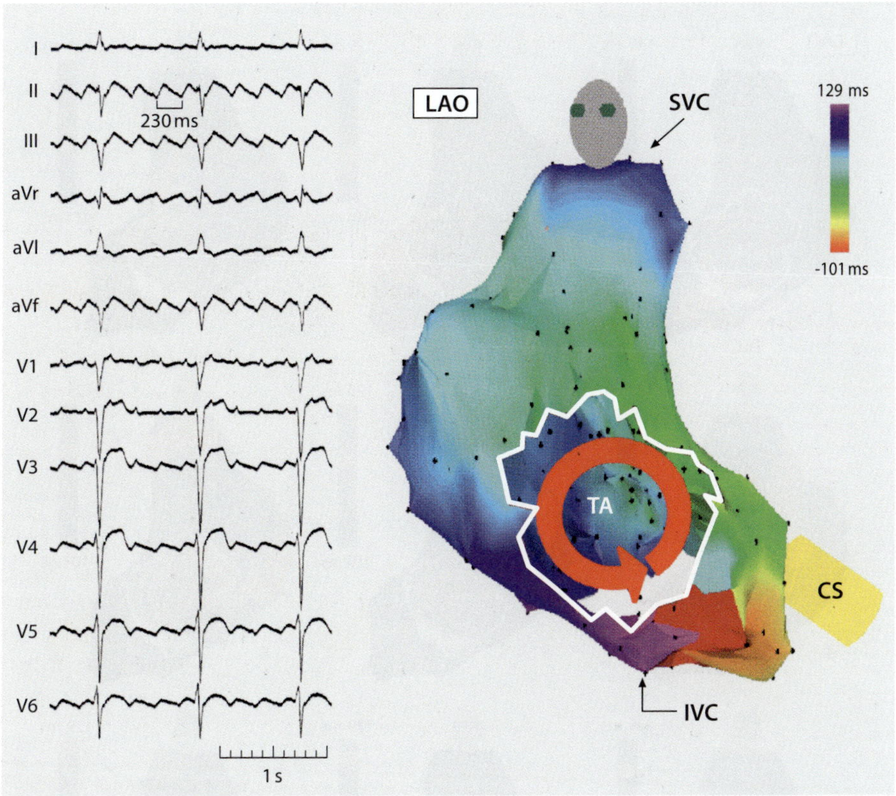

Abb. 1. a *Links* Elektrische Aktivierung während typischen rechtsatrialen Vorhofflatterns im 12-Kanal-EKG mit negativen, sägezahnartigen P-Wellen in den inferioren Ableitungen (II, III, aVF). Die atriale Zykluslänge beträgt 230 ms und es besteht eine 4:1 Überleitung auf die Herzkammer. *Rechts* elektroanatomisches CARTO-Map des rechten Vorhofs in einer linksanterioren Schrägposition (LAO). Die elektrische Aktivierung ist farblich als statisches Aktivierungsmap dargestellt und verläuft gegen den Uhrzeigersinn (Pfeil) um den Trikuspidalklappenannulus (TA) herum (rot → gelb → grün → blau → lila → erneut rot → gelb usw.). Die regenbogenfarbige Aktivierungszeitskala oben rechts deckt die gesamte Zykluslänge der Tachykardie ab (230 ms). *SVC* superiore V. cava; *IVC* inferiore V. cava, *CS* Koronarvenensinus

dal). Dieses Signal wird nicht gleichzeitig über alle 3 Hautelektrodenpaare abgegeben, sondern mit einer Frequenz von 93 Hz von Paar zu Paar geschaltet, sodass jedes Paar 31-mal/s das Signal aussendet. Dieses elektrische Feld wird von Standardelektrodenkathetern detektiert, und ein Computer berechnet zeitgleich die Katheterposition im dreidimensionalen Raum. Dies macht die Lokalisation von bis zu 12 Elektrodenkathetern auf dem Computerbildschirm sichtbar und erlaubt die 3D-Bewegung des Ablationskatheters auch ohne Röntgendurchleuchtung. Die 3D-Form der Herzhöhlen kann bestimmt werden, indem der Untersucher mit einem Mappingkatheter die Herzwände abtastet und die jeweiligen Punkte gespei-

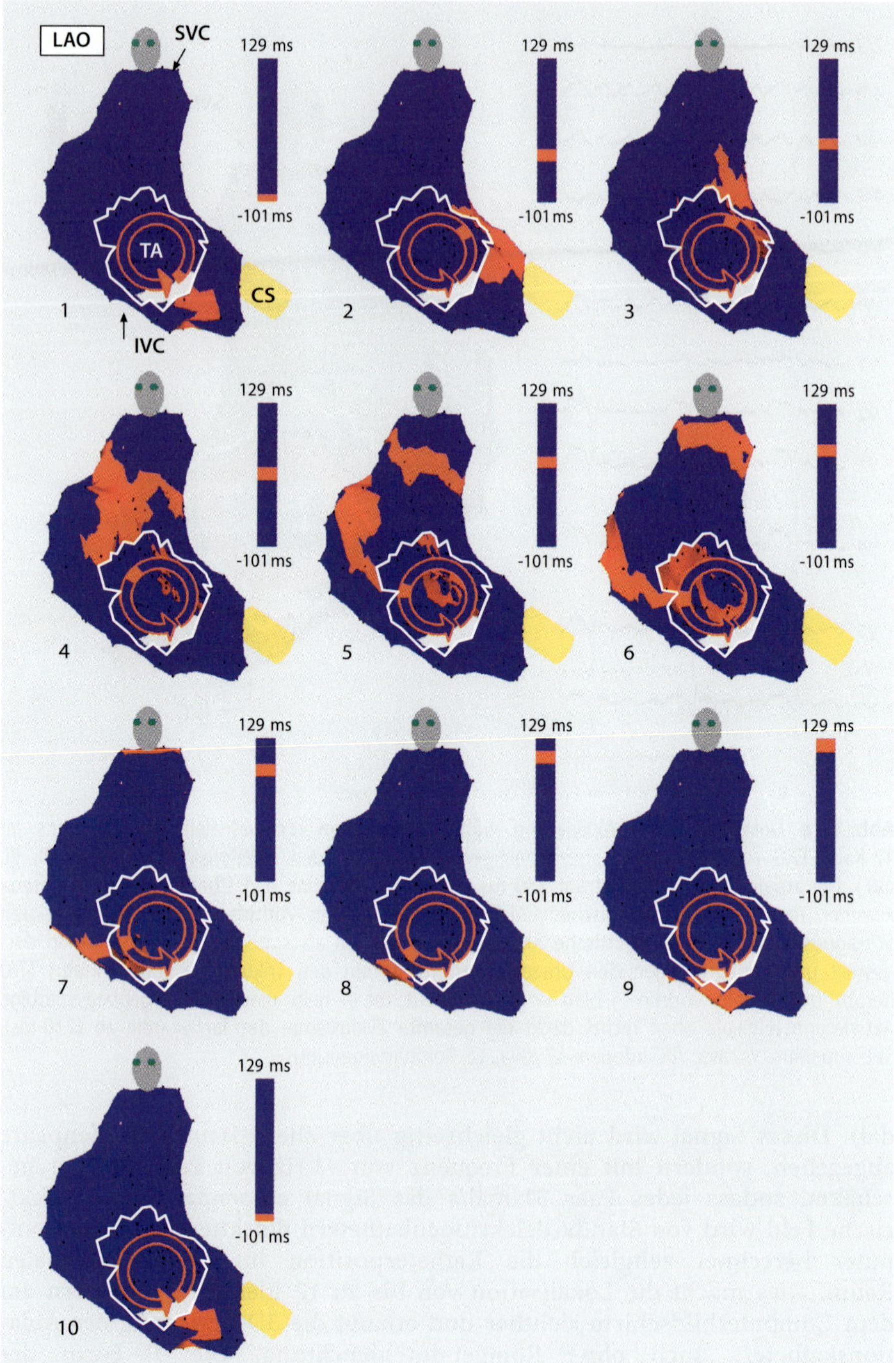
LAO
SVC
TA
CS
IVC
129 ms
-101 ms
1
2
3
4
5
6
7
8
9
10

chert werden, wobei fixe anatomische Orte als „Ankerpunkte“ gesichert werden können. Wenn genügend Punkte gesichert wurden, wird ein so genannter „bicubic spline“-Algorithmus angewandt, um das Modell in seine endgültige Form zu glätten. Die kardiale Aktivierung kann entweder sequenziell erfasst und als Aktivierungs- oder Amplitudenmap dargestellt werden oder aber mit Hilfe des EnSite-Array.

Der **EnSite-Array** kommt ohne Wandkontakt aus („non-contact“). Er basiert auf einer Multielektrodenanordnung (MEA) mit 64 gehärteten Drahtelektroden [jeder Draht hat einen Durchmesser von 0,077 mm, ist isoliert, und je eine Unterbrechung (0,64 mm) in dieser Isolierung dient als unipolare Elektrode]. Die MEA ist angebracht auf einem 9F-Katheter mit einem befüllbaren (meist mit einer Mischung aus Kontrastmittel und physiologischer Kochsalzlösung) 7,5-ml-Polyurethanballon, der klein genug ist, um eine normale Herzfunktion zu gewährleisten. Drei 5,64-MHz-Lokalisationssignale werden von 2 Ringen des MEA sowie vom Array ausgesendet, vom Mappingkatheter detektiert, und der Computer berechnet zeitgleich die Katheterposition im dreidimensionalen Raum. Die Anatomie der Herzkammer wird in 3D rekonstruiert, indem der Mappingkatheter an der endokardialen Oberfläche der Herzhöhle entlang bewegt und jeder Punkt außerhalb der Grenzen des bisherigen Modells gesichert wird. Während sich das MEA in der Herzkammer befindet, zeichnet es das entfernte elektrische Feld auf, das die endokardiale Aktivierung aussendet – selbst von Regionen, die keinen Kontakt zur MEA haben. Die Rohdaten des elektrischen Felds werden mit 1,2 kHz aufgezeichnet, mit einer Bandbreite von 0,1–300 Hz gefiltert und in einen Computer eingespeist. Das System benutzt dann inverse mathematische Berechnungen (inverse Laplace-Transformation), um virtuelle unipolare Elektrogramme für 3360 Orte zu berechnen, die auf die generierte 3D-Rekonstruktion der Herzhöhle projiziert werden. Ein Computer zeigt dann auf dem 3D-rekonstruierten Endokard die Aktivierungssequenz als berechnetes Isopotenzialmap. Die klinische Arrhythmie kann anhand eines einzigen Schlags analysiert werden, was insbesondere bei Patienten mit instabilen oder nicht anhaltenden Arrhythmien von Vorteil ist. Sobald der kritische Anteil einer Tachykardie identifiziert ist, können die Lokalisationssignale benutzt werden, um den Ablationskatheter an diese kritische Stelle zu navigieren, und zwar weitgehend unabhängig von Röntgendurchleuchtung. Wenn die Katheterposition mit dem vormals identifizierten Ziel übereinstimmt, wird die Ablation durchgeführt [13].

Zusammenfassend akquiriert NavX sequenziell Elektrogramme, wenn der Katheter Kontakt mit der Herzwand hat, während der EnSite-Array si-

Abb. 1. b Darstellung des Aktivierungsverlaufs während typischen Vorhofflatterns im laufenden Aktivierungsmap („Propagation-Map“) bei der gleichen Arrhythmie und in gleicher Projektion wie in Abb 1 a. Die Aktivierung um den Trikuspidalklappenannulus (gegen den Uhrzeigersinn) wird schrittweise in rot dargestellt, nicht aktiviertes Myokard in blau. Abkürzungen wie in Abb. 1 a

multane, aber errechnete virtuelle Elektrogramme akquiriert, auch ohne dass die Ballonelektroden Kontakt zum Myokard haben. Die kardiale Aktivierung wird farbkodiert auf die Oberfläche der Herzhöhle projiziert und erleichtert so die Ablation.

Klinische Anwendung

3D-Mapping: Integration von Aktivierung

Notwendige Voraussetzung, um tachykarde Herzrhythmusstörungen durch eine Katheterablation erfolgreich zu behandeln, ist das Verständnis des zugrunde liegenden Mechanismus und des Aktivierungsverlaufs: Entsprechend werden mehrere konventionelle Elektrodenkatheter über die Femoralvenen (und oft auch über die V. subclavia oder V. jugularis) in das Herz eingeführt und typischerweise in den rechten Vorhof, den rechten Ventrikel, das His-Bündel-Areal und den Koronarvenensinus platziert. Durch Stimulationsmanöver werden die Arrhythmie induziert, ihr Mechanismus herausgefunden (fokal oder Reentry) und die beteiligten Strukturen identifiziert (Sinusknoten, Vorhof, Pulmonalvenen, akzessorische Leitungsbahn, AV-Knoten, spezifisches Reizleitungssystem, Ventrikel). Erst jetzt kann die korrekte Diagnose gestellt werden [inadäquate Sinustachykardie, fokale atriale Tachykardie, Pulmonalvenentachykardie (ggf. mit Induktion von Vorhofflimmern), atriale Makroreentrytachykardie, AV-Knoten-Reentrytachykardie, AV-Reentrytachykardie, „bundle branch reentry", fokale ventrikuläre Tachykardie oder ventrikuläre Makroreentrytachykardie]. Ein Teil dieser Tachykardien wie die AV-Knoten-Reentrytachykardie oder AV-Reentrytachykardie können in der Regel problemlos mit weitgehend standardisierter konventioneller Katheterablationstechnik geheilt werden [4, 6, 9]. Die Ablation von z. B. Makroreentrytachykardien ist dagegen schwieriger, da ihr Aktivierungsablauf von Patient zu Patient sehr unterschiedlich sein kann. Die Integration der kardialen Aktivierung in ein dreidimensionales Mappingsystem wie CARTO und NavX/EnSite-Array bietet hierbei Vorteile: Die elektroanatomische Rekonstruktion erlaubt die Identifizierung von anatomischen Strukturen, die für die Arrhythmie essenziell sein können. Dazu gehören Areale mit fraktionierten bipolaren Potenzialen (Zeichen für langsame Erregungsleitung) sowie Bezirke mit niedrigamplitudigen, doppelten oder fehlenden bipolaren Potenzialen (Zeichen für langsame Erregungsleitung oder kardiale Barrieren). Barrieren, um die die Erregung während einer Makroreentrytachykardie kreist, sind natürlich (V. cava inferior, V. cava superior, Koronarvenensinusostium, Lungenvenen, Eustach-Falte, Klappenringe), erworben (chirurgische Inzisionen, „Patches", Narben) oder funktionell (Areale mit vorübergehenden Leitungsblockierungen aufgrund atrialer/ventrikulärer Refraktärzeiten während Tachykardie). Die genannten anatomischen Strukturen werden markiert und die Aktivierung farblich in der dreidimensionalen Rekonstruktion der Herzkammer dargestellt. Unter Einbeziehung von Stimulationsmanövern (Entrainment, Pace-Mapping) versteht ein Untersucher oft erst jetzt den Verlauf der vorliegenden Herzrhythmusstörung. Dies ist die Voraussetzung dafür, dass die optimale Ablationsstrategie (fokale Läsion vs. Barrieren verbindende lineare Läsionen) entworfen werden kann. Der Ablationskatheter wird dann weitgehend unabhängig von Röntgendurchleuchtung an die entsprechenden Stellen navigiert, und die Ablation wird durchgeführt. Es konnte gezeigt werden, dass auf diese Weise die Erfolgsrate von Katheterablationen erhöht und die Röntgendurchleuchtungszeit reduziert werden können [8].

Das Problem bei der bisher erwähnten Integration der Aktivierung in ein dreidimensionales CARTO- oder NavX/EnSite-Array-Map ist, dass nur anatomische Strukturen und elektrische Aktivierungen dargestellt werden können, die vom Mappingkatheter auch tatsächlich erreicht werden. Zudem ist die Interpretation der Anatomie (z.B. Ostium der Pulmonalvene) stets subjektiv und von der Erfahrung des Untersuchers abhängig, sodass Komplikationen wie Pulmonalvenenstenosen und -verschlüsse nicht mit ausreichender Sicherheit vermieden werden können [7, 14]. Dies ist insbesondere bei der Ablation von Vorhofflimmern von Bedeutung, da hier die Ostien der Lungenvenen elektrisch durch eine Katheterablation isoliert werden [5, 10, 11]. Entsprechend wäre es von Vorteil, die individuelle dreidimensionale Anatomie eines Patienten im Computer- (CT) oder Magnetresonanztomogramm (MRT) zu bestimmen und in Mappingsysteme wie CARTO und/oder NavX/EnSite-Array zu integrieren.

Integration der individuellen Anatomie des Patienten (CT oder MRT)

Moderne Computer- und Magnetresonanz-(1,5-T)Tomographen erlauben die dreidimensionale Rekonstruktion des Herzens. Dies geschieht EKG-getriggert in tiefer Inspiration nach i.v. Gabe von Gadolinium (MRT) oder konventionellem ionischem Kontrastmittel (CT). Die gespeicherten Daten können dann direkt im CARTO- oder NavX/EnSite-Array-System bearbeitet und in ein 3D-Bild umgewandelt werden. Die extrakardialen Strukturen werden entfernt, ebenso die Herzkammern, die nicht gemappt werden sollen.

Die Integration der individuellen Anatomie des Patienten ist insbesondere bei der Pulmonalvenenisolation zur Behandlung von Vorhofflimmern von Interesse. Grund dafür ist die sehr variable Anatomie der Pulmonalvenen. Seit 2004 besteht bei CARTO und NavX/EnSite-Array die Möglichkeit, ein 3D-MRT/CT-Bild z.B. des linken Vorhofs in einem Fenster des Computers darzustellen und in gleicher Größe in einem 2. Fenster daneben ein 3D-CARTO/NavX/EnSite-Array-Map anzufertigen (Abb. 2). Der Vorteil ist, dass sich beide Vorhofabbildungen synchron bewegen, d.h. bei Bewegung des CT/MRT-Bildes wird das CARTO/NavX/EnSite-Array-Map automatisch mitbewegt und umgekehrt. Dies erlaubt dem Untersucher bereits zu Beginn der Untersuchung, die individuelle Anatomie zu erkennen, und im weiteren Verlauf der Untersuchung sein angefertigtes Map mit dem MRT/CT-Bild zu vergleichen und zu prüfen, ob alle Bereiche der Herzkammer mit dem

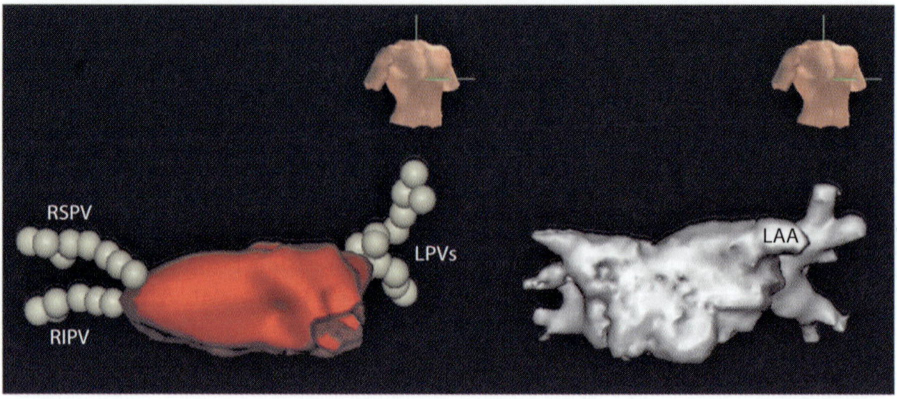

Abb. 2. Linker Vorhof im MRT (*rechts*) und in einem 2. Fenster *links* daneben rein anatomisches NavX-Map (ohne Darstellung der Aktivierung) in gleicher Größe und in gleicher Orientierung (rechtsanteriore Schrägposition, RAO). Beide Vorhofabbildungen sind auf dem Computer synchron bewegbar. Darstellung der Pulmonalvenen im NavX-Map schematisch als einfache Kugelketten, das linke Vorhofohr (LAA) wurde nicht gemappt. *RSPV* rechte superiore Pulmonalvene, *RIPV* rechte inferiore Pulmonalvene, *LPVs* linke Pulmonalvenen mit gemeinsamen Ostien

Mappingkatheter auch tatsächlich erreicht wurden. Beim Mapping des linken Vorhofs können die Pulmonalvenen entweder „abgeschnitten" oder ohne Berücksichtigung der Aktivierung schematisch als einfache Kugelkette (NavX/EnSite-Array; Abb. 2) oder Schlauch (CARTO) dargestellt oder aber präzise „gemappt" werden. Eine Limitation bleibt aber auch bei diesem Vorgehen bestehen: Die Ostien der Pulmonalvenen sind noch immer schwer zu identifizieren, denn der Ablationskatheter bewegt sich ausschließlich in dem vom Untersucher angefertigten Map. Entsprechend ist es bei dieser Technik erforderlich, die Pulmonalvenen mit Kontrastmittel darzustellen, ihre Ostien in der Angiographie zu identifizieren und dann – gemeinsam mit den Informationen aus dem CT/MRT und der lokalen elektrischen Aktivierung – das Ostium im CARTO/NavX/EnSite-Array-Map festzulegen. Eine weitere Limitation dieser Technik ist, dass das CT/MRT-3D-Bild eine Betrachtung des Herzens nur von epikardial erlaubt, aber nicht von endokardial. Die Betrachtung des linken Vorhofs von endokardial hat aber Vorteile: Vergleiche mit der epikardialen Betrachtung zeigen, dass die endokardiale Darstellung präziser gemeinsame Pulmonalvenenostien identifiziert und die Breite des Myokardstegs zwischen linker oberer Pulmonalvene und linkem Vorhofohr genauer dargestellt wird [1].

Dieser Beobachtung wird in den neuen Versionen der genannten Mappingsysteme Rechnung getragen: In der neuen CARTO-Merge-Software (seit Mai 2005 in Europa zugelassen) und der NavX/EnSite-Array-Verismo-Software (für Anfang 2006 angekündigt) ist die Betrachtung des CT/MRT-Bildes sowohl von epikardial als auch von endokardial möglich. Der entscheidende Vorteil ist aber, dass die neue Software die Verschmelzung des

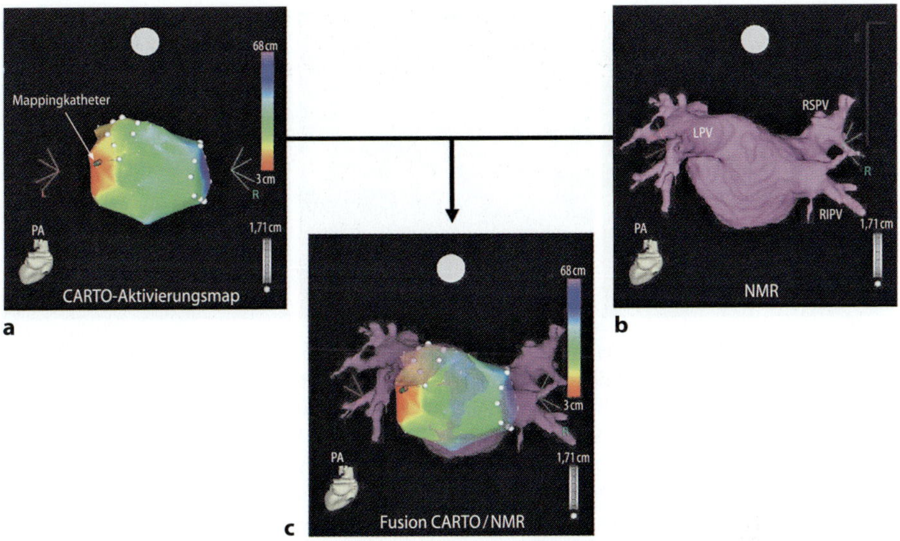

Abb. 3. **a** CARTO-Aktivierungsmap in postero-anteriorer Projektion (PA) während Stimulation im Koronarvenensinus mit frühester Aktivierung nahe dem lateralen Mitralklappenannulus (*rote* Fläche im Bereich des *grün* markierten Mappingkatheters). Aktivierung des linken Vorhofs farblich kodiert (rot → gelb → grün → blau → lila) mit zentrifugaler Ausbreitung vom Stimulationsort im Koronarvenensinus über den linken Vorhof. *Weiße Punkte* markieren Ostien der Pulmonalvenen, die Pulmonalvenen selbst sind „abgeschnitten". **b** MRT des gleichen linken Vorhofs in der gleichen postero-anterioren Projektion. **c** Verschmelzung von MRT-Bild und CARTO-Map mit guter Übereinstimmung in 3D. MRT leicht transparent dargestellt, damit CARTO-Map besser erkennbar. *RSPV* rechte superiore Pulmonalvene, *RIPV* rechte inferiore Pulmonalvene, *LPV* linke (gemeinsame) Pulmonalvene

CT/MRT-Bildes mit dem CARTO/NavX/EnSite-Array-Map erlaubt und der Mappingkatheter in Echtzeit in diese Darstellung hineinprojiziert und in ihm bewegt werden kann (Abb. 3, 4). Mit CARTO kann bereits heute durch verschiedene Transparenzeinstellungen die Aktivierung des farbkodierten Maps gleichzeitig mit dem CT/MRT-Bild betrachtet werden [12]. Die Pulmonalvenenostien können im CT/MRT identifiziert und im elektroanatomischen Map entsprechend markiert werden (Abb. 3, 4). Hiermit verknüpft ist die Hoffnung, dass bei der Ablation von Vorhofflimmern durch Isolation des Pulmonalvenenantrums auf die angiographische Darstellung der Pulmonalvenen in Zukunft verzichtet werden kann.

3D-Mapping: Integration von Aktivierung und Anatomie – was bringt die Zukunft?

Ein weiterer Schritt zur Integration von Aktivierung und Anatomie ist die Integration von CARTO-Merge in die magnetische Navigation (Niobe®, Stereotaxis Inc.). Sie beruht auf 2 computergesteuerten permanenten Mag-

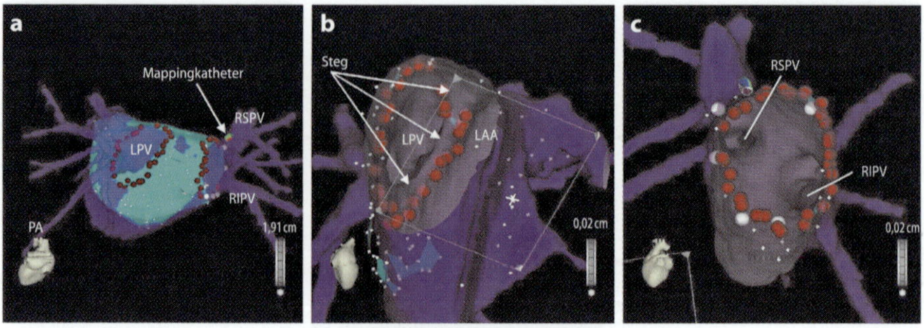

Abb. 4. a Darstellung des linken Vorhofs im MRT-Bild (epikardiale Ansicht) und im CARTO-Map mit Verschmelzung beider 3D-Bilder in einer postero-anterioren Projektion. CARTO-Map wurde während Vorhofflimmern erstellt und ist ohne Aktivierung in türkis dargestellt. Im CARTO wurden Pulmonalvenen nicht gemappt, weiße Punkte markieren Pulmonalvenenostien. Ablationspunkte (*rot*) zeigen zirkuläre Isolationslinien um die jeweils ipsilateralen Pulmonalvenen. Mappingkatheter in der rechten oberen Pulmonalvene. *LPV* gemeinsames Ostium der linken Pulmonalvenen, *RSPV* rechte superiore Pulmonalvene, *RIPV* rechte inferiore Pulmonalvene. **b** Blick von endokardial in die gemeinsame linke Pulmonalvene (*LPV*) und das linke Vorhofohr (*LAA*) im verschmolzenen MRT/CARTO-Bild. Die Ablationspunkte (*rot*) umkreisen das gemeinsame Ostium der linken Pulmonalvene. Regelrechte Platzierung der Ablationspunkte auf dem schmalen Steg zwischen linker Pulmonalvene und Vorhofohr, nur im oberen Bereich sind die Ablationspunkte näher am Pulmonalvenenostium platziert. **c** Blick von endokardial in beide rechten Pulmonalvenen im verschmolzenen MRT/CARTO-Bild. Die Ablationspunkte (*rot*) umkreisen beide Pulmonalvenenostien im Sinne einer zirkulären Ablationslinie. Alle Ablationspunkte liegen im linken Vorhof außerhalb der Pulmonalvenen. Die rechte superiore Pulmonalvene (*RSPV*) liegt weiter anterior als die rechte inferiore Pulmonalvene (*RIPV*)

neten, die an beiden Seiten des Untersuchungstischs im Katheterlabor installiert sind [2]. Sie produzieren ein schwaches magnetisches Feld (0,08 T) im Brustkorb des Patienten. Ein spezieller Mapping/Ablationskatheter ist sehr flexibel (verhindert u.a. Perforationen) und besitzt in seiner Spitze 1–3 kleine Magneten, die sich parallel zum äußeren magnetischen Feld ausrichten. Durch Änderung der Orientierung der äußeren Magneten relativ zueinander ändert sich die Orientierung des Magnetfelds, und der Katheter kann so in jede beliebige Richtung gekrümmt werden. Alle magnetischen Feldvektoren können gespeichert und erneut abgerufen werden, sodass der Katheter auch zu einem späteren Zeitpunkt wieder an die vorherige Stelle navigiert werden kann. Ein computergesteuerter externer Motor (Cardiodrive®, Stereotaxis Inc.) erlaubt das Vorschieben und Zurückziehen des Katheters. Die präzise Navigation des Katheters erfolgt „ferngesteuert" vom Kontrollraum über einen „Joy-Stick" oder eine Computermaus, und der Untersucher ist keiner Röntgenstrahlung mehr ausgesetzt.

Die Untersuchung eines Patienten, z.B. zur Pulmonalvenenisolation könnte dann so ablaufen, dass nach Verschmelzung des CT/MRT-Bildes mit dem CARTO-Map (das mit Hilfe der magnetischen Navigation angefertigt wurde), die Ablationslinien auf dem Computerbildschirm festgelegt werden, das Niobe-System den Ablationskatheter dann vollautomatisch dorthin navigiert („target mapping") und der Untersucher nur noch die Abgabe des Hochfrequenzstroms kontrolliert. Auf diese Weise wird die Katheterablation unabhängig vom manuellen Geschick des Untersuchers, und die Ablationsergebnisse zwischen verschiedenen Untersuchern oder verschiedenen Kliniken werden vergleichbarer.

Literatur

1. Ernst S, Antz M, Ouyang F et al. (2003) Ostial PV isolation: is there a role for 3D mapping? Pacing Clin Electrophysiol 26:1624–1630
2. Ernst S, Ouyang F, Linder C et al. (2004) Initial experience with remote catheter ablation using a novel magnetic navigation system. Circulation 109:1472–1475
3. Gepstein L, Hayam G, Ben-Haim SA (1997) A novel method for nonfluoroscopic catheter-based electroanatomical mapping of the heart. In vitro and in vivo accuracy results. Circulation 95:1611–1622
4. Haissaguerre M, Gait F, Fischer B et al (1992) Elimination of atrioventricular nodal reentrant tachycardia using discrete slow potentials to guide application of radiofrequency energy. Circulation 85:2162–2175
5. Haissaguerre M, Jais P, Shah D et al. (1998) Spontaneous initiation of atrial fibrillation by ectopic beats originating in the pulmonary veins. N Engl J Med 339: 659–666
6. Jackman WM, Beckman KJ, McClelland JH et al. (1992) Treatment of supraventricular tachycardia due to atrioventricular nodal reentry by radiofrequency catheter ablation of slow-pathway conduction. N Engl J Med 327:313–318
7. Karch MR, Zrenner B, Deisenhofer I et al. (2005) Freedom from atrial tachyarrhythmias after catheter ablation of atrial fibrillation. A randomized comparison between 2 current ablation strategies. Circulation 111:2875–2880
8. Kottkamp H, Hügl B, Krauss B et al. (2000) Electromagnetic versus fluoroscopic mapping of the inferior isthmus for ablation of typical atrial flutter. A prospective randomized study. Circulation 102:2082–2086
9. Kuck KH, Schlüter M, Geiger M et al. (1997) Radiofrequency current catheter ablation of accessory atrioventricular pathways. Lancet 337:1557–1561
10. Ouyang F, Bänsch D, Ernst S et al. (2004) Complete isolation of left atrium surrounding the pulmonary veins. New insights from the double-lasso technique in paroxysmal atrial fibrillation. Circulation 110:2090–2096
11. Pappone C, Oreto G, Rosanio S et al. (2001) Atrial electroanatomical remodeling after circumferential radiofrequency pulmonary vein isolation: efficacy of an anatomic approach in a large cohort of patients with atrial fibrillation. Circulation 104:2539–2544
12. Reddy VY, Malchano ZJ, Holmvang G et al. (2004) Integration of cardiac magnetic resonance imaging with three-dimensional electroanatomic mapping to guide left ventricular catheter manipulation. Feasibility in a porcine model of healed myocardial infarction. J Am Coll Cardiol 44:2202–2213
13. Schilling RJ, Peters NS, Davies DW (1998) Simultaneous endocardial mapping in the human left ventricle using a noncontact catheter. Comparison of contact and reconstructed electrograms during sinus rhythm. Circulation 98:887–898
14. Vasamreddy CR, Jayam V, Bluemke DA et al. (2005) Pulmonary vein occlusion: an unanticipated complication of catheter ablation of atrial fibrillation using the anatomic circumferential approach. Heart Rhythm 1:78–81

Kurze QT-Syndrome: Spiegelbilder der verlängerten Repolarisation *

E. Schulze-Bahr

Zusammenfassung. Das kurze QT-Syndrom ist das *pathophysiologische Spiegelbild des langen QT-Syndroms*, wobei aktivierende Genmutationen in Kaliumkanalgenen zu einer genetischen und pathophysiologischen Heterogenität führen. Derzeit sind 3 Unterformen bekannt. Bislang liegen nur einzelne Fall- oder Familienberichte vor. Als Therapie der Wahl wird derzeit die ICD-Implantation durchgeführt. Inwieweit andere, medikamentöse Ansätze (Chinidin) eine weitere, therapeutische Möglichkeit darstellen, muss ebenso wie mögliche Zusammenhänge zu idiopathischem Vorhofflimmern und Kammerflimmern abgeklärt werden.

Historie

Bis vor kurzem waren unter den genetisch determinierten, primär elektrisch-bedingten arrhythmogenen Erkrankungen („primary electrical heart diseases") ausschließlich das Syndrom des langen QT-Intervalls (langes-QT-Syndrom, „long-QT syndrome"; LQTS), das Brugada-Syndrom (BrS) und stressinduzierte, polymorphe Kammertachykardien („catecholaminergic polymorphic VT", CPVT) mit dem plötzlichen Herztod assoziiert [25]. Das lange QT-Syndrom (mit Innenohrschwerhörigkeit) wurde erstmalig 1957 von Jervell u. Lange-Nielsen [16] in Patienten mit einem strukturell unauffälligen Herzen beschrieben. Vermutlich berichtete bereits Meißner [19] in einem Textbuch zur Schwerhörigkeit vom Jervell-und-Lange-Nielsen-Syndrom. In späteren Kasuistiken wurde über das „klassische", autosomal-dominante LQTS ohne Innenohrschwerhörigkeit geschrieben [31, 32].

Bislang war wenig über die Signifikanz und die Pathophysiologie eines kurzen QT-Intervalls bekannt. Algra et al. [1] berichteten 1991 über Aus-

---

* Für Prof. Dr. med. Dr. h.c. B. Lüderitz

Mit Unterstützung der Deutschen Forschungsgemeinschaft [Schu 1082/3-1 und 3-2, Ki 13/3-1 und 3-2, IZKF der Universität Münster (IZKF-A1), SFB 656-C1, Fondation Leducq, Paris], technische Unterstützung durch G. Grünkemeier (Münster)

wertungen von 6693 konsekutiven Holter-EKG und beobachteten, dass ein erhöhtes Risiko für den plötzlichen Herztod nicht nur mit einem verlängerten (hier >440 ms), sondern auch mit einem verkürzten QT-Intervall (<400 ms) assoziiert sein kann.

Erst im Jahr 2000 wurde das kurze QT-Syndrom („short-QT syndrome", SQTS) als neue Krankheitsentität vorgeschlagen [12, 13]. Es wurde von einer Mutter und 2 Kindern berichtet, die persistierend ein kurzes QT-Intervall im Oberflächen-EKG zeigten. Die jüngste Tochter war 17 Jahre alt und hatte verschiedene Episoden von paroxysmalem Vorhofflimmern, die z. T. elektrisch kardiovertiert werden mussten [13]. Das QT-Intervall betrug bei einer Herzfrequenz von 69/min nur 260 ms. Ihr 21 Jahre alter Bruder hatte ebenfalls ein kurzes QT-Intervall (272 ms bei 58/min) ebenso wie die 51 Jahre alte Mutter (260 ms bei 74/min). In einem weiteren, aber nicht verwandten Patienten (37 Jahre) mit plötzlichem Herztod wurde retrospektiv ein ähnlich kurzes QT-Intervall dokumentiert (266 ms); es bestand kein Hinweis für eine herzorganische oder andere Erkrankung, Serumelektrolyte und Säurebasenhaushalt waren ebenfalls unauffällig. Die beschriebenen Patienten hatten einen Wert für ein QT-Intervall, welcher jeweils weniger als 80% des vorhergesagten Werts betrug (so genannter „predicted QT value", QTp) [24]. Beim QTp handelt es sich um einen nach einer Formel berechneten Wert, die aus EKG-Registrierungen von 14 379 gesunden Individuen ermittelt wurde und zur Erstellung eines vorhersagbaren QT-Intervalls hinzugezogen wird:

$$\text{QTp}\,[\text{ms}] = 656/(1 + \text{Herzfrequenz}/100)$$

Die Prävalenz eines QT-Intervalls <88% von QTp war 2,5% (entsprechend 360 Individuen), wohingegen eine QT-Dauer <80% bei nur 0,03% (entsprechend 4 von 14 379 Individuen) gefunden wurde.

Normales vs. verkürztes QT-Intervall

Gussak et al. [12] schlugen vor, dass 88% des QTp-Werts einem kurzen QT-Intervall entsprächen, weil es sich um eine Abweichung von 2 Standardabweichungen (SD) vom Mittelwert handelt und dieser Wert somit das untere, normale Limit des QT-Intervalls definiere.

Ein kurzes QT-Intervall in Assoziation mit anderen Arrhythmien wie atrialen oder ventrikulären Tachykardien ist insgesamt sehr selten in anderweitig gesunden Personen. Verkürzte QT-Intervalle sind auch von der Maus, der Ratte und dem Känguru bekannt, wobei insbesondere Letztere eine hohe Inzidenz von plötzlichem Herztod haben sollen.

Die *Definition des normalen QT-Intervalls* (bei Gesunden) im Zusammenhang mit der diagnostischen Festlegung eines kurzen QT-Syndroms ist von erheblicher Bedeutung. 1993 berichtete Moss in einer Population von

158 gesunden Kindern, 222 Männern und 198 Frauen im mittleren Alter folgende, mittlere QT-Werte und Standardabweichungen [21]:

- Kinder: 370 ± 30 ms (Bereich: 310–420 ms)
- Männer: 400 ± 30 ms (Bereich: 330–510 ms)
- Frauen: 390 ± 30 ms (Bereich: 330–480 ms)

Unter der Annahme, dass 2 Standardabweichungen vom Mittelwert der QT-Intervalle dem unteren Normalwert entsprechen, würde für Kinder ein kurzes QT-Intervall < 310 ms, für Männer und Frauen < 330 ms (nicht frequenzkorrigiert) liegen.

In einer anderen Arbeit verglichen Luo u. Tompkins [18] die 4 gebräuchlichsten Formeln zur Frequenzkorrektur des QT-Intervalls und analysierten über 10 000 12-Kanal-EKG von herzgesunden Patienten. Als Mittelwert für die nichtfrequenzkorrigierten QT-Intervalle wurde 380 ± 36 ms bestimmt. Unter Anwendung der *Bazett-Formel* [3] waren die mittleren QTc-Werte 427 ± 25 ms, unter Anwendung der *Fridericia-Formel* 410 ± 24 ms, im Rahmen der *Framingham-Formel* 410 ± 22 ms und nach der von *Hodges* ermittelten Formel 411 ± 21 ms. Als untere, frequenzkorrigierte QTc-Werte gaben Luo u. Tompkins [18] für die Bazett-Formel 336 ms an (für eine Herzfrequenz von 60/min), für die Fridericia-Formel 372 ms, für die Framingham-Formel 367 ms und für die Hodges-Formel 375 ms. Entsprechend des QTp würde sich bei einem 88%igen Wert und einer angenommenen Herzfrequenz ein QT-Wert von 361 ms ergeben.

Kurzes QT-Syndrom

Diagnose

Es gibt derzeit noch keine einheitlichen Kriterien, jedoch kann die Diagnose erwogen werden, wenn

- ein kurzes QT-Intervall in Abwesenheit anderer Ursachen vorliegt
  und
- Vorhof- und/oder Kammerflimmern dokumentiert wurde oder Symptome diesbezüglich bestehen
  oder
- eine positive Familienanamnese für plötzlichen Herztod bzw. SQTS vorhanden sind [27].

Andere Ursachen, unter denen sich das QT-Intervall verkürzen kann, sollten zuvor ausgeschlossen werden (z. B. erhöhte Herzfrequenz, Hyperkaliämie, Hyperkalziämie, Azidose, Digitalisintoxikation oder Hyperthermie). Bereits früh gab es Hinweise, dass die idiopathische Erkrankung klinisch und damit auch pathophysiologisch heterogen ist.

Gussak et al. [14] schlugen 2 unterschiedliche Formen vor, zum einen die *paradoxe QT-Verkürzung* im Rahmen von erniedrigen Herzfrequenzen

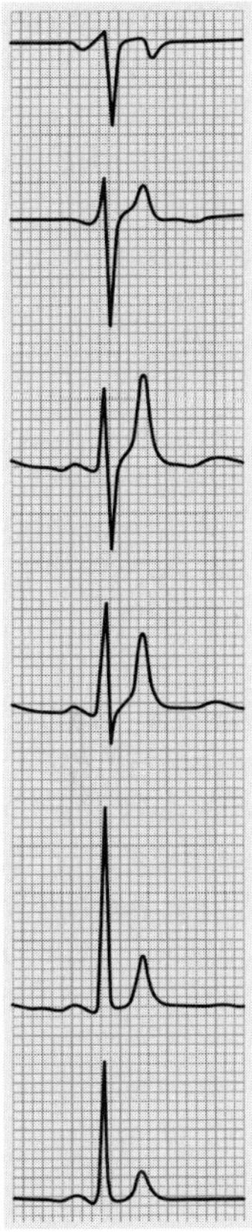

Abb. 1. Brustwandableitungen bei einer Patientin mit kurzem QT-Syndrom (short-QT syndrome, SQTS), QT-Intervall 259 ms (QTc: 280 $ms^{1/2}$, Schreibgeschwindigkeit 25 mm/s), hohe, symmetrische T-Welle, fehlendes, isoelektrisches ST-Segment, kurzes PQ-Intervall

(so genannte „deceleration-dependent form"), zum anderen eine herzfrequenzunabhängige Form (so genannte „heart-rate independent SQTS). Für beide Formen existieren nur wenige Fallbeispiele in der derzeitigen Literatur, wobei die zweite (herzfrequenzunabhängige QT-Verkürzung) die überwiegend berichtete Form ist.

Im *Oberflächen-EKG* (Abb. 1) fallen neben dem kurzen QT-Intervall eine spitzgipflige und hohe, schmale T-Welle in V1–V6 auf, die meist symmetrisch ist, und zudem ein kurzes oder nicht vorhandenes ST-Segment. Das Intervall zwischen dem Ende der T-Welle zur P-Welle (T_{end}–P) erscheint lang, U-Wellen fehlen üblicherweise. Charakteristischerweise gibt es keine dynamischen Änderungen der T-Wellen-Morphologie bei verschiedenen Herzfrequenzen. Das PQ-Intervall wirkt in den publizierten EKG ebenfalls kurz, obgleich dies in der hiesigen Literatur nicht beschrieben ist.

Pathogenese

Es werden unterschiedliche, *zellulär-elektrophysiologische Mechanismen* diskutiert, die dem kurzen QT-Syndrom zugrunde liegen können [2, 14]. Prinzipiell sind Veränderungen in verschiedenen myozellulären Ionenströmen denkbar (Abb. 2), mit Überwiegen der repolarisierenden Nettoauswärtsströme, z.B. durch aktivierende Genmutationen in Ionenkanalgenen. Betroffen wären dabei in erster Linie die Kaliumströme I_{Kr}, I_{Ks}, $I_{K\text{-}ACh}$ und $I_{K\text{-}ATP}$. $I_{K\text{-}ACh}$ aktivierende Genmutationen werden als Ursache der dezelerationsabhängigen Form des SQTS diskutiert, was bislang aber noch nicht gezeigt wurde [2].

Die familiäre Natur des SQTS wurde in einer Arbeit von Gaita et al. [9] gezeigt und war ein weiterer Hinweis auf eine mögliche, genetische Ursache des SQTS. In der Veröffentlichung wurde von 6 Patienten aus 2 verschiedenen Familien mit SQTS berichtet, die durch Synkopen, Palpitationen, überlebten plötzlichen Herztod und eine positive Familienanamnese für plötzlichen Herztod charakterisiert sind. Die QT-Intervalle waren sehr kurz und niemals länger als 280 ms bzw. frequenzkorrigiert 300 ms. Auch wurde in keinem der betroffenen Familienmitglieder eine strukturelle Herzerkrankung nachgewiesen. Invasive elektrophysiologische Untersuchungen zeigten sowohl eine kurze atriale als auch ventrikuläre Refraktärperiode bei 4 SQTS-Patienten. Es bestanden eine hohe Inzidenz für Vorhofflimmern und

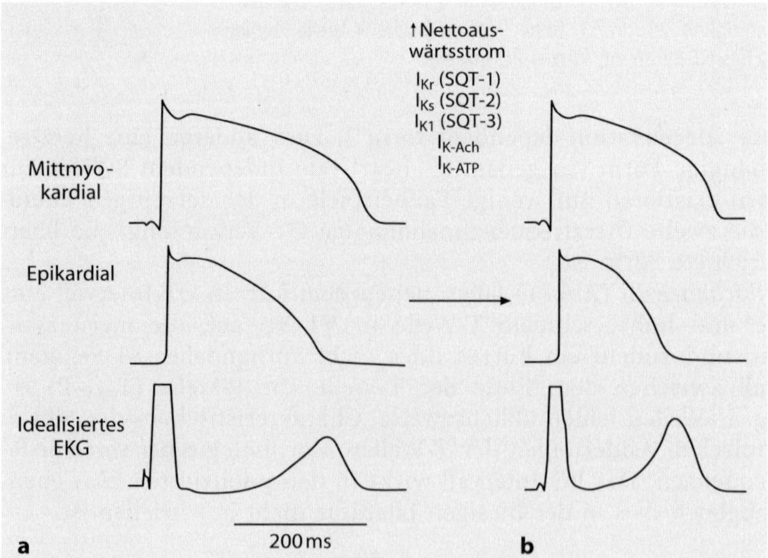

Abb. 2. Transmurale Aktionspotenziale (mitt- und epimyokardial) unter Normalbedingungen (**a**), Verkürzung unter vermehrten, repolarisierenden Kaliumauswärtsströmen (**b**), modifiziert nach Antzelevitch [2]

darüber hinaus eine erhöhte, ventrikuläre Vulnerabilität für Kammerflimmern. Die meisten Patienten wurden konsequenterweise mit einem ICD therapiert [9].

Aufgrund der erhöhten Neigung zum Kammerflimmern untersuchten Viskin et al. [30] 28 konsekutive Patienten mit idiopathischem Kammerflimmern (17 Männer und 11 Frauen, Alter 31 ± 17 Jahre) und verglichen die Länge des QT-Intervalls mit einer alters- und geschlechtsangepassten Vergleichspopulation Gesunder ($n = 270$). Ein kurzes, frequenzkorrigiertes QT-Intervall wurde dabei als < 360 ms (Männer) bzw. < 370 ms (Frauen) definiert. Obgleich eine signifikante Überlappung in der Länge des QT-Intervalls bei beiden Gruppen bestand, hatten Männer mit idiopathischem Kammerflimmern tendenziell ein deutlich kürzeres QT-Intervall (371 ± 22 ms vs. 385 ± 19 ms für Kontrollen; $p = 0{,}034$). Bei Frauen wurde dies nicht beobachtet. Insbesondere während niedrigerer Kammerfrequenzen wurden bei Männern kurze QT-Intervalle häufiger beobachtet, wobei ein Zusammenhang mit dem Auftreten von z. B. nächtlichem Kammerflimmern nicht gemacht werden konnte. Die Autoren schlossen, dass es – ähnlich wie beim oberen Normwert des QT-Intervalls – beim unteren Normwert u. U. schwierig sein kann, zwischen gesunden Personen und Patienten mit einem SQTS zu unterscheiden [30]. Ähnliches ist auch beim langen QT-Syndrom bekannt [36]. Viskin et al. [30] schlugen vor, dass ein QT-Intervall < 360 ms, insbesondere während bradykarder Phasen, ein möglicher Risikofaktor für ventrikuläre Kammertachykardien darstellt [30].

Genetik

Die *genetischen Ursachen* für das SQTS sind seit 2004 bekannt. Das erste Krankheitsgen wurde von Brugada et al. [6] veröffentlicht. Im Rahmen einer Kandidatengenuntersuchung an oben genannten Ionenkanalgenen wurden die 2 zuvor berichteten Familien mit SQTS [9] untersucht. Obgleich beide SQTS-Familien nicht verwandt waren, wurde im I_{Kr}-Kanal-Gen *HERG* (auch: *KCNH2*) die gleiche, heterozygote Nukleinsäureveränderung identifiziert, die zu einer Substitution von Asparagin (Symbol: N) zu Lysin (K) in Position 588 führt (*KCNH2*: N588K). In heterologen Expressionsexperimenten wurde anschließend gezeigt, dass der Aminosäureaustausch zu einem geänderten Verhalten des Wildtypkanals führt, indem der I_{Kr}-Strom in der Phase III des Aktionspotenzials vergrößert ist, was zu dessen deutlicher Verkürzung führte. Damit ist das angeborene, kurze QT-Syndrom (*SQT-1*) die erste Erkrankung, die mit einer „gain of function"-Mutation des *KCNH2*-Gens assoziiert ist. Die Tatsache, dass bei einer dritten SQTS-Familie mit kurzem QT-Syndrom keine *KCNH2*-Mutation identifiziert werden konnte, weist auf eine genetische Heterogenität der Erkrankung hin.

Interessanterweise ist die KCNH2-K588-Mutante sensitiv für I_{Kr}-Kanal-Blocker, sowohl bei Patienten mit kurzem QT-Syndrom als auch experimentell. *Chinidin* hatte hierbei eine größere Bindungsaffinität für den offenen Kanalzustand und war effektiv, beim kurzen QT-Syndrom den vermehrten I_{Kr}-Strom zu reduzieren. Darüber hinaus haben die I_{Ks} blockierenden Eigenschaften von Chinidin eine zusätzliche, repolarisationsverlängernde und damit günstige Eigenschaft; die anticholinerge Aktivität ist möglicherweise für die pharmakologische Behandlung von Patienten mit kurzem QT-Syndrom wichtig, da Kammerflimmern z. T. während der Nacht auftritt. In einer Pilotstudie konnten Gaita et al. [10] zeigen, dass in Patienten mit SQT-1 eine medikamentöse I_{Kr}-Blockade nur mit Chinidin, nicht aber mit Flecainid, Sotalol und Ibutilide effektiv war. In 6 SQT-1-Patienten konnte gezeigt werden, dass eine Medikation mit Klasse-Ic- und -III-Antiarrhythmika keine signifikante QT-Verlängerung verursachte, wohingegen eine Verabreichung von Chinidin eine QT-Verlängerung von durchschnittlich 230 ± 12 ms auf 362 ± 25 ms bewirkte. Auch konnte mittels programmierter, ventrikulärer Stimulation gezeigt werden, dass unter Chinidintherapie neben der Verlängerung der effektiven, ventrikulären Refraktärperiode (>200 ms) Kammerflimmern nicht mehr induzierbar war [10]. Chinidin (Klasse-I a-Antiarrhythmikum) wurde in Retardform auf eine Dosierung von 3-mal 250 mg täglich oder 2-mal 500 mg täglich verabreicht. Die Dosis bei Kindern war 2-mal 125 mg (16 mg/kgKG). Die zellulär-elektrophysiologischen Wirkungen von Chinidin sind durch Blockade des schnellen Natriumeinwärtsstroms, einen verzögerten Kalziumeinfluss durch den L-Typ-Kalziumkanal, die Blockade des I_{Kr}-Kanals und des I_{Ks}-Kanals bedingt, darüber hinaus bestehen weitere blockierende Effekte auf den I_{K1}-, den $I_{K\text{-}ATP}$ und den I_{to}-Kanal. Die Effekte der Blockade der Kaliumkanäle erklären die Verlängerung des Aktionspotenzials und damit den möglichen antiarrhythmischen Effekt. Langzeituntersuchungen zur Wirksamkeit und Sicherheit stehen jedoch noch aus.

In 3 SQT-1-Patienten zeigten folgende belastungsergometrische Untersuchungen, dass das QT-Intervall unter höheren Herzfrequenzen weniger verkürzt ist als bei Kontrollgruppen und dass sich das QT-Intervall (gemessen als Intervall zwischen Q und T_{peak} in Ableitung V3) unter Therapie mit Chinidin in 2 der 3 Patienten bei höheren Herzfrequenzen mehr verkürzte [34, 35].

In-vitro-Untersuchungen (TSA201-Zellen) ergaben, dass eine Vergrößerung des I_{Kr}-Stroms, bedingt durch eine mangelnde Kanalinaktivierung im positiven Spannungsbereich, zur „gain of function" der KCNH2-K588-Kanäle (SQT-1) führte [33, 34]. Der Verlust an Inaktivierung war auch begleitet von einer deutlichen Reduktion in der Sensitivität der mutanten Kanäle für eine Blockade durch d-Sotalol, welches in einer Konzentration von 100 µmol/l Wildtypströme um 48%, KCNH2-K588-Ströme nur um 9% reduzierte (TSA-201-Zellen). Damit wurde die klinisch geringere Effektivität von d-Sotalol, das QT-Intervall zu verkürzen, verständlich. Auch für Chinidin wurde ein IC_{50}-Verlust beobachtet (5,8fache Minderung der Sensitivität von I_{Kr}-Blockade), jedoch war dieser nicht so deutlich ausgeprägt wie für d-Sotalol [33, 34], weswegen das Medikament potenziell wirksamer ist.

Stimulationsmodelle des ventrikulären Aktionspotenzials, auf der Luo-Rudy-Formel basierend, zeigten darüber hinaus, dass eine mangelnde Inaktivierung des I_{Kr}-Stroms zu einer heterogenen Aktionspotenzialverkürzung innerhalb der Wand des linksventrikulären Ventrikels führt [35], in den mittmyokardialen Schichten ausgeprägter als in epi- oder endokardialen Wandschichten. Die transmurale Dispersion der Repolarisation wurde jedoch in der Simulation nicht wesentlich größer [36]. Ähnliche Ergebnisse mit einer deutlichen Verkürzung des Aktionspotenzials und des idealisierten QT-Intervalls (beispielhaft in Abb. 3) wurden erreicht, wenn der agonistische Effekt einer Hyperkaliämie in das Modell mit einbezogen wurde (mit konsekutiver I_{Kr}-Strom-Augmentation) [11]. Experimente und Berechnungen von Extramiana u. Antzelevitch [8], die ein linksventrikuläres, arteriell-perfundiertes Hundemodell zur transmuralen Aktionspotenzialregistrierung verwendeten, zeigten analog eine Verkürzung des ventrikulären Aktionspotenzials und QT-Intervalls unter Anwendung des ATP-sensitiven Kaliumstromaktivators Pinacidil. Die Autoren konnten nachweisen, dass das QT-Intervall von 313 ms auf etwa 213 ms verkürzt wurde und sich die transmurale Dispersion der Repolarisation von 41 auf 67 ms vergrößerte. Die Ergebnisse sind sicherlich diskrepant zu den Simulationsversuchen bei Zhang eu. Hancox [35], es wurden aber auch andere experimentelle Grundlagen verwendet [8]. Die beobachtete Aktionspotenzialverkürzung erfolgte überwiegend in den M-Zellen, und zwar dosisabhängig (2 μmol/l), darüber hinaus wurden T-Wellen-Inversionen und eine unter Isoproterenol (100 nmol/l) aufgetretene Verstärkung des Effekts beobachtet. Beides korrelierte jedoch nicht mit dem klinischen Bild bei SQT-1-Patienten. In dem experimentellen Modell konnten unter β-adrenerger Stimulation (Isoproterenol) polymorphe, ventrikuläre Tachykardien mittels zweier Extrastimuli (S1-S2, 110 ms) induziert werden, was unter Kontrollbedingungen nicht gefunden werden konnte. Zusammenfassend zeigen die Experimente, dass in linksventrikulären Wedge-Präparationen (Hunde-LV) Pinacidil über die Aktivierung des $I_{K\text{-}ATP}$-Kanals zu einer heterogenen QT-Intervall-Verkürzung von etwa 20% führt [8].

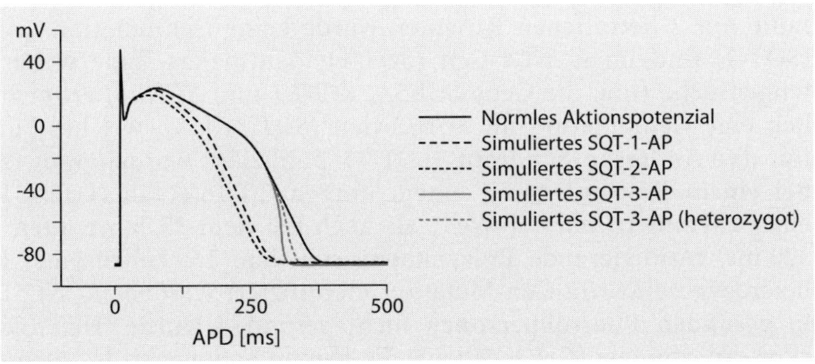

Abb. 3. Aktionspotenzialsimulationen (modifiziert nach Priori et al. [23]) der derzeitigen, verschiedenen SQTS-Varianten unter Verwendung des Priebe-Beuckelmann-Modells für den menschlichen, linken Ventrikel. *Abszisse* Aktionspotenzialdifferenz [ms], *Ordinate* Membranpotenzial in mV, *Linien* Wildtyp, SQTS-Modelle entsprechend Beschriftung

Als zweites Gen für das kurze QT-Syndrom (*SQT-2*) wurde das *KCNQ1*-Gen von Bellocq et al. [44] identifiziert. Eine heterozygote Missense-Mutation in diesem führte ebenfalls zu einer Überfunktion des KCNQ1-Kanal-mediierten I_{Ks}-Stroms und wurde in einem 70 Jahre alten Mann mit idiopathischem Kammerflimmern und einem kurzen QT-Intervall gefunden. Eine Genmutation im SQT-1-Gen sowie in den I_{Ks}- und I_{Kr}-Untereinheiten *KCNE1* und *KCNE2* wurde zuvor ausgeschlossen. Heterologe Expressionsexperimente (COS-7-Zellen) zeigten, dass bei Koexpression von Wildtyp und V307L-KvLQT1 Kaliumströme in Anwesenheit von minK gemessen wurden, die durch eine beschleunigte Aktivierung des Kanals mit einer I_{Ks}-Strom-Vergrößerung einhergingen. Darüber hinaus kam es zu einer Linksverschiebung (etwa –20 mV) der Strom-Spannungs-Kurve. Im Priebe-Beuckelmann-Computermodell des menschlichen Aktionspotenzials wurden die durch die V307L-KvLQT1-Genmutationen verursachte Verschiebung der Aktivierung und Verkürzung der Aktivierungszeit erfolgenen Änderungen eingefügt und der Effekt auf das Aktionspotenzial berechnet. Es konnte eine deutliche Verkürzung desselben registriert werden, auch wenn Wildtyp und Mutante im äquimolaren Verhältnis exprimiert wurden (von 280 auf 223,5 ms) [4, 5]. Die V307L-Mutation wurde zuvor von einer anderen Arbeitsgruppe in Xenopusoozyten exprimiert, allerdings in Abwesenheit von minK [28, 29]. KvLQT1-L307 führte zu einer Suppression der KvLQT1-Inaktivierung, ähnlich wie bei Bellocq et al. [4, 5] berichtet. Die Ergebnisse zeigten konstant, dass ein Verlust der Inaktivierung zu einem vermehrten I_{Ks}-Strom und zu einer Verkürzung des Aktionspotenzials im Sinne eines kurzen QT-Syndroms führt. Bellocq et al. [4, 5] schlossen daraus, dass aufgrund der funktionellen Relevanz, der Abwesenheit der Mutation in 200 nichtverwandten Individuen die Mutation kausal mit dem kurzen QT-Syndrom assoziiert ist, obgleich sie nicht in einer Familie nachverfolgt werden konnte.

In einer Untersuchung von Priori et al. [23] wurde eine weitere genetische Heterogenität des kurzen QT-Syndroms gezeigt. In einer kleinen Familie mit 2 betroffenen Patienten wurde keine Genmutation im *HERG*-Gen (SQT-2) und im *KCNQ1*-Gen (SQT-1) identifiziert. Eine weitere Kandidatengensuche (u.a. die Gene *SCN5A, KCNE1* und *KCNE2*) erbrachte letztendlich eine Genmutation im *KCNJ2*-Gen *(SQT-3)* [23], welches zuvor als Gen für das Anderson-Syndrom (LQT-7) publiziert worden war [22]. Sowohl bei einem Probanden mit einem kurzen QT-Intervall (QTc: 315 ms) und einer asymmetrischen T-Welle als auch bei dem 35 Jahre alten Vater (QTc: 320 ms, rezidivierende Präsynkopen seit dem 15. Lebensjahr) konnte eine heterozygote *KCNJ2*-Gen-Mutation identifiziert werden (*KCNJ2*-D172N), die in gesunden Kontrollpersonen nicht gefunden wurde. Heterologe Expressionsexperimente (CHO-Zellen), die keinen endogenen I_{K1}-Strom enthalten, zeigten, dass die Koexpression von Wildtyp und Mutante zu einem vergrößerten Auswärtsstrom führte; in Computersimulationsmodellen hatten der beobachtete Shift der I_{K1}-Kanal-Aktivierung und die verkürzte Aktivierungszeit eine Aktionspotenzialverkürzung von 80 ms zur Folge [23].

Miake et al. [20] konnten zeigen, dass die Überexpression von Kir2.1 (I_{K1}) signifikant mit einer erhöhten I_{K1}-Kanal-Dichte in Meerschweinchenherzen assoziiert ist, und umgekehrt, dass diese Dichte durch dominant negative Kir2.1-Konstrukte reduziert werden konnte. Li et al. [17] wiesen nach, dass in transgenen Mäusen die Hochregulation von I_{K1} eine Verkürzung des Aktionspotenzials und des QT-Intervalls bedeutete, beide assoziiert mit einer Arrhythmieneigung sowohl in den Vorhöfen als auch in den Ventrikeln.

Fazit

Zusammenfassend handelt es sich nach derzeitigem Kenntnisstand beim kurzen QT-Syndrom um das *pathophysiologische Spiegelbild des langen QT-Syndroms* [25, 26], wobei aktivierende Genmutationen in Kaliumkanalgenen zu einer genetischen und pathophysiologischen Heterogenität führen. Derzeit sind 3 Unterformen des kurzen QT-Syndroms bekannt, wobei es möglicherweise ähnlich wie beim langen QT-Syndrom unterschiedliche T-Wellen-Morphologien gibt, die mit einzelnen genetischen Unterformen assoziiert sind. Bislang liegen nur einzelne Fall- oder Familienberichte vor. Als Therapie der Wahl wird aufgrund der kurzen, effektiven Refraktärperiode derzeit die ICD-Implantation durchgeführt. Inwieweit andere, medikamentöse Ansätze (Chinidin) eine weitere therapeutische Möglichkeit darstellen, muss noch weiter evaluiert werden. Inwieweit Zusammenhänge vom kurzen QT-Syndrom zu weiteren Formen des idiopathischen Vorhofflimmerns [7, 15] oder Kammerflimmerns [30] bestehen, ist Ausgangspunkt für weitere zukünftige Studien zur genetischen Basis des plötzlichen Herztods.

Literatur

1. Algra A, Tijssen JG, Roelandt JR, Pool J, Lubsen J (1991) QTc prolongation measured by standard 12-lead electrocardiography is an independent risk factor for sudden death due to cardiac arrest. Circulation 83:1888–1894
2. Antzelevitch C (2005) Cardiac repolarization. The long and short of it. Europace [Suppl 2]:3–9
3. Bazett AM (1920) An analysis of the time-relations of electrocardiograms. Heart 7:353–369
4. Bellocq C, Ginneken ACG van, Bezzina CR, Escande D, Baro I, Wilde AAM (2004) A molecular and pathophysiological substrate for the short QT interval syndrome. Biophys J 86:14A
5. Bellocq C, Ginneken ACG van, Bezzina CR et al. (2004) Mutation in the KCNQ1 gene leading to the short QT-interval syndrome. Circulation 109:2394–2397
6. Brugada R, Hong K, Dumaine R et al. (2004) Sudden death associated with short-QT syndrome linked to mutations in HERG. Circulation 109:30–35
7. Ellinor PT, Moore RK, Patton KK, Ruskin JN, Pollak MR, MacRae CA (2004) Mutations in the long QT gene, KCNQ1, are an uncommon cause of atrial fibrillation. Heart 90:1487–1488

8. Extramiana F, Antzelevitch C (2004) Amplified transmural dispersion of repolarization as the basis for arrhythmogenesis in a canine ventricular-wedge model of short-QT syndrome. Circulation 110:3661–3666
9. Gaita F, Giustetto C, Bianchi F et al- (2003) Short QT syndrome – A familial cause of sudden death. Circulation 108:965–970
10. Gaita F, Giustetto C, Bianchi F et al. (2004) Short QT syndrome: pharmacological treatment. J Am Coll Cardiol 43:1494–1499
11. Gima K, Rudy Y (2002) Ionic current basis of electrocardiographic waveforms: a model study. Circ Res 90:889–896
12. Gussak I, Brugada P, Brugada J et al. (2000) Idiopathic short QT interval: a new clinical syndrome? Cardiology 94:99–102
13. Gussak I, Kopecky SL, Bjerregaard P (2000) Familial short QT interval syndrome. Eur Heart J 21:451
14. Gussak I, Brugada P, Brugada J, Antzelevitch C, Osbakken M, Bjerregaard P (2002) ECG phenomenon of idiopathic and paradoxical short QT intervals. Card Electrophysiol Rev 6:49–53
15. Hong K, Piper DR, Diaz-Valdecantos A et al. (2005) De novo KCNQ1 mutation responsible for atrial fibrillation and short QT syndrome in utero. Cardiovasc Res 68:433–440
16. Jervell A, Lange-Nielsen F (1957) Congenital deaf-mutism, functional heart disease with prolongation of the Q-T interval and sudden death. Am Heart J 54:59–68
17. Li J, McLerie M, Lopatin AN (2004) Transgenic upregulation of IK1 in the mouse heart leads to multiple abnormalities of cardiac excitability. Am J Physiol Heart Circ Physiol 287:H2790–H2802
18. Luo S, Tompkins WJ (1994) Parameter evaluation of the inverse power-law spectrum of heart rate. A quantitative approach for ECG arrhythmia analysis. J Electrocardiol (Suppl 27):46–52
19. Meißner FL (1856) [Taubstummheit und Taubstummenbildung]. Winter, Leipzig, S 387
20. Miake J, Marban E, Nuss HB (2003) Functional role of inward rectifier current in heart probed by Kir2.1 overexpression and dominant-negative suppression. J Clin Invest 111:1529–1536
21. Moss AJ (1993) Measurement of the QT interval and the risk associated with QTc interval prolongation: a review. Am J Cardiol 72:23B–25B
22. Plaster NM, Tawil R, Tristani-Firouzi M et al. (2001) Mutations in Kir2.1 cause the developmental and episodic electrical phenotypes of Andersen's syndrome. Cell 105:511–519
23. Priori SG, Pandit SV, Rivolta I et al. (2005) A novel form of short QT syndrome (SQT3) is caused by a mutation in the KCNJ2 gene. Circ Res 96:800–807
24. Rautaharju PM, Zhou SH, Wong S et al. (1992) Sex differences in the evolution of the electrocardiographic QT interval with age. Can J Cardiol 8:690–695
25. Schulze-Bahr E (2005) Herzschrittmacherther Elektrophysiol 16:225–228
26. Schulze-Bahr E (2005) Short QT syndrome or Andersen syndrome: Yin and Yang of Kir2.1 channel dysfunction. Circ Res 96:703–704
27. Schulze-Bahr E, Breithardt G (2005) Short-QT interval and short-QT syndromes. J Cardiovasc Electrophysiol 16:1–3
28. Seebohm G, Scherer CR, Busch AE, Lerche C (2001) Identification of specific pore residues mediating KCNQ1 inactivation. A novel mechanism for long QT syndrome. J Biol Chem 276:13600–13605
29. Seebohm G, Pusch M, Chen J, Sanguinetti MC (2003) Pharmacological activation of normal and arrhythmia-associated mutant KCNQ1 potassium channels. Circ Res

30. Viskin S, Zeltser D, Ish-Shalom M et al. (2004) Is idiopathic ventricular fibrillation a short QT syndrome? Comparison of QT intervals of patients with idiopathic ventricular fibrillation and healthy controls. Heart Rhythm 1:587–591
31. Ward OC (1964) A new familial cardiac syndrome in children. J Irish Med Assoc 54:103–106
32. Ward OC (1972) Heritable QT prolongation without deafness. Br Heart J 34:962
33. Wolpert C, Schimpf R, Giustetto C et al. (2005) Further insights into the effect of quinidine in short QT syndrome caused by a mutation in HERG. J Cardiovasc Electrophysiol 16:54–58
34. Wolpert C, Schimpf R, Veltmann C, Giustetto C, Gaita F, Borggrefe M (2005) Clinical characteristics and treatment of short QT syndrome. Expert Rev Cardiovasc Ther 3:611–617
35. Zhang H, Hancox JC (2004) In silico study of action potential and QT interval shortening due to loss of inactivation of the cardiac rapid delayed rectifier potassium current. Biochem Biophys Res Commun 322:693–699
36. Zhang L, Timothy KW, Vincent GM et al. (2000) Spectrum of ST-T-wave patterns and repolarization parameters in congenital long-QT syndrome: ECG findings identify genotypes. Circulation 102:2849–2855

Gewebeersatz – eine Perspektive in der Arrhythmiebehandlung

B.K. Fleischmann

Zusammenfassung. Die Forschung und die Entwicklung der zellulären Ersatztherapie zur Arrhythmiebehandlung befinden sich noch in den Anfängen. In die experimentellen Ansätze kann die Hoffnung gesetzt werden, unter Verwendung neuer Zell- und Tiermodelle die zugrunde liegenden Mechanismen besser verstehen zu können. Ob diese Ansätze jemals auf den Patienten übertragbar sind, muss zum jetzigen Zeitpunkt bezweifelt werden, insbesondere in Anbetracht der schnellen Weiterentwicklung der Schrittmachertechnologie.

Die zelluläre Ersatztherapie ist ein neuer experimenteller Ansatz zur Behandlung von akuten und chronischen Herzerkrankungen. Die Rationale hierfür sind einerseits die zunehmende Altersstruktur unserer Gesellschaft, verbunden mit der steigenden Zahl an Patienten mit schwerer Herzinsuffizienz, andererseits die Erkenntnis, dass die zur Verfügung stehenden medikamentösen Therapien bei diesen Patienten nur eine eingeschränkte Wirksamkeit aufweisen. Zurzeit steht als einzige kausale Therapie die Herztransplantation zur Verfügung, die abnehmende Zahl an Spenderorganen und die steigende Anzahl an bedürftigen Patienten zeigen jedoch die dringliche Notwendigkeit alternativer Therapieansätze auf.

Die zelluläre Ersatztherapie basiert auf der Transplantation von Zellen in das geschädigte Herz. Die Paradeindikation stellt der akute Myokardinfarkt dar, generell erscheint sie jedoch zur Therapie der schweren Herzinsuffizienz, unabhängig von der zugrunde liegenden Erkrankung, geeignet. Obwohl zurzeit bereits mehrere klinische Studien unter Einsatz verschiedener adulter Stammzellpopulationen laufen, bestehen zum jetzigen Zeitpunkt kontroverse Meinungen zur Effizienz, Risiken und dem am besten geeigneten Zelltyp (zur Übersicht s. Dimmeler et al. [5], Hescheler et al. [9]). Von besonderem Interesse erscheinen hierbei adulte- und embryonale Stamm(ES)-Zellen. Eine Stammzelle hat das Potenzial zur Selbsterneuerung und zur Differenzierung. Große Unterschiede bestehen jedoch zwischen den embryonalen und den adulten Stammzellen. ES-Zellen werden aus der inneren Zellmasse der Blastozyste gewonnen und können unter dem Einsatz von Feeder-Zellen und/oder „leukemia inhibitory factor" unbegrenzt in Kultur gehalten und vermehrt werden (zur Übersicht s. Hescheler et al.

[8], Anderson et al. [2]. Unter Verwendung geeigneter Differenzierungsprotokolle können die Maus- und die humanen ES-Zellen in alle unterschiedlichen somatischen Zellen ausdifferenziert werden (zur Übersicht siehe auch Keller [11], Wobus u. Boheler [29]). Im Gegensatz dazu sind die adulten Stammzellen „vorprogrammiert" und weisen eine geringere Plastizität im Vergleich zu den ES-Zellen auf. Besonders in den letzten Jahren wurde aber auch für die adulten Stammzellen eine ungeahnte Plastizität proklamiert, diese wird jedoch äußerst kontrovers diskutiert (zur Übersicht s. Wagers u. Weissman [28]).

In der vorliegenden Abhandlung sollen kurz die wichtigsten wissenschaftlichen Erkenntnisse der zellulären Ersatztherapie zusammengefasst werden, ferner werden erste Befunde zu deren Rolle bei der Arrhythmiebehandlung erörtert.

Historie zur zellulären Ersatztherapie am Herzen

Bereits Anfang der 1990er Jahre konnte mit Hilfe der Elektronenmikroskopie gezeigt werden, dass Zellen aus einer kardialen Zelllinie sowie fötale Herzmuskelzellen nach der Transplantation in das Mausherz stabil integrieren und Letztere die für die elektrische Kopplung erforderlichen morphologischen Strukturen mit dem nativen Myokard etablieren [12, 26]. In der Folgezeit wurden unterschiedliche, kontraktile sowie nicht kontraktile Zelltypen eingesetzt, und interessanterweise konnte bei den meisten der verwandten Modelle zumindest eine geringe Verbesserung der linksventrikulären Funktion beobachtet werden. Es zeigte sich jedoch, dass Zellen mit kontraktilen Eigenschaften einen besseren Funktionsgewinn erzielen und deshalb besser für die zelluläre Ersatztherapie am Herzen geeignet erscheinen [25]. Deshalb waren anfänglich embryonale/fötale Herzmuskel- und auch Skelettmuskelzellen von großem Interesse.

Embryonale Herzmuskelzellen sind im Gegensatz zu den terminal differenzierten adulten Herzzellen proliferativ und zeichnen sich durch eine ausgeprägte Hypoxieresistenz aus. Den eindeutigen Nachweis für die Effizienz der zellulären Ersatztherapie konnte unsere Arbeitsgruppe erbringen: Genetisch markierte embryonale Herzmuskelzellen [6] wurden in das geschädigte Mausherz injiziert [22] und dies führte zu einer eindeutigen Verbesserung des Überlebens der Mäuse [23]. Ferner zeigten unsere molekularbiologischen und elektrophysiologischen Analysen, dass die transplantierten Zellen beschleunigt ausdifferenzierten [23]. Obwohl dieser Zelltyp sich hervorragend für die zelluläre Ersatztherapie zu eignen scheint, schließen besonders ethische Bedenken und auch die immunologische Abstoßung die breite Verwendung aus.

Alternativ erschienen Skelettmuskelzellen als besonders attraktiv, da mit Hilfe von Satellitenzellen – der endogenen Stammzelle der Skelettmuskulatur – eine Anreicherung *ex vivo* und die Transplantation autologen Zellmaterials möglich sind. Tatsächlich zeigten Untersuchungen am Klein- und

Großtier, dass die Skelettmyoblasten hervorragend und stabil in das geschädigte Herz integrieren und zu einer deutlichen Verbesserung der linksventrikulären Funktion führen [18]. Nichtsdestotrotz konnten weitere Studien nachweisen, dass die Skelettmuskelzellen nicht in Kardiomyozyten „transdifferenzieren" und ihre morphologischen und physiologischen Eigenschaften beibehalten. Insbesondere exprimieren die Zellen nach der Transplantation kein Cx43 und sind somit elektrisch nicht mit dem Wirtsgewebe gekoppelt [15, 24]. Trotz dieser physiologischen Einschränkungen wird die Transplantation autologer Skelettmyoblasten in klinischen Studien in Europa und den USA besonders bei Patienten mit ausgeprägten Myokardinfarkten und eingeschränkter linksventrikulärer Pumpfunktion eingesetzt. Hierfür werden dem Patienten Oberschenkelmuskulatur entnommen und die Myoblasten *in vitro* angereichert. Etwa 800 Mio. dieser Zellen werden dem Patienten im Rahmen eines herzchirurgischen Eingriffs präferenziell in der Umgebung des vernarbten Areals injiziert (zur Übersicht s. Menasche [17]). Die Zellen integrieren stabil in den nativen Herzmuskel, wie histologische Untersuchungen am Herzen eines verstorbenen Patienten belegten [18], und die zelluläre Kardiomyoplastie resultiert in einer deutlichen Verbesserung der linksventrikulären Funktion (zur Übersicht s. Menasche [17]). In der Zwischenzeit wurde jedoch das Auftreten schwerer ventrikulärer Arrhythmien bei Patienten nach Therapie beobachtet, und aus Sicherheitsgründen werden bei allen Patienten mit Skelettmuskelkardiomyoplasty Defibrillatoren implantiert. In Patienten mit stark eingeschränkter linksventrikulärer Funktion treten bekanntlich ebenfalls vermehrt lebensgefährliche ventrikuläre Arrhythmien auf, und somit ist zum jetzigen Zeitpunkt nicht geklärt, ob die Transplantation von Skelettmuskelzellen zu einer Erhöhung des arrhythmogenen Risikos führt. Zur Klärung dieses wichtigen Aspekts sind dringend zusätzliche tierexperimentelle Versuche erforderlich. Interessanterweise deuten neue Befunde unter Verwendung der Kokultur von Skelettmuskelzellen mit Herzmuskelzellen und Mikroelektroden-Arrays *in vitro* auf die Generation kreisender Bewegungen hin [1].

Zusammenfassend ist festzustellen, dass die Transplantation embryonaler menschlicher Kardiomyozyten aufgrund ethischer und immunologischer Bedenken nicht umzusetzen ist, während die Transplantation autologer Skelettmuskelzellen bereits in klinischen Studien evaluiert wird. Der lange Zeitraum bis zur Bereitstellung dieser Zellen, die fehlende elektrische Kopplung und die mögliche Arrhythmieinduktion stellen jedoch ebenfalls die langfristige Verwendung dieser Zellen in Frage.

Transdifferenzierung knochenmarkabgeleiteter Zellen in Herzmuskulatur

Die Arbeitsgruppe von P. Anversa (USA) veröffentlichte 2001 eine Studie an Mäusen, in der über die „Transdifferenzierung" knochenmarkabgeleiteter Stammzellen in Herzmuskelzellen nach Injektion in das geschädigte

Mausherz berichtet wurde [21]. Dieser Befund war sensationell und stellte in Aussicht, dass Patienten nach einem Herzinfarkt und/oder mit Herzinsuffizienz mit Zellen aus dem eigenen Knochenmark effizient behandelt werden könnten. Umgehend wurden klinische Studien begonnen, in denen über eine Verbesserung der linksventrikulären Funktion berichtet wurde [3, 27]. Ähnliche Befunde wurden dann auch in der ersten randomisierten Studie erhoben [30], wobei die Funktionsverbesserung relativ gering war und die Patienten durchgehend keine eingeschränkte linksventrikuläre Funktion aufwiesen. In der Zwischenzeit wird jedoch das Konzept der Transdifferenzierung äußerst kontrovers diskutiert und in Frage gestellt, da die verwandten Methoden nicht alternative Mechanismen ausschließen (zur Übersicht s. Wagers u Weissman [28]), Laflamme u. Murry [14]). In der Tat konnten die ursprünglichen Daten an Mäusen von 3 Arbeitsgruppen nicht nachvollzogen werden, es wurde unter Einsatz verschiedener genetischer und Schädigungsmodelle keine „Transdifferenzierung" von Knochenmarkzellen in Herzmuskel nachgewiesen [4, 19, 20]. Ein möglicher Mechanismus wäre die Zellfusion, die wir jedoch nur an relativ wenigen Zellen im Herzen nachweisen konnten [20]. Analog zu den grundlagenwissenschaftlichen Befunden in der Maus deutet die relativ geringe Verbesserung der linksventrikulären Funktion beim Menschen nicht darauf hin, dass es nach der Transplantation knochenmarkabgeleiteter Zellen zu deren Transdifferenzierung kommt. Zum jetzigen Zeitpunkt ist somit weiterhin unklar, wie die beobachtete Verbesserung der Pumpfunktion zu erklären ist, mögliche Mechanismen sind u.a. verbessertes Überleben des „hibernating" Herzmuskels, verbesserte Vaskularisierung, reduziertes Remodeling usw. Da zum jetzigen Zeitpunkt weder die Mechanismen noch die Risiken dieser experimentellen Therapie abzuschätzen sind, bedarf es dringend weiterer grundlagenwissenschaftlicher Untersuchungen am Klein- und Großtier. Eine Verbesserung der ventrikulären Funktionsparameter wird auch nach der Transplantation endothelialer Progenitorzellen beobachtet, zurzeit laufende große randomisierte klinische Studien sollten weiteren Aufschluss über die klinische Relevanz der zellulären Ersatztherapie vermitteln.

Alternativ wird seit kurzem in einer klinischen Studie das Potenzial einer aus dem Knochenmark stammenden Stammzellsubpopulation, nämlich den mesenchymalen Stammzellen, eruiert. Diese können relativ leicht in Kultur aufgereinigt und angereichert werden und differenzieren angeblich *in vitro* und *in vivo* in Herzmuskelzellen (zur Übersicht s. Melo et al. [16]). Wie oben aufgeführt, wurden die Versuche nicht mit der erforderlichen Stringenz vorgenommen, sodass Fusion und andere Mechanismen nicht ausgeschlossen werden können. In einer kürzlich veröffentlichten Arbeit wurde im Gegensatz zur „Transdifferenzierung" auf mögliche parakrine Mechanismen der mesenchymalen Stammzellen nach Transplantation in das geschädigte Myokard verwiesen [7].

Zusammenfassend konnten sich bis zum jetzigen Zeitpunkt die in die Knochenmarkzellen gesetzten Erwartungen nicht vollständig erfüllen. Neben den klinischen Studien erscheint es deshalb unbedingt erforderlich, in experimentellen Ansätzen die zugrunde liegenden Mechanismen besser zu verstehen und eine sorgfältige Risikoabschätzung vorzunehmen.

Zelluläre Ersatztherapie zur Arrhythmiebehandlung

Die bisher beschriebenen Ansätze der zellulären Ersatztherapie zielen darauf ab, die linksventrikuläre Pumpfunktion des Herzens zu verbessern. Somit ist zu erwarten, dass eine Reduktion der Arrhythmieneigung besonders bei Patienten mit ausgeprägter Herzinsuffizienz erzielt werden kann. Diesen Vorteilen stehen aber eventuelle Nachteile gegenüber, da besonders embryonale sowie ES-Zell-abgeleitete Kardiomyozyten eine spontane elektrische Aktivität aufweisen. Bei der Maus konnte nach der Transplantation dieser Zellen keine erhöhte elektrische Ektopieneigung festgestellt werden [23], dies ist evtl. darauf zurückzuführen, dass im Gegensatz zum Menschen embryonale Kardiomyozyten der Maus eine wesentlich langsamere Frequenz aufweisen als das erwachsene Mausherz. In Zusammenarbeit mit der Arbeitsgruppe von Prof. T. Lewalter (Bonn) wollen wir deshalb untersuchen, ob die zelluläre Kardiomyoplastie – unabhängig von der Funktionsverbesserung – evtl. durch eine homogenere elektrische Weiterleitung im Narbenbereich zu einer Verbesserung der Arrhythmieneigung führt.

Eine weitere interessante Idee der zellulären Ersatztherapie stellt die Wiederherstellung eines biologischen Schrittmachers dar. Besonders unter Verwendung humaner ES-Zell-abgeleiteter Kardiomyozyten wurde am Schwein nach Elektroablation des AV-Knotens gezeigt, dass die transplantierten Zellen in das Kammermyokard integrierten und die „Schrittmacherfunktion“ übernahmen [10]. Diese Befunde wurden in der Zellkultur untermauert, wo die Kokultivierung humaner ES-Zell-abgeleiteter Kardiomyozyten mit nicht spontan aktiven Kardiomyozyten zeigte, dass eine regelmäßige Schrittmacheraktivität von den humanen ES-Zell-abgeleiteten Kardiomyozyten ausging und durch die physiologischen Neurotransmitter des sympathischen Nervensystems moduliert wurden [31]. Einschränkend ist jedoch zu erwähnen, dass es sich bei den transplantierten Zellen nicht um aufgereinigte Schrittmacherzellen gehandelt hat und somit die spontane elektrische Aktivität mit Ausdifferenzierung der stammzellabgeleiteten Kardiomyozyten voraussichtlich sistiert. Es besteht natürlich die Möglichkeit, die humanen ES-Zellen mit schrittmacherspezifischen Ionenkanalkomponenten z.B. HCN4 [31] und/oder Kaliumkanäle zu transfizieren, um die spontane elektrische Aktivität aufrechtzuerhalten.

Ein alternativer Weg besteht in der Identifizierung und/oder Generation von biologischen Schrittmacherzellen *in vitro* aus ES-Zellen. Zum jetzigen Zeitpunkt gestaltet sich dies schwierig, da weder der embryonale Ursprung noch spezifische Markergene für Schrittmacherzellen identifiziert sind. Nichtsdestotrotz gelang es unserer Arbeitsgruppe vor kurzem, Schrittmacherzellen aus ES-Zellen der Maus zu isolieren. Wir generierten transgene embryonale Stammzelllinien, in denen der kardial spezifische „α-myo-

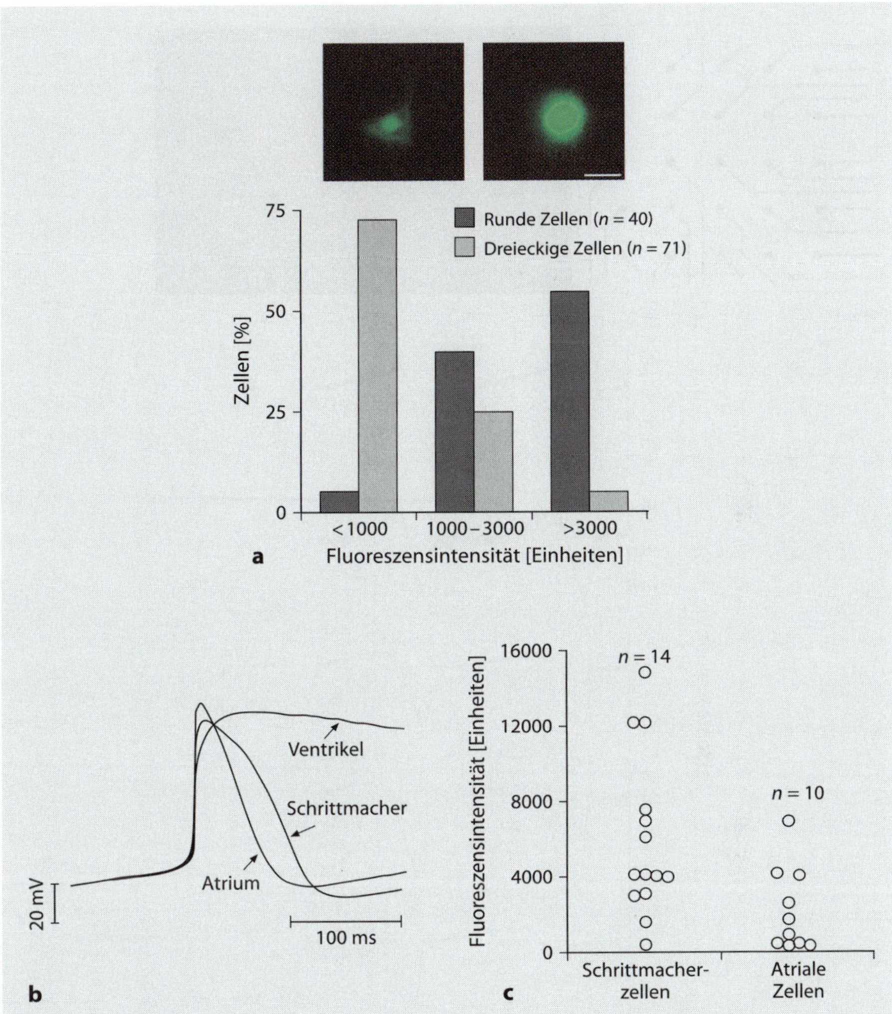

Abb. 1. Identifizierung von Vorhof- und Schrittmacherherzzellen in transgenen ES-Zellen, in denen der α-MHC-Promotor die Expression des Reportergens EGFP treibt, **a** 2 charakteristische Herzmuskelzellen, die unterschiedliche EGFP-Fluoreszenzintensitäten aufweisen (*oberes Panel*), Herzmuskelzellen mit schwachem EGFP-Signal: präferenziell dreieckige Morphologie, Herzmuskelzellen mit starker Fluoreszenz: rund; Statistik der Fluoreszenzintensitätsmessungen: EGFP-Markierung von 2 Populationen (*unteres Panel*), **b** bereits zu einem frühen Entwicklungszeitpunkt sind unterschiedliche Aktionspotenzialformen der aus ES-Zellen differenzierten Subpopulationen von Herzzellen (Patch-clamp-Messungen) zu suchen, atriale- und Schrittmacherzellen: EGFP-positiv, ventrikuläre Herzmuskelzellen: EGFP-negativ, **c** die mit Hilfe der Patch-clamp-Technik analysierten Schrittmacherzellen weisen wesentlich höhere EGFP-Fluoreszenzintensität auf als atriale Zellen, jeder *Kreis* einzelne gemessene Herzzelle

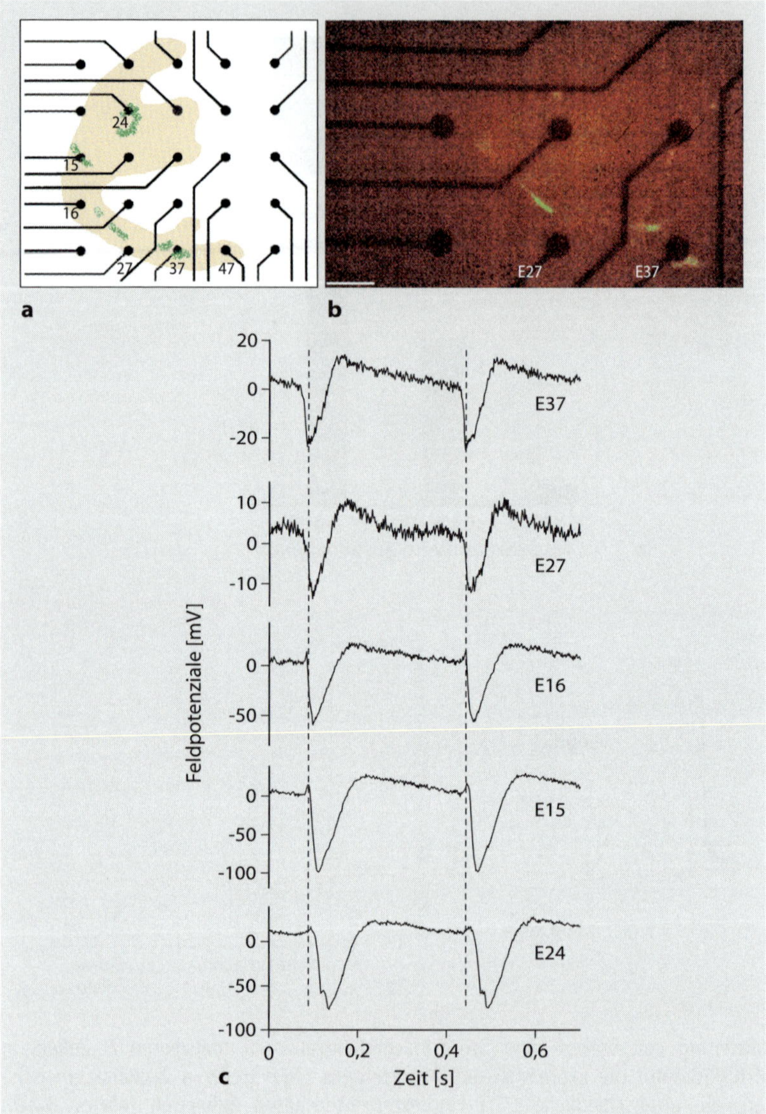

Abb. 2. Messungen mit Mikroelektroden-Arrays (MEA), stark EGFP-positive Areale markieren die Schrittmacher im „embryoid body" transgener α-MHC-EGFP-ES-Zellen, **a** Schema der unterschiedlichen Elektroden des MEA; *grau* plattierter „embryoid body", **b** Originalfoto des in **a** gezeigten „embryoid body": vergrößerter Ausschnitt, **c** Feldpotenziale zeigen Lokalisation des Schrittmachers (Elektrode mit der frühesten Ablenkung von der isoelektrischen Linie) in Nähe der Elektrode E37, in diesem Bereich stark ist auch EGFP-positives Areal

sin heavy chain" (α-MHC)-Promotor die Expression des *Live*-Reportergens EGFP treibt [13]. Zellbiologische und elektrophysiologische Untersuchungen zeigten, dass mit Hilfe dieses Promotors während der frühen Herzentwicklung *in vitro* 2 Populationen markiert werden, nämlich atriale und Schrittmacherzellen (Abb. 1). Interessanterweise zeigten Letztere eine wesentlich höhere EGFP-Fluoreszenzintensität (Abb. 1). Die Schrittmacheridentität wurde mit Hilfe von elektrophysiologischen Einzelzellmessungen bestätigt (Abb. 1). Wir verwendeten ferner Mikroelektroden-Arrays, mit diesen konnten wir eindeutig nachweisen, dass die spontane elektrische Aktivität in den „embroyid bodies" von stark EGFP-positiven Schrittmacherzellen generiert wird (Abb. 2). Uns ist es ferner gelungen, mit Hilfe der Fluoreszenzaktivierten Zellsortierung die Schrittmacherzellen aufzureinigen [13] und planen, diese in der Zukunft als biologische Schrittmacher im Tiermodell auszutesten.

Literatur

1. Abraham MR, Henrikson CA, Tung L et al. (2005) Antiarrhythmic engineering of skeletal myoblasts for cardiac transplantation. Circ Res 97:159–167
2. Anderson DJ, Gage FH, Weissman IL (2001) Can stem cells cross lineage boundaries? Nat Med 7:393–395
3. Assmus B, Schachinger V, Teupe C et al. (2002) Transplantation of progenitor cells and regeneration enhancement in acute myocardial infarction (TOPCARE-AMI) Circulation 106:3009–3017
4. Balsam LB, Wagers AJ, Christensen JL, Kofidis T, Weissman IL, Robbins RC (2004) Haematopoietic stem cells adopt mature haematopoietic fates in ischaemic myocardium. Nature 428:668–673
5. Dimmeler S, Zeiher AM, Schneider MD (2005) Unchain my heart: the scientific foundations of cardiac repair. J Clin Invest 115:572–583
6. Fleischmann M, Bloch W, Kolossov E, Andressen C, Muller M, Brem G, Hescheler J, Addicks K, Fleischmann BK (1998) Cardiac specific expression of the green fluorescent protein during early murine embryonic development. FEBS Lett 440:70–376
7. Gnecchi M, He H, Liang OD et al. (2005) Paracrine action accounts for marked protection of ischemic heart by Akt-modified mesenchymal stem cells. Nat Med 11:367–368
8. Hescheler J, Fleischmann BK, Lentini S et al. (1997) Embryonic stem cells: a model to study structural and functional properties in cardiomyogenesis. Cardiovasc Res 36:149–162
9. Hescheler J, Welz A, Fleischmann BK (2004) Searching for reputability: first randomised study on bone-marrow transplantation in the heart. Lancet 364:121–122
10. Kehat I, Khimovich L, Caspi O et al. (2004) Electromechanical integration of cardiomyocytes derived from human embryonic stem cells. Nat Biotechnol 22:1282–1289
11. Keller G (2005) Embryonic stem cell differentiation: emergence of a new era in biology and medicine. Genes Dev 19:1129–1155
12. Koh GY, Soonpaa MH, Klug MG, Field LJ (1993) Long-term survival of AT-1 cardiomyocyte grafts in syngeneic myocardium. Am J Physiol 264:H1727–1733
13. Kolossov E, Lu Z, Drobinskaya I et al. (2005) Identification and characterization of embryonic stem cell-derived pacemaker and atrial cardiomyocytes. FASEB J 19:577–579

14. Laflamme MA, Murry CE (2005) Regenerating the heart. Nat Biotechnol 23: 845–856
15. Leobon B, Garcin I, Menasche P, Vilquin JT, Audinat E, Charpak S (2003) Myoblasts transplanted into rat infarcted myocardium are functionally isolated from their host. Proc Natl Acad Sci USA 100:7808–7811
16. Melo LG, Pachori AS, Kong D et al. (2004) Gene and cell-based therapies for heart disease. FASEB J 18:648–663
17. Menasche P (2003) Skeletal muscle satellite cell transplantation. Cardiovasc Res 58:351–357
18. Menasche P, Hagege AA, Scorsin M et al. (2001) Myoblast transplantation for heart failure. Lancet 357:279–280
19. Murry CE, Soonpaa MH, Reinecke H et al. (2004) Haematopoietic stem cells do not transdifferentiate into cardiac myocytes in myocardial infarcts. Nature 428:664–668
20. Nygren JM, Jovinge S, Breitbach M et al. (2004) Bone marrow-derived hematopoietic cells generate cardiomyocytes at a low frequency through cell fusion, but not transdifferentiation. Nat Med 10:494–501
21. Orlic D, Kajstura J, Chimenti S et al. (2001) Bone marrow cells regenerate infarcted myocardium. Nature 410:701–705
22. Roell W, Fan Y, Xia Y et al. (2002) Cellular cardiomyoplasty in a transgenic mouse model. Transplantation 73:462–465
23. Roell W, Lu ZJ, Bloch W et al. (2002) Cellular cardiomyoplasty improves survival after myocardial injury. Circulation 105:2435–2441
24. Rubart M, Pasumarthi KB, Nakajima H, Soonpaa MH, Nakajima HO, Field LJ (2003) Physiological coupling of donor and host cardiomyocytes after cellular transplantation. Circ Res 92:1217–1224
25. Sakai T, Li RK, Weisel RD et al. (1999) Fetal cell transplantation: A comparison of three cell types. J Thorac. Cardiovasc Surg 118:715–725
26. Soonpaa, MH, Koh GY, Klug MG, Field LJ (1994) Formation of nascent intercalated disks between grafted fetal cardiomyocytes and host myocardium. Science 264:98–101
27. Strauer BE, Brehm M, Zeus T et al. (2002) Repair of infarcted myocardium by autologous intracoronary mononuclear bone marrow cell transplantation in humans. Circulation 106:1913–1918
28. Wagers AJ, Weissman IL (2004) Plasticity of adult stem cells. Cell 2004 116:639–648
29. Wobus AM, Boheler K. (2005) Embryonic stem cells: prospects for developmental biology and cell therapy. Physiol Rev 85:635–678
30. Wollert KC, Meyer GP, Lotz J et al. (2004) Intracoronary autologous bone-marrow cell transfer after myocardial infarction: the BOOST randomised controlled clinical trial. Lancet 364:141–148
31. Xue T, Cho HC, Akar FG et al. (2005) Functional integration of electrically active cardiac derivatives from genetically engineered human embryonic stem cells with quiescent recipient ventricular cardiomyocytes: insights into the development of cell-based pacemakers. Circulation 111:11–20

Richtungsweisende Studien und ihre praktischen Konsequenzen: Synkope

A. Schuchert, T. Meinertz

Zusammenfassung. Die Synkopenforschung hat in den vergangenen Jahren zahlreiche Befunde und Vermutungen der letzten beiden Dekaden relativiert. Viele Patienten haben nur eine Synkope in ihrem Leben. Ihre Prognose ist – nach Ausschluss einer kardialen Genese der Synkope – gut. Die Echokardiographie kann im Zweifelsfall rasch und einfach helfen, die Patienten weiter zu differenzieren. Personen mit rezidivierenden Synkopen unklarer Genese sollten eine Kipptischuntersuchung erhalten, wenn sich bei Nachweis einer induzierbaren Synkope eine Behandlung anschließen würde. Bei den übrigen Patienten sollte frühzeitig die Indikation zur Implantation eines Schleifenrekorders erwogen werden. Die Behandlung der vasovagalen Synkope sollte aus einer umfassenden Beratung des Patienten bestehen, bei wiederholten Synkopen unterstützt von mechanischen Manövern und ggf. einer medikamentösen Therapie.

Häufigkeit und Prognose von Synkopenpatienten

Die Synkope ist ein plötzlicher Bewusstseinsverlust, verbunden mit einem Tonusverlust der Skelettmuskulatur sowie spontaner Erholung innerhalb weniger Minuten. Es lassen sich kardiale, vasovagale, nichtkardiale und Synkopen unklarer Genese klassifizieren.

Das Framingham-Register untersuchte den Langzeitverlauf von 822 Patienten mit Synkope über einen Zeitraum von 17 Jahren [36]. Im Vergleich zu den Teilnehmern ohne Synkope hatten die Patienten mit kardialer Synkope eine schlechtere Prognose, während das Vorliegen einer vasovagalen Synkope die Lebenserwartung nicht beeinflusste. Ziel des diagnostischen Vorgehens bei der Synkopenabklärung ist demzufolge, die Patienten mit kardialer Synkope frühzeitig zu identifizieren, um sie präventiv behandeln zu können [2]. Liegt hingegen eine vasovagale Synkope und kein Hinweis für eine ungünstige Prognose vor, sind die Patienten v.a. durch das Auftreten weiterer Synkopen beeinträchtigt. Ihre Diagnostik und Behandlung sollte sich an der Wahrscheinlichkeit weiterer Synkopen orientieren. Im Framingham-Register und in einer unizentrischen Erhebung von Blanc et al. [6] hatten 78% der Patienten nur eine Synkope in ihrem Leben bzw. ihre Erstsynkope, 18% 2 Episoden und nur wenige Patienten mehr als 2 Ereignisse.

Basisdiagnostik

Um Patienten mit Verdacht auf kardiale Synkope und mit erhöhtem Risiko von den übrigen Personen ohne erhöhtes Risiko zu unterscheiden, sind bei den meisten Patienten Anamnese, körperliche Untersuchung und EKG ausreichend [2]. Die weiteren Untersuchungen bestätigen den initialen Verdacht einer kardialen Genese bei 39% Patienten. Die übrigen Patienten ohne initialen Anhalt für kardiale Synkope zeigen nur in 3% eine kardiale Synkopenursache [1].

Erweiterte Diagnostik

Echokardiographie

Falls der Verdacht auf eine kardiale Ursache der Synkope besteht, lässt sich mit Hilfe der Echokardiographie der Anteil der Patienten mit Verdacht auf eine kardiale (arrhythmogene) Synkope weiter eingrenzen [34]. Patienten mit eingeschränkter LV-Funktion, d.h. mit einer Auswurffraktion <40%, haben in 50% eine kardiale Ursache gegenüber nur 19% der Patienten mit erhaltener LV-Funktion. Eine echokardiographische Untersuchung erübrigt sich bei Patienten ohne einen Anhalt für eine kardiale Synkope, da diese weder pathologische Veränderungen in dem bildgebenden Verfahren zeigten noch nach Abschluss der Diagnostik Hinweise für eine arrhythmogene Ursache bieten.

Kipptischtest

In den letzten Jahren haben neuere Untersuchungen den Stellenwert der Kipptischuntersuchung und des Schleifenrekorders („loop recorder") neu bewerten lassen.

Die Kipptischuntersuchung hat das Ziel, bei Patienten mit Synkopen unklarer Genese einen überreagierenden sympathikovagalen Reflexbogen als Hinweis für eine vasovagale Genese der Synkope nachzuweisen. Bis heute gibt es kein einheitliches Untersuchungsprotokoll für die Kipptischuntersuchung, wobei weitgehend Einigkeit besteht, einen Basistest gefolgt von pharmakologischer Provokation durchzuführen. Der Endpunkt einer Kipptischtestung ist die Induktion einer Synkope. Gesicherte Indikationen für eine Kipptischuntersuchung sind rezidivierende Synkopen bei herzgesunden Patienten sowie bei Patienten mit Herzerkrankung, aber nach Ausschluss kardialer Ursachen [7–9].

Die Sensitivität und Spezifität der Kipptischuntersuchung stellten neuere Studien in Frage. In diesen wurde bei denselben Patienten das gleiche Kipptischprotokoll wiederholt durchgeführt. In der Untersuchung von Sagrista-Sauleda et al. [33] hatten die 82 Patienten mit positivem Kipptischtest nach 14 Tagen in nur 53% erneut einen positiven Kipptischbefund. Die

Patienten mit negativem Befund zeigten in 80% erneut ein negatives Ergebnis [33]. Selbst der Nachweis einer Asystolie bei der Kipptischuntersuchung ließ sich nur bei 1/3 der Patienten reproduzieren [4]. Im Langzeitverlauf hatte der Befund einer Asystolie in der Kipptischuntersuchung ebenfalls keinen prädiktiven Wert [15].

Der aktuelle Stellenwert der Kipptischuntersuchung ist, die Diagnose einer vasovagalen Synkope zu stellen, wenn der positive Nachweis für den Patienten therapeutische Konsequenzen wie die Einleitung einer medikamentösen Therapie oder vermehrte Patientensicherheit zur Folge hat.

Schleifenrekorder

Bei Patienten auch ohne Verdacht auf eine kardial bedingte Synkope können seltene brady- oder tachykarde Herzrhythmusstörungen die Synkopen verursacht haben. Diagnostische Verfahren, um selten auftretende Herzrhythmusstörungen zu erfassen, sind das Langzeit-EKG über 24 h sowie der externe und implantierbare Schleifenrekorder. Die kontinuierliche Aufzeichnung mit dem Langzeit-EKG erlaubt gegenüber dem Schleifenrekorder, auch asymptomatische Rhythmusstörungen zu erfassen. Die Koinzidenz von EKG-Aufzeichnung und erneuter Synkope ist bei Patienten mit Synkopen unklarer Genese sehr gering.

Externe oder implantierbare Schleifenrekorder sind geeignet, um den Patienten über längere Zeit zu überwachen. Der externe Schleifenrekorder wird vom Patienten bei Beschwerden aktiviert und speichert vor und nach der Aktivierung den Herzrhythmus. Die bisher verwendeten externen Schleifenrekorder lassen sich häufig wegen verschiedener Unzulänglichkeiten nicht über längere Zeit einsetzen. Damit ist eine EKG-Aufzeichnung während erneuter Synkope selten; ausgenommen sind die wenigen Patienten mit fast wöchentlichen Synkopen [35].

Der implantierbare Schleifenrekorder überwacht den Herzrhythmus kontinuierlich über 1 Jahr und zeichnet automatisch oder patientengetriggert das jeweilige Ereignis auf. Damit lässt sich bei vielen Patienten definitiv eine Rhythmusstörung als Ursache rezidivierender Synkopen nachweisen oder ausschließen [18]. Die Untersuchungen der ISSUE-Studiengruppe haben gezeigt, dass ein zu großzügiger Einsatz nicht immer sinnvoll ist; in dieser Untersuchung hatten nur 30% der Patienten überhaupt eine Rezidivsynkope im folgenden Jahr [26].

Der implantierbare Schleifenrekorder sollte Patienten mit rezidivierenden Synkopen vorbehalten bleiben, die aufgrund ihrer Anamnese mit hoher Wahrscheinlichkeit weitere Synkopen während der Funktionsdauer des Implantats haben.

Therapie der vasovagalen Synkope

Da die meisten Patienten nur eine Synkope in ihrem Leben haben, sollte bei erster Synkope nur das Vorliegen einer kardialen Ursache ausgeschlossen werden. Behandelt werden sollten Patienten mit rezidivierenden Synkopen oder ggf. mit Verletzung bei der ersten Synkope.

In den letzten Jahren wurde die Wirksamkeit der medikamentösen Therapie in randomisierten Studien geprüft.

Medikamentöse Therapie

Die bis vor wenigen Jahren großzügig durchgeführte β-Blocker-Therapie zeigte sich in mehreren randomisierten plazebokontrollierten Studien als nicht wirksam. Deshalb wird sie heute nicht mehr empfohlen [7–9]. Die dieser Empfehlung zugrunde liegenden Studien hatten jedoch nur relativ wenige Patienten eingeschlossen; an einem größeren Patientenkollektiv ließ sehr wohl ein Vorteil der β-Blocker-Therapie zeigen [39].

Medikamentöse Alternativen sind die Gabe des Vasokonstrikors Midodrin oder eines selektiven Serotoninwiederaufnahmehemmers (SSIR), deren protektive Wirkung in Studien gezeigt wurde [13, 17, 25, 29].

Schrittmachertherapie

In den 1990er Jahren wurde bei Patienten mit Bradykardien in der Kipptischuntersuchung die Implantation eines 2-Kammer-Schrittmachers empfohlen. Die Rationale für das therapeutische Vorgehen war die Beobachtung relevanter Bradykardien und Asystolien bei der Kipptischuntersuchung und deren Beseitigung durch Implantation eines 2-Kammer-Schrittmachers [3, 11, 37]. Diese Bewertung beruhte nicht nur auf älteren Beobachtungsstudien, sondern auch auf den Befunden dreier randomisierter Studien, in denen die Schrittmachertherapie gegenüber keiner Therapie bzw. mit β-Blocker-Behandlung verglichen worden war [3, 11, 37].

Der Nachteil der Studien war, dass die Kontrollgruppe keinen Schrittmacher erhalten hatte. In 2 Studien wurden deshalb sowohl Studien- als auch Kontrollgruppe mit einem Schrittmacher versorgt, dieser jedoch nur in der Therapiegruppe doppelblind aktiviert [12, 30, 31]. In beiden Studien hatten sowohl die Studien- als auch die Kontrollgruppe gleich häufig erneut Synkopen. Alle Studien zeigten zwar übereinstimmend ein geringes Auftreten weiterer Synkopen nach Schrittmacherimplantation. Die beiden letzten Untersuchungen lassen jedoch vermuten, dass der Wirkmechanismus weniger auf der Beseitigung der Bradykardie beruht, als vielmehr einen Plazeboeffekt darstellt, möglicherweise bedingt durch den operativen Eingriff.

Ein Nachteil der beiden letztgenannten Studien war, dass sie nur die Wirksamkeit eines Schrittmacheralgorithmus geprüft haben [12, 30, 31]. Sinnvoll scheinen neue Sensoren und Algorithmen zu sein, die z.B. über die Elektrodenimpedanz automatisch die myokardiale Kontraktilität und damit den autonomen Status detektieren. Ein solcher Schrittmacher wurde bei 40 Patienten mit im Mittel 4,7 vasovagalen Synkopen im letzten Jahr implantiert [27]. In der therapierten Gruppe erlitt kein Patient eine weitere Synkope; ebenso kein Patient im Beobachtungsregister mit aktiviertem Schrittmacher.

Mechanische Manöver

Ein anderes Konzept zur Behandlung der vasovagalen Synkope ist, kurzfristig den Volumenverlust infolge der Orthostase auszugleichen. Eine plausibles, aber im Alltag schwierig durchzuführenden Verfahren, ist das rasche Trinken von 300–500 ml Flüssigkeit [22]. Andere Möglichkeiten sind Kreuzen der Beine oder die isometrische Kontraktion der Oberarme bzw. das Drücken eines Balls [8]. Mit diesen einfachen Methoden ließen sich bei der Mehrzahl der Patienten mit Prodromi die meisten Anfälle präventiv verhindern. Ein weiteres wirkungsvolles, jedoch zeitaufwändiges Verfahren ist, durch tägliches Orthostasetraining den überschießenen Reflexbogen zu adaptieren [14, 32].

Synkope und Fahrtauglichkeit

Internistische Erkrankungen insgesamt sind in etwa 1% der Fälle die Ursache von Verkehrsunfällen [16, 28]. Im Unterschied dazu berichten bis zu 5% der Synkopenpatienten über eine Episode beim Fahren von Kraftfahrzeugen [21, 23, 38]. Die deutschen Richtlinien zur Kraftfahrereignung fordern nach jeder Synkope ein 6-monatiges Fahrverbot [20]. Dieses halten in der Praxis nur wenige Patienten trotz Aufklärung ein [24]. In der heutigen Zeit ist die Restriktion zum Fahren eines Kraftfahrzeugs differenzierter zu sehen, da beispielsweise nur wenige Patienten überhaupt erneut eine Synkope haben. Die aktuellen europäischen Leitlinien haben das früher pauschale Vorgehen erheblich modifiziert und die Restriktionen v. a. für Patienten mit Erstsynkope, die nur privat ein Kraftfahrzeug fahren, aufgehoben [7–9, 28].

Literatur

1. Alboni P, Brignole M, Menozzi C et al. (2001) The diagnostic value of history in patients with syncope with or without heart disease. J Am Coll Cardiol 37:1921–1928
2. Ammirati F, Colivicchi F, Santini M on behalf of the investigators of the OESIL study (2000) Diagnosing syncope in clinical practice. Implementation of a simplified diagnostic algorithm in a multicentre prospective trial – the OESIL 2 study (Osservatorio Epidemiologico della Sincope nel Lazio). Eur Heart J 21:935–940
3. Ammirati F, Colivicchi F, Santini M (2001) Syncope Diagnosis and Treatment Study Investigators. Permanent cardiac pacing versus medical treatment for the prevention of recurrent vasovagal syncope: a multicenter, randomized, controlled trial. Circulation 104:52–57

4. Baron-Esquivias G, Pedrote A, Cayuela A et al. (2002) Long-term outcome of patients with asystole induced by head-up tilt test. Eur Heart J 23:483–489
5. Bhatia A, Dhala A, Blanck Z, Deshpande S, Akhtar M, Sra AJ (1999) Driving safety among patients with neurocardiogenic (vasovagal) syncope. Pacing Clin Electrophysiol 22:1576–1580
6. Blanc JJ, L'Her C, Touiza A, Garo B, L'Her E, Mansourati J (2002) Prospective evaluation and outcome of patients admitted for syncope over a 1 year period. Eur Heart J 23:815–820
7. Brignole M, Alboni P, Benditt D et al. (2001) Task Force on Syncope, European Society of Cardiology. Guidelines on management (diagnosis and treatment) of syncope. Eur Heart J 22:1256–1306
8. Brignole M, Croci F, Menozzi C et al. (2002) Isometric arm counter-pressure maneuvers to abort impending vasovagal syncope. J Am Coll Cardiol 40:2053–2059
9. Brignole M, Alboni P, Benditt DG Et al. (2004) Task Force on Syncope, European Society of Cardiology. Guidelines on management (diagnosis and treatment) of syncope – update 2004. Executive summary. Eur Heart J 25:2054–2072
10. Colivicchi F, Ammirati F, Melina D, Guido V, Imperoli G, Santini M for the OESIL (2003) Development and prospective validation of a risk stratification system for patients with syncope in the emergency department: the OESIL risk score. Eur Heart J24:811–819
11. Connolly SJ, Sheldon R, Roberts RS, Gent M (1999) The North American Vasovagal Pacemaker Study (VPS). A randomized trial of permanent cardiac pacing for the prevention of vasovagal syncope. J Am Coll Cardiol 33:16–20
12. Connolly SJ, Sheldon R, Thorpe KE et al. (2003) VPS II Investigators. Pacemaker therapy for prevention of syncope in patients with recurrent severe vasovagal syncope: second vasovagal pacemaker study (VPS II): a randomized trial. JAMA 289:2224–22249
13. Di Gerolamo E, Di Iorio C, Sabatini O, Leonzio L, Barbone C, Barsotti A (1999) Effects of paroxetine hydrochloride, a selective serotonin reuptake inhibitor, on refractory vasovagal syncope: a randomized, double-blind, placebo-controlled study. J Am Coll Cardiol 33:1227–1230
14. Di Girolamo E, Di Iorio C, Leonzio L et al. (1999) Usefulness of a tilt training program for the prevention of refractory neurocardiogenic syncope in adolescents. A controlled study. Circulation 100:1798–1801
15. Foglia-Manzillo G, Romano M, Corrado G et al. (2002) Reproducibility of asystole during head-up tilt testing in patients with neurally mediated syncope. Europace 4:365–367
16. Guibert R, Potvin L, Ciampi A, Loiselle J, Philibert L, Franco ED (1998) Are drivers with CVD more at risk for motor vehicle crashes? Study of men aged 45 to 70. Can Fam Physician 44:770–776
17. Kaufmann H, Saadia D, Voustianiouk A (2002) Midodrine in neurally mediated syncope: a double-blind, randomized, crossover study. Ann Neurol 52(3):342–345
18. Krahn AD, Klein GJ, Yee R, Skanes AC (2001) Randomized assessment of syncope trial: conventional diagnostic testing versus a prolonged monitoring strategy. Circulation 104:46–51
19. Krediet CTP, van Dijk N, Linzer M, van Lieshout JJ, Wieling W (2002) Management of vasovagal syncope controlling or aborting faints by leg crossing and muscle tensing. Circulation 106:1684–1689
20. Lewerenz H (2000) Begutachtungs-Leitlinien zur Kraftfahrereignung. Ber Bundesanstalt Straßenwesen M 115
21. Li H, Weitzel M, Easley A, Barrington W, Windle J (2000) Potential risk of vasovagal syncope for motor vehicle driving. Am J Cardiol 85:184–186

22. Lu CC, Diedrich A, Tung CS et al. (2003) Water ingestion as prophylaxis against syncope. Circulation 108:2660–2665
23. Lurie KG, Iskos D, Sakaguchi S, Fahy GJ, Benditt DG (1999) Resumption of motor vehicle operation in vasovagal fainters. Am J Cardiol 83:604–606
24. Maas R, Ventura R, Kretzschmar C, Aydin A, Schuchert A (2003) Syncope, driving recommendations, and clinical reality: survey of patients. BMJ 326:21
25. Mitro P, Trejbal D, Rybar AR (1999) Midodrine hydrochloride in the treatment of vasovagal syncope. Pacing Clin Electrophysiol 22:1620–1624
26. Moya A, Brignole M, Menozzi C et al. (2001) International Study on Syncope of Uncertain Etiology (ISSUE) Investigators. Mechanism of syncope in patients with isolated syncope and in patients with tilt-positive syncope. Circulation 104:1261–1267
27. Occhetta E, Bortnik M, Vassanelli C (2003) INVASY Italian Feasibility Study Group. The DDDR closed loop stimulation for the prevention of vasovagal syncope: results from the INVASY prospective feasibility registry. Europace 5:153–162
28. Petch MC (1998) Driving and heart disease. Eur Heart J 19:1165–1177
29. Perez-Lugones A, Schweikert R, Pavia S et al. (2001) Usefulness of midodrine in patients with severely symptomatic neurocardiogenic syncope: a randomized control study. J Cardiovasc Electrophysiol 12:935–938
30. Raviele A, Brignole M, Sutton R et al. (1999) Vasovagal Syncope International Study (VASIS) Investigators. Effect of etilefrine in preventing syncopal recurrence in patients with vasovagal syncope. Circulation 99:1452–1457
31. Raviele A, Giada F, Menozzi C et al. (2004) Vasovagal Syncope and Pacing Trial Investigators. A randomized, double-blind, placebo-controlled study of permanent cardiac pacing for the treatment of recurrent tilt-induced vasovagal syncope. The vasovagal syncope and pacing trial (SYNPACE). Eur Heart J 25:1741–1748
32. Reybrouck T, Heidbuchel H, Van De Werf F et al. (2002) Long-term follow-up results of tilt training therapy in patients with recurrent neurocardiogenic syncope. Pacing Clin Electrophysiol 25:1441–1446
33. Sagrista-Sauleda J, Romero B, Permanyer-Miralda G, Moya A, Soler-Soler J (2002) Reproducibility of sequential head-up tilt testing in patients with recent syncope, normal ECG and no structural heart disease. Eur Heart J 23:1706–1713
34. Sarasin FP, Junod A-F, Carballo D, Slama S, Unger P-F, Louis-Simonet M (2002). Role of echocardiography in the evaluation of syncope: a prospective study. Heart 88:363–367
35. Schuchert A, Maas C, Kretzschmar C et al. (2003) Diagnostic yield of external loop recorders in patients with recurrent syncope and negative tilt table test. Pacing Clin Electrophysiol 26:1837–1840
36. Soteriades ES, Evans JC, Larson MG et al. (2002) Incidence and prognosis of syncope. N Engl J Med 347:878–885
37. Sutton R, Brignole M, Menozzi C et al. (2000) Dual-chamber pacing in the treatment of neurally mediated tilt-positive cardioinhibitory syncope: pacemaker versus no therapy: a multicenter randomized study. The Vasovagal Syncope International Study (VASIS) Investigators. Circulation 102:294–299
38. Varga E, Worum F, Szabo Z, Varga M, Lorincz I (2002) Motor vehicle accident with complete loss of consciousness due to vasovagal syncope. Forensic Sci Int 130:156–159
39. Ventura R, Maas R, Zeidler D et al. (2002) A randomized and controlled pilot trial of beta-blockers for the treatment of recurrent syncope in patients with a positive or negative response to head-up tilt test. Pacing Clin Electrophysiol 25:816–821

Arrhythmiebehandlung – State of the Art

Therapie des Vorhofflimmerns

D. Pfeiffer, A. Salameh, A. Hagendorff

Zusammenfassung. Die medikamentöse Behandlung von Vorhofflimmern (AF) basiert auf der Therapie von Grundkrankheit und eingeschränkter Hämodynamik und wird durch die antiarrhythmische Therapie ergänzt. Die Entscheidung für Rhythmus- oder Frequenzkontrolle muss individuell erfolgen. Alle Patienten mit nicht sicher stabilem Sinusrhythmus bedürfen einer Thrombembolieprophylaxe. Neue Medikamente zur Rhythmusstabilisierung und zur Antikoagulation stehen vor der Zulassung. Mit der zunehmend sichereren Katheterablation von Vorhofflimmern werden vermehrt kurative Therapieansätze zum Einsatz kommen.

Vorhofflimmern (AF) ist die häufigste anhaltende Rhythmusstörung und kommt sowohl als Symptom von Herzerkrankungen oder nicht kardialen Erkrankungen als auch allein ohne den Nachweis einer Grunderkrankung (idiopathisches AF) vor.

Nach elektrophysiologischem Verständnis von AF sind alle nicht refraktären Abschnitte der Vorhöfe erregt und alle soeben erregten atrialen Muskelfasern refraktär. Es gibt kein mit doppelter Reizschwellenspannung erregbares, jedoch zu einem beliebigen Zeitpunkt weder erregtes noch refraktäres Vorhofmyokard, folglich existiert keine erregbare Lücke. Daher ist eine Elektrostimulation der Vorhöfe zum Terminieren oder auch nur zum Versetzen („reset") der Erregungswellen, zur Veränderung der Vorhoffrequenz [Akzeleration („capture, overdrive oder entrainment") oder Verlangsamung] während AF nicht möglich. Der regionale Wechsel von Erregung und Refraktärität ohne Vulnerabilität entspricht keinen sich wiederholenden Abläufen. Zu keinen 2 beliebigen Zeitpunkten existieren identische Mapping-Bilder, die eine gleichartige Verteilung von Erregung und Refraktärität zeigen. Manche mitgeteilte Einteilungen von AF gehen von abweichenden elektrophysiologischen Mechanismen mit einem mehr oder weniger geordneten Erregungsablauf zumindest in einigen Teilen der Vorhöfe aus. Diese Arrhythmien zeigen manchmal im Oberflächen-EKG das Bild eines AF mit Flimmerwellen und absoluter Arrhythmie. Jedoch verhindert die elektrophysiologisch unklare Definition des AF einen Vergleich verschiedener Mitteilungen zum Thema.

Chronisches Vorhofflimmern führt zum morphologischen und elektrophysiologischen Umbau des Herzens („remodeling"). Die Vorhöfe dilatieren zunehmend, die Leitungs- und Refraktärzeiten, v.a. in transversaler Richtung, nehmen ab und auch die Membranstruktur ändert sich. Es kommt zu einer Lateralisierung von Connexin Cx43, das normalerweise nur in den Längsachsen der Myokardzellen nachweisbar ist [17]. Damit werden die Voraussetzungen zur Chronifizierung der Arrhythmie und zur fehlenden Terminierbarkeit bzw. zum Frührezidiv nach Kardioversion gegeben.

Die heute geläufige Einteilung des AF grenzt das paroxysmale AF (spontaner Beginn und spontanes Ende) vom persistierenden AF (spontaner Beginn, keine spontane Terminierung, jedoch Terminierbarkeit) und vom permanenten AF (spontaner Beginn, jedoch weder spontane noch induzierte Terminierung) ab. Von diesen 3 Gruppen ist das erstmalig aufgetretene AF zu unterscheiden, dessen Terminierung noch nicht absehbar ist und das deshalb noch in keine der 3 Gruppen einzuordnen ist. Paroxysmales und persistierendes AF werden als rezidivierendes, persistierendes und permanentes AF als chronisches AF zusammengefasst.

Die Grundlage jeder Behandlung von AF ist die Therapie der Grundkrankheit, die im vorliegenden Beitrag jedoch nicht abgehandelt werden soll. Es stellen sich jedoch die Fragen,

- welche antiarrhythmische Medikation in welcher Situation zu bevorzugen ist, welche begleitenden Medikamente auch das AF günstig beeinflussen können und
- welche nichtmedikamentösen Maßnahmen zur Behandlung des AF zur Verfügung stehen.
- In vielen Fällen unverzichtbar ist auch die Prävention einer Thromboembolie im Rahmen des AF. Der vorliegende Abriss soll darüber hinaus einen Ausblick auf künftige, aus gegenwärtiger Sicht Erfolg versprechende Behandlungskonzepte geben.

Strategien in der Behandlung von Vorhofflimmern

Am Beginn der Therapie steht die Frage des Ziels. Die beiden möglichen Strategien sind die Akzeptanz der chronischen Rhythmusstörung und die Einstellung der Frequenz (Frequenzkontrolle) sowie die Behandlung des Embolierisikos (Thrombembolieprophylaxe) vs. die Terminierung der Rhythmusstörung und die Stabilisierung des Sinusrhythmus (SR) (Rhythmuskontrolle). Nur wenn das Ergebnis der Rhythmuskontrolle sicher erreicht wird, kann auf eine begleitende chronische Thrombembolieprophylaxe verzichtet werden.

Beide Therapiestrategien haben Vor- und Nachteile. Die Rhythmuskontrolle stellt die hämodynamisch günstigere frequenzabhängige biphasische Ventrikelfüllung durch Restitution der Vorhoffunktion wieder her. Jedoch bleibt es schwierig, den SR zu halten, es gibt proarrhythmische, hämodynamische und extrakardiale Nebenwirkungen der Antiarrhythmika. Auf eine Thrombembolieprophylaxe kann nur bei nachweislich stabilem SR verzichtet werden. Beim Konzept einer Frequenzkontrolle wird bei chronischem AF die stabile Arrhythmie akzeptiert. Die notwendigen Antiarrhythmika haben ein geringes Potenzial bedrohlicher Nebenwirkungen. Es muss jedoch eine chronische Antikoagulation mit den dieser Therapie innewohnenden Nebenwirkungen akzeptiert werden. Subjektive Beschwerden unter wechselnden und der aktuellen Belastungssituation nicht immer und nicht sofort angepassten Herzfrequenz sind häufig.

Mehrere große Studien haben Daten zum Vergleich der beiden Behandlungsstrategien, Frequenz- vs. Rhythmuskontrolle, gewidmet (PIAF, AFFIRM) [9a, 27a]. Beide Untersuchungen kamen zum übereinstimmenden Ergebnis, dass eine Überlegenheit eines Konzepts für alle Patienten mit AF hinsichtlich klinischer Beschwerden, körperlicher Belastbarkeit, Rehospitalisierungen und Mortalität nicht belegbar ist. Offenbar wird der symptomatische Vorteil der Rhythmuskontrolle durch Nebenwirkungen der Therapie wieder eliminiert. Immerhin zeigt die höhere Cross-over-Rate vom Konzept der Frequenz- zur Rhythmuskontrolle, dass die subjektive Akzeptanz eines SR höher ist als AF. Außerdem ergab eine Subgruppenanalyse weniger Ereignisse bei 969 Patienten unter 65 Jahren mit Rhythmuskontrolle im Vergleich zu 3091 Patienten derselben Altersgruppe mit Frequenzkontrolle [27a].

Konversion zum Sinusrhythmus

Die Strategie der Rhythmuskontrolle kann bei paroxysmalem AF unmittelbar beginnen, bedarf aber bei persistierendem AF zunächst der Terminierung der Arrhythmie und der Induktion des SR. Ein Versuch zur Rhythmisierung ist sinnvoll, wenn die Dauer des AF kurz (<1 Jahr), keine Grundkrankheit nachweisbar und der linke Vorhof nicht wesentlich dilatiert sind (<45 mm). Eine Konversion zum SR ist wenig sinnvoll, wenn eine wesentlich dekompensierte Grunderkrankung nachweisbar und nicht mehr wesentlich zu verbessern ist, so lange eine hydropische Herzinsuffizienz vorliegt, der linke Vorhof erheblich dilatiert ist (>50 mm) und die Arrhythmie bereits >2 Jahre persistiert. Die Konversion ist strikt kontraindiziert, wenn ein frischer Thrombus im linken Herzen nachweisbar ist.

Zahlreiche ältere Mitteilungen haben den hämodynamischen Vorteil von SR vs. AF untersucht. Das Herzzeitvolumen liegt bei SR in Ruhe um etwa 14%, unter Belastung um 19% höher als bei AF. Eine Elektrokardioversion hat nur ein minimales Risiko und wird heute oft ambulant ausgeführt. Wesentliche Gefahr ist die Thrombembolie. Ein besonders hohes Risiko für eine periinterventionelle Embolie haben Frauen in höherem Alter mit Zeichen der Linksherzinsuffizienz, nach längerer Immobilisierung, nach chirurgischen, insbesondere orthopädischen, Eingriffen und der Vorgeschichte einer Embolie. Echokardiographische Merkmale eines Risikos sind Spontankontrast, der Nachweis emboliefähiger Strukturen in der transösophagealen echokardiographischen Untersuchung, ein reduzierter Fluss am Ein-/Ausgang des linken Herzohrs <25–30 cm/s und eine reduzierte Pumpfunktion des Herzohrs.

Strategien zur Konversion eines AF umfassen zahlreiche Antiarrhythmika sowie die extrathorakale und intrakardiale Elektrokardioversion [20]. Heute werden elektrische Verfahren wegen ihrer größeren Erfolgsrate, ihrer kürzeren Zeitdauer und ihrem geringen Risiko präferiert [1, 18, 24]). Voraussetzung sind der Ausschluss emboliefähiger Strukturen in der transösophagealen echokardiographischen Untersuchung und/oder eine mindestens 3-wöchige kontrollierte Antikoagulation mit Vitamin-K-Antagonisten oder Heparin. Niedermolekulare Heparine sind in der Vorbereitung zur Kardioversion dem unfraktionierten Heparin, gefolgt von Phenprocoumon gleichwertig [21]. Einzelne nicht konvertierbare Arrhythmien können mit veränderter Elektrodenlage (zunächst basal-apikal, dann a.-p.), nach Antiarrhythmikagabe oder intrakardial konvertiert werden. Wesentliches beschränkendes Problem in der Stabilität des SR ist das Frührezidiv von AF („early relapse“), das nicht in jedem Fall durch Antiarrhythmika zu beherrschen ist. Sollte trotz unbestrittener Vorteile der elektrischen Kardioversion eine medikamentöse Konversion vorgezogen werden, sind orale und i.v. Applikation von Antiarrhythmika in ihrer Erfolgsrate vergleichbar, jedoch tritt der SR nach i.v. Gabe rascher auf [2]. Verschiedene Klasse-I- und -III-Antiarrhythmika haben unterschiedliche Erfolgsraten in der Induktion von SR, wobei die Klasse-I-Antiarrhythmika sowohl in der Erfolgsrate als auch in der Zeit bis zum SR den Klasse-III-Antiarrhythmika überlegen sind [11].

Rezidivprophylaxe

Nach dem ersten Rezidiv eines AF (nach der 2. AF-Episode) ist eine Antiarrhythmikatherapie zur Stabilisierung des SR erforderlich. Die Auswahl des jeweiligen Medikaments hängt von Grundkrankheit, Hämodynamik und potenziellen Nebenwirkungen ab. Dabei müssen auch bedrohliche Nebenwirkungen berücksichtigt werden [5]. Neuere Untersuchungen haben gezeigt, dass eine besonders gründliche, geradezu akribische EKG-Überwachung vor proarrhythmischen Folgen schützen kann [8]. Tägliche EKG-Kontrollen in der PAFAC-Studie mit sofortigem Therapieabbruch bei erkennbar gefährdeten Patienten zeigten keine erhöhte Rate von Torsade de pointes unter dem bekanntermaßen besonders proarrhythmischen Chinidin mehr [7]. Inwieweit eine solch akribische EKG-Kontrolle in der täglichen Praxis realisierbar ist, muss im Einzelfall entschieden werden. Bislang war dies kaum vorstellbar, jedoch könnte durch die neuen Methoden der Telemedizin eine Änderung eintreten.

Metaanalysen mit dem Ziel eines Vergleichs verschiedener Antiarrhythmika hinsichtlich Konversion und Rezidivprophylaxe ergaben sehr unterschiedliche Ergebnisse [12]. Offenbar sind Klasse-I-Antiarrhythmika in der Konversion erfolgreicher, während nach Klasse-III-Antiarrhythmika eine größere Stabilität des SR entsteht. Seit Jahren ist Amiodaron das erfolgreichste Mittel zur Stabilisierung des SR, das anderen Klasse-I- und -III-Antiarrhythmika überlegen ist [19]. Dennoch ist bei Herzgesunden bis heute Flecainid Mittel der ersten Wahl zur Rezidivprophylaxe. Es ist hämodynamisch kaum wirksam, induziert in einer kontrollierten Therapie wenig Nebenwirkungen und hat damit das günstigste Nutzen-Risiko-Profil [13].

Erst im 2. Schritt kommt Amiodaron in Frage, das zwar wirksamer ist, jedoch mehr extrakardiale Nebenwirkungen aufweist [29]. Neue Entwicklungen von Antiarrhythmika (z.B. Dronedaron, Azimilid) lassen eine Veränderung der antiarrhythmischen Empfehlungen erwarten.

Frequenzkontrolle

Gelingen weder eine Rhythmisierung noch eine Stabilisierung des SR oder finden sich keine Therapien ohne oder mit tolerablen Nebenwirkungen, ist eine Frequenzkontrolle die Methode der Wahl. Es kommen dafür v.a. β-Blocker oder Kalziumantagonisten vom Benzothiazepintyp (Verapamil oder Diltiazem) in Frage. Im Einzelfall kann auch ein Herzglykosid zum Einsatz kommen. Entscheidende Kontrollparameter sind Ruhe-, Belastungs- und Langzeit-EKG. Gelingt damit keine ausreichende Frequenzkontrolle, sind AV-Knoten-Ablation und die Implantation eines frequenzadaptiven uni- oder biventrikulären Herzschrittmachers oder eine AV-Knoten-Modulation Mittel der Wahl. Auf das gelegentlich an dieser Stelle empfohlene Amiodaron sollte bei dieser Indikation wegen der Nebenwirkungen besser verzichtet werden.

Antithrombotische Behandlung

Zahlreiche Untersuchungen liegen zur Antikoagulation bei chronischem nicht-rheumatischem AF vor. Ein Schutz vor Thrombembolien ist bei einer Dauer des AF > 2 Tagen erforderlich, Vitamin-K-Antagonisten ergeben den sichersten Schutz gefolgt von Aspirin. Bei einem Ziel-INR von 2,0–2,5 findet sich ein Optimum von Schutz vor Thrombembolien einerseits und Blutungen andererseits. Die Kombination von Warfarin und Aspirin führt nur zu einem geringfügig sichereren Schutz vor Thrombembolien, geht jedoch mit einer erheblichen Zunahme von Blutungen einher (Tabelle 1) und kann daher nur für die wenigen Patienten mit embolischem Ereignis unter einer nachweisbar effizienten Einstellung auf Vitamin-K-Antagonisten empfohlen werden. Neuere Untersuchungen mit Ximelagatran, einem direkten Hemmer des Thrombins, haben gezeigt, dass ein noch sichererer Schutz vor Thrombembolien im Vergleich zu Warfarin möglich ist [14].

Begleitende Medikation

Eine medikamentöse Behandlung von Risikofaktoren, der Grundkrankheit oder ihrer hämodynamischen Auswirkungen wird ohne Zweifel Auswirkungen auf das AF haben. Es bleibt schwer zu differenzieren, ob es sich um direkte antiarrhythmische Effekte, um indirekte Wirkungen über die hämodynamische Verbesserung der Grundkrankheit oder eine reduzierte Mitralinsuffizienz oder um neue, bislang nur ansatzweise erkennbare Phäno-

Tabelle 1. Antithrombotische Behandlung bei nichtrheumatischem Vorhofflimmern

Studie	Reduktion des primären Endpunkts	Relevante Blutung Inzidenz/Jahr
AFASAK 1989 [16a]	−64%	0 vs. 5,5%
BAATAF 1990 [21c]	−66%	1,4 vs. 1,6%
SPAF I 1991 [21a]	−67%	1,5 vs. 1,6%
CAFA 1991 [4a]	−26%	0,5 vs. 2,5%
SPINAF 1992 [6a]	−79%	1,1 vs. 1,6%
SPAF II 1994 [21b]	−66% gegen ASS	4,2 vs. 1,6%
SPAF III 1996 [5a]	Warfarin + ASS vs. Warfarin	7,0 vs. 1,9%

mene wie Scavanger-Phänomene auf freie Radikale, Beeinflussung der Exprimierung von Rezeptoren oder Ionenkanälen an der Muskelfasermembran handelt.

ACE-Hemmer

Metaanalysen der Effekte verschiedener ACE-Hemmer bei Patienten mit Herzinsuffizienz, arterieller Hypertonie, nach Myokardinfarkt oder nach Kardioversion wegen eines AF konnten eine Unterdrückung von AF belegen [9]. Captopril bei arterieller Hypertonie (Captopril prevention project), Enalapril bei Hypertonie [6], Herzinsuffizienz [25] oder bei AF [22], Lisinopril bei Herzinsuffizienz [23] oder nach Myokardinfarkt (GISSI) und Trandolapril nach Myokardinfarkt [15] reduzieren AF. Der Effekt war bei Linksherzhypertrophie oder linksventrikulärer Dysfunktion geringer ausgeprägt.

AT1-Blocker

Sowohl Candesartan bei Herzinsuffizienz [28], Irbesartan bei AF [10], Losartan bei Hypertonie mit linksventrikulärer Dysfunktion [26] als auch Valsartan bei Linksherzinsuffizienz [4] reduzierten Rezidive von AF.

Statine

Erst Metaanalysen der Statineffekte in Prognosestudien mit extrem hohen Patientenzahlen konnten belegen, dass ischämische zerebrale Ereignisse zurückgingen [3]. Eine unlängst publizierte Untersuchung konnte geringere Prozentzahlen von zerebralen Ischämien unter Atorvastatin im Vergleich zu Simvastatin belegen [16].

Aldosteronantagonisten

Auch hier konnte für verschiedene Substanzen eine antiarrhythmische Wirkung bei Vorhofflimmern nachgewiesen werden. Sowohl Spironolakton als auch Eplerenon reduzieren tachyarrhythmische Paroxysmen [27].

Ausblick

Die medikamentöse Behandlung von Grunderkrankung, ihrer Hämodynamik sowie die antiarrhythmische Therapie von AF stehen gegenwärtig bei der überwiegenden Zahl aller Patienten mit symptomatischem AF im Vordergrund. Jedoch werden seit Jahren Methoden der kurativen Behandlung mittels Katheterablation erprobt und weiterentwickelt. Mit der Perfektionierung der verfügbaren Technik und deren breiterer Anwendung könnten zunehmend mehr Patienten einem kurativen Behandlungsansatz unterzogen werden.

Literatur

1. Aberg H (1968) Atrial fibrillation: a review of 463 cases from Philadelphia General Hospital from 1955 to 1965. Acta Med Scand 184:425–431
2. Alp NJ, Bell JA, Shahi M (2000) Randomized double blind trial of oral versus intravenous flecainide for the cardioversion of acute atrial fibrillation. Heart 84:37–40
3. Cholesterol Treatment Trialists (CTT) Collaborators (2005) Efficacy and safety of cholesterol lowering treatment: a prospective meta analysis of data from 90 056 participants in 14 randomised trials of statins. Lancet 366:1267–1278
4. Cohn JN, Tognoni G (2001) Valsartan heart failure trial investigators. A randomized trial of the angiotensin-receptor blocker valsartan in chronic heart failure. N Engl J Med 345:1502–1513
4a. Connolly SJ, Laupacis A, Gent M, Roberts RS, Cairns JA, Joyner C (1991) Canadian atrial fibrillations anticoagulation (CAFA) study. J Am Coll Cardiol 18:349–355
5. Coplen SE, Antman EM, Berlin JA, Hewitt P, Chalmers TC (1990) Efficacy and safety of quinidine therapy for maintenance of sinus rhythm after cardioversion. A meta analysis of randomized control trials. Circulation 82:1106–1116
5a. Cowburn P, Cleland JGF (1996) SPAF III results. Eur Heart J 17:1129
6. Ekbom T, Linjer E, Hedner T et al. (2004) Cardiovascular events in elderly patients with isolated systolic hypertension. A subgroup analysis of treatment strategies in STOP-hypertension-2. Blood Press 13:137–141
6a. Ezekowitz MD, Bridgers SL, James KE, Carliner NH, Colling CL, Gornick CC, Krause-Steinrauf H, Kurtzke JF, Nazarian SM, Radford MJ et al. (1992) Warfarin in the prevention of stroke associated with nonrheumatic atrial fibrillation. N Engl J Med 327:1406–1412
7. Fetsch T (2001) Kardioversion von Vorhofflimmern. Fortschr Med 143:10–12
8. Fetsch T, Bauer P, Engberding R et al. (2004) Prevention of Atrial Fibrillation after Cardioversion Investigators: prevention of atrial fibrillation after cardioversion. Results of the PAFAC trial. Eur Heart J 25:1385–1394
9. Healey JS, Baranchuk A, Crystal E et al. (2005) Prevention of atrial fibrillation with angiotensin-converting enzyme inhibitors and angiotensin receptor blockers. A meta analysis. J Am Coll Cardiol 45:1832–1839

9a. Hohnloser SH, Kuck KH, Lilienthal J (2001) Rhythm or rate control in atrial fibrillation – Pharmacological Intervention in Atrial Fibrillation (PIAF): a randomised trial. Lancet 357:1127–1128
10. Madrid AH, Bueno MG, Rebollo JM et al. (2005) Use of irbesartan to maintain sinus rhythm in patients with long lasting persistent atrial fibrillation: a prospective and randomized study. Circulation 106:331–336
11. Martinez-Marcos FJ, Garcia-Garmendia JL, Ortega-Carpio A, Fernandez-Gomez JM, Santos JM, Comacho C (2000) Comparison of intravenous flecainide, propafenone and amiodarone for conversion of acute atrial fibrillation to sinus rhythm. Am J Cardiol 86:950–953
12. Miller MR, McNamara RL, Segal JB et al. (2000) Efficacy of agents for pharmacologic conversion of atrial fibrillation and subsequent maintenance of sinus rhythm: meta analysis of clinical trials. J Fam Pract 49:1033–1046
13. Naccarelli GV, Wolbrette DL, Bhatta L, Khan M, Hynes J, Samii S, Luck J (2003) A review of clinical trials assessing the efficacy and safety of newer antiarrhythmic drugs in atrial fibrillation. J Interv Card Electrophysiol 9:215–222
14. Olsson SB (2003) Executive steering committee on behalf of the SPORTIF III study: stroke prevention with the oral direct thrombin inhibitor ximelagatran compared with warfarin in patients with nonvalvular atrial fibrillation (SPORTIF III) randomized controlled trial. Lancet 362:1691–1698
15. Pedersen OD, Bagger H, Kober L, Torp-Pedersen C (1999) Trandolapril reduces the incidence of atrial fibrillation after acute myocardial infarction in patients with left ventricular dysfunction. Circulation 100:376–380
16. Pedersen T, Faergeman O, Kastelein JJ et al. (2005) Incremental decrease in end points through aggressive lipid lowering (IDEAL) study group. JAMA 294:2437–2445
16a. Petersen P, Boysen G, Godtfredsen J, Andersen ED, Andersen B (1989) Placebo controlled, randomized trial of warfarin and aspirin for prevention of thromboembolic complications in chronic atrial fibrillation. The Copenhagen AFASAK study. Lancet 302:175–179
17. Polontchouk L, Haefliger JA, Ebelt B et al. (2001) Effect of chronic atrial fibrillation on gap junction distribution in human and rat atria. J Am Coll Cardiol 38:883–891
18. Resnekov L (1967) Haemodynamic studies before and after electric cardioversion of atrial fibrillation and flutter to sinus rhythm. Br Heart J 29:700–708
19. Roy D, Talajic M, Dorian P et al. (2000) Amiodarone to prevent atrial fibrillation. Canadian Trial of Atrial Fibrillation Investigators. N Engl J Med 342:913–920
20. Steinbeck G (1996) Medikamentöse Therapie bei Vorhofflimmern: Frequenzkontrolle oder Rhythmuskontrolle. Z Kardiol 85:69–74
21. Stellbrink C, Nixdorff U, Hofmann T et al. (2004) Anticoagulation in Cardioversion using Enoxaparin Study Group: use of subcutaneous enoxaparin compared to intravenous heparin and oral phenprocoumon in the setting of cardioversion – the ACE study (Anticoagulation in Cardioversion using Enoxaparin Study Group). Circulation 109:997–1003
21a. Stroke prevention in atrial fibrillation study group investigators (1990) Preliminary report of the stroke prevention in atrial fibrillation study. N Engl J Med 322:863–868
21b. Stroke prevention in atrial fibrillation study group investigators (1994) Warfarin versus aspirin for prevention of thromboembolism in atrial fibrillation: Stroke prevention in atrial fibrillation II study. Lancet 343:687–691
21c. The Boston area anticoagulation trial for atrial fibrillation investigators (1990) The effect of low dose warfarin on the risk of stroke in patients with non-rheumatic atrial fibrillation. N Engl J Med 323:1505–1511

22. Ueng KC, Tsai TP, Yu WC et al. (2003) Use of enalapril to facilitate sinus rhythm maintenance after external cardioversion of long-standing persistent atrial fibrillation. Results of a prospective and controlled study. Eur Heart J 24:2090–2098
23. Van den Berg MP, Crijns HJ, Van Veldhuisen DJ, Griep N, Kam PJ, Lie KI (1995) Effect of lisinopril in patients with heart failure and chronic atrial fibrillation. J Card Fail 1:355–363
24. Van Gelder IC, Crijns HJ, Van Gilst WH, Verwer R, Lie KI (1991) Prediction of uneventful cardioversion and maintenance of sinus rhythm from direct current electrical cardioversion of chronic atrial fibrillation and flutter. Am J Cardiol 68:41–46
25. Vermes E, Tardif JC, Bourassa MG et al. (2003) Enalapril decreases the incidence of atrial fibrillation in patients with left ventricular dysfunction: insight from the studies of left ventricular dysfunction (SOLVD) trials. Circulation 107:2926–2931
26. Wachtell K, Hornestam B, Lehto M et al. (2005) Cardiovascular morbidity and mortality in hypertensive patients with a history of atrial fibrillation: the losartan intervention for endpoint reduction in hypertension (LIFE) study. J Am Coll Cardiol 45:705–711
27a. Wyse DG, Waldo AL, DiMarco JP, Domanski MJ, Rosenberg Y, Schron EB, Kellen JC, Greene HL, Mickel MC, Dalquist JE, Corley SD (2002) Atrial Fibrillation Follow-up Investigation of Rhythm Management (AFFIRM) Investigators. A comparison of rate control and rhythm control in patients with atrial fibrillation. N Engl J Med 347:1825–1833
27. Williams ES, Miller JM (2002) Results of late braking clinical trial sessions at the American College of Cardiology 51th Scientific Session. J Am Coll Cardiol 40:1–18
28. Young JB, Dunlap ME, Pfeffer MA et al. (2004) Candesartan in the Heart Failure Assessment of Reduction of Mortality and Morbidity (CHARM) Investigators and Committees: mortality and morbidity reduction with candesartan in patients with chronic heart failure and left ventricular systolic dysfunction: results of the CHARM low-left ventricular ejection fraction trials. Circulation 110:2618–2626
29. Zaremski DG, Nolan PE, Slack MK, Caruso AC (1995) Treatment of resistant atrial fibrillation. A meta analysis comparing amiodarone and flecainide. Arch Intern Med 155:1885–1891

Vorschlag für neue Leitlinien zur Implantation von Defibrillatoren

W. Jung, D. Andresen, M. Block, D. Böcker,
S.H. Hohnloser, K.H. Kuck, J. Sperzel

Einleitung

Dieser Entwurf stellt eine Empfehlung für eine Revision der Leitlinie zur Implantation von Defibrillatoren dar und muss der Klinischen Kommission für Kardiologie noch zur endgültigen Verabschiedung vorgelegt werden. Somit ist er zunächst eine vorläufige Empfehlung und noch keine endgültige Leitlinie. Er basiert auf einer wissenschaftlich und systematisch erarbeiteten Stellungnahme der ICD-Arbeitsgruppe, die aus folgenden Mitgliedern besteht: D. Andresen, M. Block, D. Böcker, S.H. Hohnloser, W. Jung (federführend), K.H. Kuck, J. Sperzel. Die Empfehlung gibt den gegenwärtigen Erkenntnisstand zum Thema wieder und soll allen behandelnden Ärzten und ihren Patienten die Entscheidungsfindung für eine angemessene Behandlung dieser spezifischen Krankheitssituation erleichtern. Sie ersetzt nicht die ärztliche Evaluation des individuellen Patienten und die Anpassung der Diagnostik und Therapie an die spezifische Situation des Einzelnen.

Definitionen

Empfehlungsgrad. Wann die Indikation zur ICD-Therapie

- als allgemein akzeptiert,
- möglich, aber umstritten oder alternativ durch andere Therapien ersetzbar ist, oder
- nicht erfolgen sollte,

wurde wie folgt klassifiziert:

I Evidenz oder allgemeine Übereinkunft, dass der ICD effektiv, nützlich oder heilsam ist

II Widersprüchliche Evidenz und/oder unterschiedliche Meinungen über den Nutzen/die Effektivität des ICD

IIa Evidenzen/Meinungen favorisieren den Nutzen bzw. die Effektivität des ICD

IIb Nutzen/Effektivität des ICD ist weniger gut durch Evidenzen/Meinungen belegt

III Behandlung mit einem ICD ist nicht indiziert, da für den Patienten kein Nutzen zu erwarten ist.

Evidenzniveau. Die Empfehlung zur Implantation eines ICD beruht auf wissenschaftlichen Studien unterschiedlicher Beweiskraft und den klinischen Erfahrungen der Kommission, die den Leitlinienentwurf erstellte. Die Güte und der Umfang der medizinischen Erkenntnisse, auf denen eine Empfehlung beruhte, wurden in Anlehnung an die Formulierung der Task Force der European Society of Cardiology wie folgt eingeteilt:

- Die Empfehlung wird mindestens durch 2 randomisierte Studien gestützt (A).
- Die Empfehlung wird durch eine randomisierte Studie und/oder eine Metaanalyse nichtrandomisierter Studien gestützt (B).
- Konsensusmeinung von Experten, basierend auf Studien und klinischer Erfahrung (C).

Die endgültige Entscheidung zur Implantation eines ICD sollte von einem verantwortungsvollen ärztlichen Handeln auf der Basis evidenzbasierter Medizin unter Berücksichtigung des individuellen Patientenprofils erfolgen. Eine Grundvoraussetzung für die Implantation eines ICD ist die Erwartung, dass der Patient eine ventrikuläre Tachyarrhythmie erleiden wird und dass hiermit ein bedeutsames Risiko für einen plötzlichen Herztod verbunden ist. Ist aufgrund der kardialen Grunderkrankung oder einer anderen Erkrankung eine relativ geringe Lebenserwartung anzunehmen, sollte keine Therapie mit einem ICD erfolgen.

Einführung

Seit der letzten Version dieser Leitlinien im Jahre 2000 sind wichtige Studien zur Primärprophylaxe des plötzlichen Herztods veröffentlicht worden. Primärprophylaxe bedeutet, dass es sich um Patienten handelt, bei denen es noch nicht zum Auftreten lebensbedrohlicher ventrikulärer Rhythmusstörungen gekommen ist, die jedoch ein entsprechendes Risikopotenzial besitzen, eine solche zu entwickeln. Bei Patienten, die bereits einen Herzstillstand oder eine Synkope aufgrund von ventrikulären Tachyarrhythmien überlebt haben, wird die Implantation eines ICD als Sekundärprophylaxe bezeichnet. Auch in Zukunft sollen diese Leitlinien in regelmäßigen Abständen revidiert werden, wenn es der wissenschaftliche Erkenntnisstand erforderlich macht. Der plötzliche Herztod stellt die häufigste Todesursache in den westlichen Industrienationen dar. Als zugrunde liegende Herzerkrankung finden sich bei der Mehrheit der Patienten eine koronare Herzerkrankung bzw. eine nichtischämische Kardiomyopathie. Der ICD gilt als die effektivste Therapiemodalität zur Behandlung lebensbedrohlicher ventrikulärer Tachyarrhythmien.

Zielsetzung der ICD-Therapie

Primäres Ziel

Dieses ist die Lebensverlängerung durch eine Verhinderung des plötzlichen Herztods. Durch automatische Detektion und Terminierung von hämodynamisch nicht tolerierten ventrikulären Tachyarrhythmien soll der dadurch bedingte Herz-Kreislauf-Stillstand beendet werden.

Sekundäre Ziele

Automatische Terminierung von Tachykardien. Über die Herzfrequenz und z. T. über andere Charakteristika der Tachykardie soll diese automatisch erkannt und mittels antitachykarder Stimulation bzw. Kardioversion beendet werden. Auch hämodynamisch tolerierte Kammertachykardien sollen durch den ICD terminiert werden.

Verbesserung der Lebensqualität. Sie kann sich durch Vermeidung häufiger Krankenhausaufenthalte z. B. in Folge rezidivierender Tachykardieepisoden ergeben. Auch wird der Patient durch die prompte Beseitigung einer Tachykardie mittels antitachykarder Stimulation nahezu symptomlos bleiben. Dies wiederum könnte die Häufigkeit der psychisch belastenden Entladungen vermindern und dem Patienten ein Gefühl der Sicherheit vor dem plötzlichen Herztod geben.

Voraussetzungen

Diagnostik

Vor Implantation eines ICD ist eine den klinischen Gegebenheiten angemessene komplette aktuelle nichtinvasive und invasive Diagnostik notwendig. In den meisten Fällen sind eine Koronarangiographie sowie eine Ventrikulographie erforderlich. In der Regel muss auch eine invasive elektrophysiologische Untersuchung erfolgen. Als wichtige diagnostische Voraussetzung ist zu fordern, sämtliche bei dem Patienten im Oberflächen-EKG dokumentierten Tachykardien bzw. Episoden von Kammerflimmern zu sichten. Die Durchführung eines Belastungs-EKG zur Bestimmung des Herzfrequenzprofils ist für die optimale Programmierung des ICD wichtig und erfolgt am besten vor Implantation des Geräts.

Implantierende Klinik

Spezielle ärztliche Voraussetzungen. Ärzte (z. B. Kardiologen, Herz- oder Thoraxchirurgen), die Defibrillatoren implantieren, müssen über eingehende Kenntnisse und große praktische Erfahrung in Indikationsstellung, Differenzialtherapie (z. B. Katheterablation) und Implantationstechniken (Elektroden und Aggregat) verfügen. Hier sei auf das Curriculum „*Praxis der ICD-Therapie*", das die Anforderungen im Detail beschreibt, verwiesen.

Allgemeine Voraussetzungen. Beim Auftreten eines Notfalls bei der Implantation (z. B. Elektrodenperforation mit Ventrikeltamponade) sollte die Möglichkeit eines Noteingriffs (Perikardpunktion) gegeben sein. Auch eine engmaschige ambulante Kontrolle mit Bereitstellung von erfahrenem ärztlichem Personal (Kardiologie) und entsprechender apparativer Ausrüstung sollte durchgeführt werden können. Ein Notrufdienst durch Ärzte, die eingehende Kenntnisse auf dem Gebiet der Programmierung von ICD besitzen (24 h täglich einschließlich Sonn- und Feiertagen), sollte eingerichtet werden. Die Daten müssen lückenlos, standardisiert dokumentiert werden.

Um einen ausreichenden Standard zu gewährleisten, müssen mindestens 30 ICD-Implantationen pro Jahr in einem Zentrum durchgeführt werden.

Spezielle räumliche und apparative Voraussetzungen

Räumliche Voraussetzungen. Implantationen von ICD sollten in einem Raum, der die hygienischen Voraussetzungen für diesen sterilen Eingriff erfüllt, durchgeführt werden (z. B. Herzkatheterlabor).

Apparative Voraussetzungen. Aufgrund zunehmend komplexer Implantationstechniken sollte eine adäquate *Röntgenanlage* mit hoher Bildqualität und der Möglichkeit zur Speicherung von Bildsequenzen sowie einem entsprechend röntgentransparenten Operations-/Untersuchungstisch vorhanden sein. Die Röntgenschutzvorrichtungen müssen den festgelegten Standards entsprechen. Ein externer Defibrillator, der möglichst über Klebeelektroden mit dem Patienten verbunden ist, muss während der gesamten Implantation verfügbar sein.

Es sollten 2 voneinander unabhängige *EKG-Registriersysteme* verfügbar sein, wovon bei mindestens einem eine Mehrkanalregistrierung möglich sein sollte. Erforderlich sind nichtinvasives hämodynamisches Monitoring sowie eine kontinuierliche Oxymetrie.

Nach der ICD-Implantation müssen die Patienten mindestens 48 h überwacht werden. Das mit der Betreuung der Patienten beauftragte Personal muss mit der Erkennung typischer postoperativer Komplikationen, gerätespezifischer Probleme sowie bedrohlicher Herzrhythmusstörungen vertraut sein und die entsprechenden therapeutischen Maßnahmen unverzüglich einleiten können.

Indikationen zur ICD-Therapie

Ihre Gliederung richtet sich an den primären Einschlusskriterien der Studien sowohl für die Sekundär- als auch die Primärprävention aus:

1. **Sekundärprävention**
   - Herz-Kreislauf-Stillstand
   - Ventrikuläre Tachykardie
     - Hämodynamisch instabil
     - Hämodynamisch stabil
   - Synkope
2. **Primärprävention**
   - Koronare Herzkrankheit und Zustand nach Myokardinfarkt
   - Nichtischämische dilatative Kardiomyopathie
   - Herzinsuffizienz unabhängig von der kardialen Grunderkrankung
3. **Hereditäre Erkrankungen**
   - Hypertrophe Kardiomyopathie
   - Arrhythmogene rechtsventrikuläre Kardiomyopathie
   - Langes QT-Syndrom
   - Kurzes QT-Syndrom
   - Brugada-Syndrom
   - Idiopathische Kammertachykardie.

Sekundärprävention

Hämodynamisch wirksame anhaltende ventrikuläre Tachyarrhythmien. Anhaltende ventrikuläre Tachyarrhythmien werden als hämodynamisch wirksam betrachtet, wenn sie einen Herz-Kreislauf-Stillstand, eine Synkope oder bei eingeschränkter EF eine Präsynkope, einen kardiogenen Schock, einen sehr niedrigen RR, ein Lungenödem oder eine Angina pectoris verursachen. Unabhängig von der zugrunde liegenden Herzerkrankung stellen sie eine Indikation zur ICD-Therapie dar. Als solche gelten auch Herz-Kreislauf-Stillstände, bei denen keine ventrikuläre Tachyarrhythmie dokumentiert wurde, die aber durch Defibrillation beendet wurden, sowie Synkopen, die ohne vorhandene EKG-Dokumentation höchstwahrscheinlich auf eine ventrikuläre Tachyarrhythmie zurückzuführen sein dürften (Tabelle 1).

Grundvoraussetzung für die Indikation ist, dass das Indexereignis nicht durch sicher vermeidbare oder einmalige Ursachen ausgelöst wurde, z.B. einen Herzinfarkt ≤48 h, ein WPW-Syndrom, eine Torsades-des-pointes-VT durch Antiarrhythmika oder eine schwere iatrogene Hypokaliämie. Dass Patienten ohne Myokardinfarkt, aber mit normaler linksventrikulärer Funktion beim Vorliegen einer komplett revaskularisierbaren schweren KHK (z.B. hochgradige LCA-Stammstenose) keinen ICD benötigen, ist wahrscheinlich, aber nicht hinreichend geklärt. Neben einer guten linksventrikulären Funktion kann eine nach aortokoronarer Bypassoperation

Tabelle 1. ICD-Indikationen in Abhängigkeit von der klinischen Indexarrhythmie

	Klassifikation	Evidenz
■ Herz-Kreislauf-Stillstand durch VT oder VF ohne einmalige oder vermeidbare Ursache	I	A
■ VT mit hämodynamischer Wirksamkeit ohne einmalige oder vermeidbare Ursache	I	A
■ Nicht durch Monitor nachverfolgte Synkope + EF ≤40% nach Ausschluss anderer Ursachen und		
– VT induzierbar	I	A
– VT nicht induzierbar	IIa	B

fehlende Induzierbarkeit einer ventrikulären Tachykardie zur Frage der Erfordernis eines ICD herangezogen werden.

Die Evidenz für die Indikation zur ICD-Therapie bei hämodynamisch wirksamen anhaltenden ventrikulären Tachyarrhythmien beruht im Wesentlichen auf 3 randomisierten Studien und einer Metaanalyse derselben. Alle 3 Studien wurden von Patienten mit koronarer Herzerkrankung (73–85%) dominiert. Die zweitgrößte Gruppe waren Patienten mit dilatativer Kardiomyopathie (10–15%). Bezüglich seltener Krankheitsbilder als Ursache hämodynamisch ventrikulärer Tachyarrhythmien wie der hypertrophen Kardiomyopathie, der arrhythmogenen rechtsventrikulären Kardiomyopathie sowie primär elektrischer Erkrankungen besteht aber ebenfalls eine eindeutige Indikation zur ICD-Therapie. Diesbezüglich, aber insbesondere für den Fall nicht durch Monitor beobachteter Synkopen bei diesen Erkrankungen wird auf den gesonderten Abschnitt dieses Beitrags verwiesen. Nicht mit Monitor erfasste Synkopen wurden auch bei koronarer Herzerkrankung oder dilatativer Kardiomyopathie nur für den Fall einer deutlich eingeschränkten EF und Induzierbarkeit von ventrikulären Tachyarrhythmien in einer der randomisierten Studien bei wenigen Patienten untersucht. Daten aus dem AVID-Register und anderer Studien unterstützen jedoch die Indikation zum ICD für diese Patienten. Für Patienten mit koronarer Herzerkrankung scheint dabei die Induzierbarkeit einer monomorphen ventrikulären Tachykardie vs. Kammerflimmern eine wichtige Voraussetzung für die Indikation zur ICD-Therapie zu sein. Es gibt Hinweise aus nicht randomisierten Studien, dass gerade Patienten mit dilatativer Kardiomyopathie und deutlich eingeschränkter EF trotz fehlender Induzierbarkeit ventrikulärer Tachyarrhythmien von einem ICD profitieren.

Die Cardiac Arrest Study Hamburg (CASH) randomisierte ausschließlich Patienten mit Herz-Kreislauf-Stillstand und schloss keine Patienten aufgrund ihrer kardialen Grunderkrankung aus. Ein Randomisierungsarm mit einem Klasse-I-Antiarrhythmikum wurde wegen einer Übersterblichkeit vorzeitig geschlossen. Der ICD zeigte gegenüber den anderen beiden, zusammengefassten Randomisierungsarmen (Metoprolol, Amiodaron) ein verbessertes Überleben (Hazard-Ratio 0,766), das aber statistisch nicht signifikant war ($p=0{,}08$). In der Antiarrhythmics Versus Implantable Defibrillators (AVID) und der Canadian Implantable Defibrillator Study (CIDS) hatten nur 45 bzw. 48% der Patienten einen Herz-Kreislauf-Stillstand. Bei den restlichen Patienten war die Indexarrhythmie zumeist eine hämodynamisch wirksame ventrikuläre Tachykardie. Falls die VT keine Synkope verursachte, mussten unter VT ein systolischer Blutdruck <80 mmHg (nur AVID), Angina pectoris oder eine Präsynkope aufgetreten sein und die EF≤40 bzw. 35% und die VT-Rate ≥150 bpm (nur CIDS) sein. Eine kleine Untergruppe in CIDS (14%) wurde aufgrund einer nicht über Monitor erfassten Synkope und induzierbarer anhaltender monomorpher ventrikulärer Tachykardie oder später dokumentierter, mindestens 10 s dauernder spontaner ventrikulärer Tachykardie eingeschlossen. Jede kardiale Grunderkrankung mit Ausnahme des langen QT-Syndroms ermöglichte den Studieneinschluss. Die ICD-Therapie wurde in erster Linie gegen Amiodaron randomisiert. Sie führte zu einem signifikanten Überlebensvorteil (Hazard-Ratio 0,67) in AVID und einem nicht signifikanten ($p=0{,}14$) Überlebensvorteil (Hazard-Ratio 0,8) in CIDS. Die Metaanalyse von CASH, AVID und CIDS verglich die ICD-Therapie mit Amiodaron und konnte einen signifikanten ($p=0{,}0006$) Überlebensvorteil (Hazard-Ratio 0,72) durch den ICD zeigen. Dieser unterschied sich nicht in Abhängigkeit von der Indexarrhythmie (Kammerflimmern oder hämodynamisch wirksame VT), der kardialen Grunderkrankung oder der Herzinsuffizienzklasse. Die schon in den Subanalysen der Einzelstudien geäußerte Vermutung, dass allein Patienten mit einer deutlich eingeschränkten linksventrikulären Funktion (≤35%) vom ICD profitieren ($p=0{,}011$) bestätigte sich. Hieraus eine fehlende Indikation für Patienten mit KHK und EF>35% mit einem durch eine ventrikuläre Tachyarrhythmie verursachten und überlebten Herz-Kreislauf-Stillstand abzuleiten, ist aufgrund der Information aus einer Subgruppenanalyse und dem stetigen Zuwachs des Überlebensvorteils während der in den Studien nicht ausgeschöpften Batterielebensdauer nicht zulässig. Patienten, die zeitgleich eine aortokoronare Bypassoperation erhielten, zeigten nur einen Trend, nicht vom ICD zu profitieren. Eine Analyse der AVID-Studie aber schloss, dass die Revaskularisation nicht den Benefit durch den ICD schmälerte. Allerdings waren alle Patienten in AVID ausgeschlossen worden, die seit dem Indexereignis eine ACB-Operation erhalten hatten und eine EF>40% aufwiesen.

Hämodynamisch stabile Kammertachykardie (VT). Sie ist definiert als eine elektrokardiographisch dokumentierte anhaltende Tachykardie (>30 s), die nicht mit einer bedeutsamen hämodynamischen Einschränkung oder Angina pectoris einhergeht. Das Problem bei ihrer Therapie liegt darin, dass keine prospektiven Daten zum natürlichen Verlauf vorliegen.

In einer Untersuchung wurden die Verläufe von Patienten, die eine elektrophysiologisch geführte medikamentöse Therapie erhielten, und von Patienten, die chirurgisch behandelt wurden, verglichen. Alle Patienten hatten eine stabile Kammertachykardie, trotz einer niedrigen EF von 31±13%, mit einer Zykluslänge der Kammertachykardie von 355±75 ms. Während der 10-jährigen Nachbeobachtungszeit lagen die Gesamtsterblichkeit in beiden Gruppen bei 50% (30% nach 2 Jahren) und die Inzidenz des plötzlichen Herztodes bei 17% (3% nach 2 Jahren). In einer anderen Untersuchung an 50 Patienten mit KHK und stabilen Kammertachykardien betrugen die EF 39% und die spontane Zykluslänge der Kammertachykardien 348 ms. Alle Patienten wurden mit einem ICD behandelt. Die Gesamtmortalität und die Inzidenz des plötzlichen Herztods in dieser Studie waren mit 3% bzw. 2% nach 2 Jahren sehr gering. Dabei zeigte der ICD-Speicher bei 30% der Patienten in der Nachbeobachtung eine schnelle Kammertachykardie bzw. Kammerflimmern und bei 80% den Nachweis irgendeiner Kammertachykardie. Eine weitere prospektive Untersuchung verglich den Verlauf von Patienten mit stabiler mit dem von Patienten mit instabiler Kammertachykardie. Die Gesamtgruppe hatte eine EF von 32%, die zugrunde liegende Herzerkrankung war fast ausschließlich die KHK. Es wurden 51 Patienten mit stabiler und 71 Patienten mit instabiler Kammertachykardie einander gegenübergestellt. Nach 19,5 Monaten Nachbeobachtung unter Amiodaron war die Inzidenz des plötzlichen Herztods bei den Patienten mit stabiler Kammertachykardie 25% gegenüber 24% bei den Patienten mit instabiler Kammertachykardie.

Im AVID-Register wurden 440 Patienten mit stabiler und 1029 mit instabiler Kammertachykardie verglichen. Über 80% der Patienten hatten eine KHK, die restlichen eine dilatative Kardiomyopathie. Die EF lag bei 34 bzw. 31%. 31% der Patienten mit stabiler Kammertachykardie erhielten einen ICD gegenüber 49% der Patienten mit instabiler Kammertachykardie. Über einen Verlauf von 3 Jahren war die Gesamtsterblichkeit in beiden Gruppen gleich und lag bei 33,6% für die stabile gegenüber 27,6% für die instabile VT-Gruppe.

In den einzigen beiden prospektiven, randomisierten, multizentrischen Studien zur Sekundärprophylaxe mit ICD im Vergleich zur medikamentösen Therapie, in die Patienten mit anhaltender Kammertachykardie eingeschlossen wurden, waren die Einschlusskriterien in der AVID-Studie eine anhaltende Kammertachykardie mit einer EF unter 40% und Symptomen wie Präsynkope, Herzinsuffizienz und Angina pectoris. In der CIDS-Studie wurden Patienten mit einer anhaltenden Kammertachykardie mit einer HF von >150/min eingeschlossen, bei denen die Tachykardie zu einer Präsynkope oder einer Angina pectoris geführt hatte und eine EF<35% vorlag. Damit wurden in beiden Studien keine Patienten mit stabiler VT eingeschlossen.

Zusammenfassend liegen also weder verlässliche Daten zum Spontanverlauf bei Patienten mit stabiler VT vor noch Daten aus randomisierten Studien, die die Überlegenheit der ICD-Therapie gegenüber anderen Behandlungen nachgewiesen hätten. Es gibt Hinweise, dass die Gesamtsterblichkeit und der plötzliche Herztod bei Patienten mit stabiler VT vergleichbar dem von Patienten mit instabiler VT ist. Diese Daten sind jedoch nicht durch randomisierte Studien gesichert. Damit bleibt die Entscheidung zur ICD-Therapie bei Patienten mit stabiler Kammertachykardie eine individuelle. Die Indikation zur Katheterablation sollte abgewogen werden.

Die Empfehlungen für stabile Kammertachykardien sind IIb-Empfehlungen mit Evidenzgrad C.

Primärprävention

Nach Myokardinfarkt im (sub-)akuten Infarktstadium. Die Frage nach dem Nutzen einer primärprophylaktischen ICD-Therapie bei Patienten, die einen akuten Myokardinfarkt erlitten haben, kann derzeit anhand einer prospektiven randomisierten internationalen Multizenterstudie (DINAMIT) sowie anhand retrospektiver Daten der MADIT-2-Studie beantwortet werden. In der DINAMIT-Studie (Defibrillators in Acute Myocardial Infarction Trial) wurden Patienten 6–40 Tage nach einem akuten Herzinfarkt aufgenommen, wenn sie eine linksventrikuläre Auswurffraktion (LVEF) von 35% oder weniger sowie Evidenz für eine gestörte kardiale autonome Regulation (gemessen anhand einer reduzierten Herzfrequenzvariabilität oder einer erhöhten mittleren 24-h-Herzfrequenz) aufwiesen. Es wurden insgesamt 674 Patienten eingeschlossen und entweder einer alleinigen optimierten medikamentösen Therapie zugeführt oder aber zusätzlich mit einem ICD versorgt. Nach einer mittleren Nachbeobachtungsdauer von 30 Monaten ergab sich hinsichtlich der Gesamtmortalität kein signifikanter Unterschied zwischen den beiden Behandlungsgruppen. Die Sterblichkeit an Arrhythmien konnte in der ICD-Gruppe um 58% gesenkt werden (Hazard-Ratio 0,42, 95%-Konfidenzintervall = 0,22, 0,83; $p = 0{,}009$); dieser Effekt wurde jedoch durch eine Zunahme der nichtarrhythmogenen Mortalität in der ICD-Gruppe *zunichte gemacht* (Hazard-Ratio 1,75, 95%-Konfidenzintervall = 1,11, 2,76; $p = 0{,}02$). Etwa 75% der nichtarrhythmogenen Sterblichkeit waren durch andere kardiovaskuläre Todesfälle bedingt. Die Sterblichkeit an anderen kardiovaskulären Ursachen war besonders hoch bei denjenigen Patienten, bei denen vorher eine ventrikuläre Tachyarrhythmie durch das Gerät terminiert worden war. Somit scheint der ICD die Sterblichkeit vom arrhythmogenen Tod hin zum nichtarrhythmogenen Tod bei Patienten früh nach Infarkt zu verlagern (Konversionshypothese) (Tabelle 2).

Nach Myokardinfarkt im chronischen Infarktstadium. Im Gegensatz zur DINAMIT-Studie schloss die MADIT-II-Studie (Multicenter Automatic Defibrillator Implantation Trial) koronarkranke Patienten ein, bei denen der letzte Myokardinfarkt mindestens 1 Monat zurücklag und deren linksventrikuläre Auswurffraktion ≤30% betrug. Tatsächlich lag der letzte Myokardinfarkt bei den 1232 eingeschlossenen Patienten im Mittel 6,5 Jahre zurück, d.h., die Patienten befanden sich im *chronischen* Postinfarktstadium. Die Studienteilnehmer wurden auf eine alleinige optimale medikamentöse Therapie randomisiert ($n = 490$ Patienten) oder aber einer zusätzlichen

Tabelle 2. Empfehlungen zur Primärprävention nach Myokardinfarkt

	Klassifikation	Evidenz
Patienten innerhalb der ersten 4 Wochen nach MI, mit einer LVEF ≤ 35% und reduziertem autonomem Tonus	III	B
Patienten mit mindestens 4 Wochen zurückliegendem MI und einer LVEF ≤ 30%	I	B

Defibrillatorimplantation unterzogen ($n = 742$ Patienten). Nach einer durchschnittlichen Nachbeobachtungszeit von 20 Monaten lag die Gesamtmortalität bei den Patienten der Kontrollgruppe bei 19,8%, bei den Patienten der ICD-Gruppe hingegen bei 14,2%, was einer relativen Risikoreduktion von 31% entsprach ($p = 0{,}016$). Die MADIT-II-Studie belegt daher bei Patienten im chronischen Postinfarktstadium einen mit der ICD-Therapie assoziierten Überlebensvorteil (Tabelle 2).

Nichtischämische dilatative Kardiomyopathie. Zur Primärprophylaxe liegen insgesamt 4 randomisierte, prospektive, multizentrische Studien vor. In den Studien CAT, AMIOVIRT und DEFINITE wurden alle Patienten eingeschlossen. Unterschiede in Bezug auf die Einschlusskriterien ergaben sich lediglich im Nachweis von spontanen ventrikulären Arrhythmien. In CAT wurden nur Patienten (EF < 30%) innerhalb von 9 Monaten nach Beginn von Symptomen der Herzinsuffizienz eingeschlossen, die keine symptomatischen ventrikulären Arrhythmien hatten, in AMIOVIRT Patienten mit asymptomatischen nicht anhaltenden ventrikulären Tachykardien und in DEFINITE Patienten, die entweder asymptomatische ventrikuläre Extrasystolen oder nicht anhaltende ventrikuläre Tachykardien hatten. In keiner der 3 Studien konnte eine signifikante Reduktion der Gesamtsterblichkeit für ICD-behandelte Patienten nachgewiesen werden. Dies lag im Wesentlichen an der geringen Gesamtsterblichkeit der Kontrollgruppe mit dilatativer Kardiomyopathie trotz niedriger linksventrikulärer Auswurffraktion. Nur in der DEFINITE-Studie, die mit 458 eingeschlossenen Patienten die größte Fallzahl hatte, ergab sich ein Trend zugunsten einer geringeren Sterblichkeit der ICD-behandelten Patienten. In der Subgruppenanalyse der DEFINITE-Studie war der Nutzen des ICD für Männer, Patienten mit einer EF > 20% und im Stadium NYHA III am größten.

Die größte Studie mit insgesamt 2521 Patienten, in der die primärprophylaktische Wirksamkeit des ICD bei Patienten mit dilatativer Kardiomyopathie und bei Patienten mit KHK untersucht wurde, ist die SCD-HeFT-Studie. Hier lag der Anteil der KHK-Patienten bei 52% und der der DCM-Patienten bei 48%. Obwohl die Gesamtstudie eine signifikante Reduktion der Gesamtsterblichkeit für ICD-behandelte Patienten im Vergleich zu Amiodaron und Plazebo nachwies, war der Unterschied für die Subgruppe der Nicht-KHK-Patienten nicht signifikant. Gleichwohl ergab sich ein deutlicher Trend auch in dieser Gruppe zugunsten der ICD-Therapie. Im Gegensatz zur DEFINITE-Studie war der Nutzen der ICD-Therapie in der Subgruppenanalyse aller behandelten Patienten am größten bei Patienten im Stadium NYHA II und nicht bei Patienten im Stadium NYHA III.

Zusammenfassend ergab sich für die Primärprophylaxe bei Patienten mit dilatativer Kardiomyopathie in den reinen „DCM-Studien" (CAT, AMIOVIRT, DEFINITE) kein signifikanter Vorteil einer ICD-Therapie. In der größten Studie, die sowohl KHK- als auch Nicht-KHK-Patienten einschloss, ergab sich wie bei DEFINITE ein deutlicher Trend zugunsten der ICD-Therapie, jedoch kein signifikanter Unterschied. Daher bleibt die Entscheidung zur ICD-Therapie bei Patienten mit dilatativer Kardiomyopathie eine individuelle Entscheidung.

Die Primärprävention bei nichtischämischer Kardiomyopathie (DCM, EF < 35%, Dauer > 9 Monate mit/ohne symptomatische VES oder nicht anhaltende VT) ist als II b-Empfehlung mit Evidenzgrad A zu klassifizieren.

Herzinsuffizienz. Patienten mit systolischer Herzinsuffizienz haben ein hohes Mortalitätsrisiko. Dabei ist der Anteil plötzlicher Todesfälle besonders groß. Entsprechend wurden in fast allen ICD-Studien auch Patienten mit Herzinsuffizienz eingeschlossen. Primäres Einschlusskriterium waren jedoch nicht die Symptomatik einer Herzinsuffizienz, sondern die eingeschränkte linksventrikuläre Pumpfunktion (Ejektionsfraktion) sowie eine Grundkrankheit (koronare Herzkrankheit, dilatative Kardiomyopathie). Einzig die SCD-HeFT-Studie (Sudden Cardiac Death in Heart Failure Trial) schloss primär Patienten mit klinisch manifester, symptomatischer Herzinsuffizienz ein und überprüft den Wert einer ICD-Therapie im direkten Vergleich zu einer Amiodaron- bzw. Plazebobehandlung.

Auch in der COMPANION-Studie (Comparison of Medical Therapy, Pacing and Defibrillation in Heart Failure) hatten zwar alle Patienten als Einschlusskriterium eine symptomatische Herzinsuffizienz. Diese Studie ist jedoch keine „klassische" ICD-, sondern eine Resychronisationsstudie. Auch war in ihr die Mortalität kein primärer Endpunkt.

In die SCD-HeFT-Studie wurden 2521 Patienten mit einer symptomatischen Herzinsuffizienz (NYHA-Stadium II–III) eingeschlossen, bedingt durch eine ischämische oder nichtischämische Kardiomyopathie und eine linksventrikuläre Ejektionsfraktion von < 35%. Randomisiert wurde in 3 Arme:

1. ICD,
2. Amiodaron und
3. Plazebo.

Primärer Endpunkt war die Mortalität. Die mittlere Nachbeobachtungszeit betrug 46 Monate. Während Amiodaron keinen Einfluss auf die Sterblichkeit hatte (Plazebo: 29%, Amiodaron: 28%), ergab sich in der ICD-Gruppe eine relative Sterblichkeitsreduktion gegenüber Plazebo und der Amiodarongruppe von jeweils 23% (absolute Reduktion: 7,2%). Ein Unterschied in der Wirksamkeit der ICD-Therapie zwischen Patienten mit ischämischer und nichtischämischer Herzinsuffizienz wurde nicht gefunden. Allerdings fanden sich Unterschiede bezogen auf die Schwere der Symptomatik: Der günstige Effekt einer ICD-Therapie war nur bei Patienten mit NYHA-II- und nicht bei solchen mit NYHA-III-Stadium nachweisbar.

In die COMPANION-Studie wurden 1520 Patienten mit fortgeschrittener Herzinsuffizienz (NYHA-Stadium III oder IV) auf dem Boden einer ischämischen oder nichtischämischen Kardiomyopathie sowie einem verbreiterten QRS-Komplex (>120 ms) und einem Sinusrhythmus (PR-Intervall >150 ms) zu 3 Gruppen randomisiert:

1. optimale medikamentöse Therapie alleine,
2. optimale medikamentöse Therapie plus Resynchronisationsschrittmacher ohne ICD-Funktion (CRT) und
3. optimale medikamentöse Therapie plus Resynchronisationsschrittmacher mit ICD-Funktion (CRT-D).

Nach einem Follow-up von 1 Jahr wurde der primäre Endpunkt durch den CRT und durch den CRT-D um jeweils 20% im Vergleich zur medikamentösen Therapie signifikant reduziert (absolute Reduktion: 13%) ($p=0{,}01$). Die 1-Jahres-Mortalität (sekundärer Endpunkt) wurde durch den CRT alleine nicht signifikant um 24% (absolut: 4,6%) gesenkt ($p=0{,}06$), dagegen signifikant um 36% (absolut: 6,8%) durch den CRT-D ($p=0{,}004$). Rückschlüsse darüber, welcher Anteil dabei dem Defibrillator zuzuschreiben ist, bleiben spekulativ, da der Effekt einer alleinigen ICD-Therapie in COMPANION nicht geprüft wurde.

Die Indikation zu einer ICD-Implantation bei Patienten mit Herzinsuffizienz mit dem Ziel einer Mortalitätsreduktion lässt sich daher ausschließlich aus SCD-HeFT ableiten. SCD-HeFT ist eine gut durchgeführte Studie mit statistisch signifikanten und klinisch relevanten Ergebnissen zugunsten einer ICD-Therapie. Patienten mit den klinischen Parametern, wie sie in SCD-HeFT eingeschlossen wurden, stellen somit eine Indikation zur Implantation eines 1-Kammer-ICD dar. Diese gilt unabhängig von der Grunderkrankung (ischämische/nichtischämische Kardiomyopathie) und unabhängig vom Schweregrad der Symptomatik (NYHA-Stadium II/III). Da sich die Überlebenskurven erst nach 1½ Jahren auseinanderentwickeln, sollte der Patient eine prognostizierte Lebenserwartung von mindestens 2 Jahren haben.

Empfehlungen zur Primärprävention bei Herzinsuffizienz (KHK oder DCM, EF≤35% NYHA II und III) sind Klasse-I-Empfehlungen, Evidenz B.

Hereditäre Erkrankungen

Eine Vielzahl von ihnen, meist primär elektrischen oder myokardialen Erkrankungen, ist mit einem erhöhten Risiko für das Auftreten maligner ventrikulärer Arrhythmien assoziiert. Alle diese Erkrankungen sind selten, sodass prospektive, randomisierte Untersuchungen hierzu fehlen.

In die randomisierten ICD-Studien zur Sekundärprävention des plötzlichen Herztodes (AVID, CIDS, CASH) wurden nur sehr wenige dieser Patienten eingeschlossen, sodass auch diese Daten nicht für die Behandlung solcher Patienten herangezogen werden können. Es besteht aber Konsens, dass Patienten nach einem überlebten plötzlichen Herztod mit einem ICD versorgt werden sollten. Da bei den meist herzgesunden Patienten ein niedriges kompetitives Risiko etwa für das Versterben an einer fortschreitenden Herzinsuffizienz besteht, ist von einem bedeutsamen Nutzen der ICD-Therapie auszugehen.

Entscheidungen zur primärprophylaktischen ICD-Therapie sollten bei diesen seltenen Erkrankungen, wenn möglich, nach Abstimmung mit einem rhythmologischen Zentrum getroffen werden, da die Erkenntnisse zur Risikostratifizierung bei diesen Patienten einem stetigen Wandel unterliegen (Tabelle 3).

Hypertrophe Kardiomyopathie (HCM). Alle Patienten sollten einer Risikostratifizierung bezüglich des plötzlichen Herztods unterzogen werden. Als Risikofaktoren für einen solchen gelten heute insbesondere eine ungeklärte Synkope, eine Häufung plötzlicher Todesfälle in der Familie, eine abnorme Blutdruckreaktion bei Belastung (Blutdruckanstieg <20 mmHg), multiple oder lange nichtanhaltende ventrikuläre Tachykardien im Langzeit-EKG und eine Septumdicke ≥ 30 mm. Dagegen ist die Höhe des Gradienten im LV-Ausflusstrakt kein Faktor für den plötzlichen Herztod. Die meisten dieser Faktoren haben einen niedrigen positiven prädiktiven Wert. Allerdings ist der negative prädiktive Wert höher, sodass das Fehlen von Risikomarkern auf eine gute Prognose schließen lässt.

Derzeit wird bereits eine bedeutsame Hypertrophie (≥ 30 mm) als ausreichender Grund angesehen, eine prophylaktische ICD-Implantation vorzu-

Tabelle 3. Empfehlungen für hereditäre Erkrankungen

	Klassifikation	Evidenz
Brugada-Syndrom mit unklarer Synkope	I	C
Brugada-Syndrom (asymptomatisch) mit zusätzlichen Markern für ein erhöhtes Risiko	II a	C
Brugada-Syndrom (asymptomatisch) ohne Marker für ein erhöhtes Risiko	II b	C
Short QT-Syndrom	II a	C
Long QT-Syndrom mit Synkopen unter β-Blockern	II a	C
Sonstige Patienten mit genetisch determinierten Erkrankungen, die mit einem erhöhten Risiko des plötzlichen Herztods einhergehen (insbesondere HCM, ARVCM), bei Vorliegen von Risikofaktoren	II a	C

nehmen, insbesondere bei jüngeren Patienten. Auch das Vorliegen von 2 der anderen Risikofaktoren reicht aus, um eine prophylaktische Defibrillatorimplantation zu diskutieren.

Es ist nicht abschließend geklärt, ob die Beseitigung eines Gradienten im Ausflusstrakt durch eine Myektomie oder eine Alkoholablation das Risiko des plötzlichen Herztods senkt.

Arrhythmogene rechtsventrikuläre Kardiomyopathie (ARVC). Eine prospektive, randomisierte Studie zur ICD-Therapie bei diesen Patienten existiert nicht. Als Risikofaktoren für eine Häufung ventrikulärer Tachyarrhythmien gelten insbesondere eine ausgeprägte rechtsventrikuläre Dysplasie, eine linksventrikuläre Beteiligung, aber auch die familiäre Häufung plötzlicher Todesfälle. In diesen Fällen kann die prophylaktische ICD-Implantation erwogen werden. Bei Patienten mit hämodynamisch tolerierten VT ohne ausgeprägte rechtsventrikuläre Dysplasie können alternativ eine Katheterablation und/oder medikamentöse antiarrhythmische Behandlung unter Überprüfung der Induzierbarkeit der VT diskutiert werden.

Langes QT-Syndrom (LQTS). Patienten, die trotz adäquater β-Blocker-Therapie eine anhaltende Torsade-de-pointes-VT oder eine Synkope erleiden, sollten einen ICD erhalten. Bei Patienten mit einer familiären Häufung des plötzlichen Herztods kann auch die primäre Verwendung eines ICD diskutiert werden.

Bei Patienten mit einem LQTS sollte die ICD-Therapie immer mit einer ausreichenden β-Rezeptoren-Blockade kombiniert sein.

Kurzes QT-Syndrom („short QT syndrome", SQTS). Es ist bisher nur bei sehr wenigen Familien beschrieben. Die Indikation zur ICD-Implantation ist eine Einzelfallentscheidung. Über ihre Ergebnisse im Langzeitverlauf ist praktisch nichts bekannt.

Brugada-Syndrom. Nur der elektrokardiographische Typ I (so genannte Coved-Type-ST-Elevation) ist mit einer eingeschränkten Prognose assoziiert. Bei Patienten, die eine auch nach eingehender Diagnostik unerklärte Synkope erlitten haben, ist eine ICD-Implantation indiziert. In der Primärprävention wird diese kontrovers diskutiert. Sie sollte erwogen werden bei Patienten, die spontan (d.h. ohne Provokation durch Ajmalin oder Flecainid) dieses EKG-Muster zeigen und/oder bei denen anhaltende ventrikuläre Tachyarrhythmien induziert werden können.

Idiopathische ventrikuläre Tachykardie. Bei Patienten mit einer monomorphen idiopathischen rechts- oder linksventrikulären Tachykardie sollte primär eine Katheterablation erwogen werden. Eine ICD-Implantation ist nicht indiziert.

Nachsorge von Patienten mit implantierbaren Defibrillatoren

Sie wird aufgrund der Ausweitung der Indikationen zur Implantation von Defibrillatoren, neuer therapeutischer Optionen wie der kardialen Resynchronisationstherapie mit zusätzlicher ICD-Option und komplexere Technologie der ICD-Aggregate zunehmend differenzierter und zeitintensiver.

Ziele der ICD-Kontrolle

Die Nachsorge von Patienten mit implantierbaren Defibrillatoren soll in erster Linie die korrekte Funktion des ICD-Systems sicherstellen. Dabei sollen mögliche Komplikationen und Fehlfunktionen des Systems bereits vor einer potenziellen Gefährdung des Patienten erkannt und behoben werden (z. B. Sondendysfunktion). Eine kurze Anamneseerhebung und orientierende organbezogene Untersuchung sind obligater Bestandteil einer ICD-Nachsorge.

Der Dokumentation und Analyse der im ICD gespeicherten Arrhythmieepisoden kommt eine zentrale Bedeutung zu, sowohl hinsichtlich des medizinischen Status des Patienten als auch als Zeichen möglicher Fehlfunktionen des Systems. Einschließlich der zur Verfügung stehenden Informationen aus den diagnostischen Speichern erfolgt eine individuelle Optimierung der programmierbaren Parameter.

ICD-Kontroll-Untersuchung

Apparative Voraussetzungen sind:
- Programmiergerät
- ein zur ICD-Kontrolle geeignetes EKG-Gerät zum kontinuierlichen Monitoring und Ableitung eines 12-Kanal-EKG (bei Bedarf)
- Magnet
- Notfallausrüstung zur kardiopulmonalen Reanimation, einschließlich externer Defibrillator.

Die Untersuchung beinhaltet:
- Anamnese
- Körperliche Untersuchung
- Abfrage des ICD-Systems
- Individuelle Programmierung.

Der Interpretation der gespeicherten rhythmologischen Episoden im ICD in Einklang mit der klinischen Situation des Patienten kommt eine zentrale Bedeutung innerhalb der ICD-Nachsorge zu. Hier muss entsprechend der vorliegenden Daten eine Optimierung z. B. der Detektionsfrequenz und Detektionszonen, der Tachykardiedetektionsalgorithmen (soweit möglich), der

Therapiefunktionen (antitachykarde Stimulation, Anzahl und Stärke der jeweiligen Schockabgaben) zwingend erfolgen.

Außerdem sollte eine entsprechende Adaptation der meist umfangreich vorhandenen Diagnostikfunktionen in ICD-Systemen erfolgen.

Die Dokumentation umfasst:

- ICD-Ausweis mit Ausdruck der aktuell programmierten Parameter
- Name/Adresse des Implantations- bzw. Kontrollzentrums (24-h-Bereitschaft)
- Zwischenbericht zum Status des Patienten, einschließlich aufgetretener Arrhythmieepisoden und deren Therapie durch den ICD
- Dokumentation aller Abfragevorgänge, v.a. der Arrhythmieepisoden für den Vergleich bei weiteren Nachsorgeuntersuchungen.

Häufigkeit der Kontrollen

Bei der Nachsorge werden routinemäßige, dringliche und notfallmäßige Vorstellung unterschieden. Eine Anbindung der ICD-Patienten an ein Zentrum mit 24-stündiger Notfallbereitschaft ist zu gewährleisten, Routinekontrollen können auch im ambulanten Bereich durchgeführt werden. Ein intensiver Austausch zwischen Implantationszentrum und der den Patienten ambulant betreuenden Institution muss gewährleistet sein, um Patienten, die mit einem ICD-Aggregat versorgt sind, im Sinne einer ganzheitlichen Versorgung optimal zu behandeln.

Routinemäßige Vorstellung. Die Intervalle hängen vom klinischen Zustand des Patienten sowie dem jeweiligen ICD-Modell ab. Im Allgemeinen finden die Kontrollen heute alle 3–6 Monate statt. Geprüft werden Batteriestatus, elektiver Austauschindikator, Speicher für tachykarde Ereignisse sowie bradykarde Funktionsparameter. Darüber hinaus erfolgen eine allgemeine Anamnese inklusive Fragen zur psychischen Befindlichkeit und ein klinischer Status mit ICD-Taschen-Inspektion. Ergänzend wird empfohlen, dass die Patienten und deren Angehörige Schulungen über allgemeine Funktionsweise der Defibrillatoren, spezielle Störquellen sowie Verhaltensweisen bei Interventionen erhalten. Bewährt haben sich diese Schulungen, wenn sie in Form von Gruppenseminaren durchgeführt werden.

Dringende Vorstellung. Sie ist erforderlich, wenn eine der folgenden Situationen auftritt:

- Verdacht auf Infektion des Defibrillatorsystems
- erster Schock
- mehrere ICD-Interventionen in kürzerem Zeitraum (Tage)
- neu aufgetretener irregulärer Herzrhythmus
- zunehmende psychische Belastung.

Notfallmäßige Vorstellung. Sie wird notwendig, wenn eine der folgenden Situationen eintritt:
- häufige Schocks, innerhalb von kurzer Zeit (Stunden)
- anhaltende Tachykardie
- neu aufgetretene oder Verschlimmerung einer vorbestehenden Herzinsuffizienz
- Synkope nach Defibrillatorimplantation.

Qualitätssicherung

Eine externe Qualitätssicherung existiert für die Therapie mit implantierbaren Defibrillatoren nicht. Umso größer ist deshalb die Verantwortung des implantierenden Zentrums und der für die Nachsorge verantwortlichen Institution, bei der Feststellung möglicher systembedingter Fehlfunktionen (Aggregat und Elektroden) eine entsprechende Meldung an das Bundesinstitut für Arzneimittel und Medizinprodukte (BfArM), Friedrich-Ebert-Allee 38, 53113 Bonn, und die jeweilige Herstellerfirma zu übermitteln. Nach der Medizinproduktesicherheitsplanverordnung (MPSV) verhält sich ordnungswidrig, wer der zuständigen Bundesbehörde (BfArM) Vorkommnisse nicht mitteilt, die im Rahmen der Behandlung von mit Medizinprodukten versorgten Patienten bekannt werden.

Empfehlungen zur Fahrtauglichkeit von ICD-Patienten

Einschränkungen des Fahrverhaltens können sich negativ auf die Lebensqualität von ICD-Patienten auswirken. In Deutschland ereignen sich pro Jahr etwa 10 000 tödliche Verkehrsunfälle. Die überwiegende Mehrheit derselben ist durch nicht-medizinische Ursachen wie Müdigkeit und Alkohol bedingt, während nur etwa 5% der tödlichen Verkehrsunfälle medizinische Ursachen (z. B. Epilepsie, Rhythmusstörungen usw.) zugrunde liegen. Somit stellt der rhythmogen bedingte plötzliche Herztod beim Autofahren ein seltenes Ereignis in der Gesamtbevölkerung dar. Weniger als 2% der plötzlichen Bewusstseinsverluste führen zum Tod bzw. zu schweren Verletzungen. Nicht hinreichend geklärt ist, ob bestimmte Risikopatienten, wie z. B. ICD-Träger, für eine höhere arrhythmiebedingte Unfallrate verantwortlich sind. Zur Beurteilung der Fahrtauglichkeit bzw. der Risikoeinschätzung sind die Häufigkeit und der Zeitverlauf der Arrhythmierezidive, das Auftreten einer arrhythmiebedingten Synkope, das Risiko eines arrhythmieverursachten Unfalls und die Wahrscheinlichkeit, dass der Unfall zu einer schweren Verletzung bzw. zum Tod des Patienten oder anderer Verkehrsteilnehmer führt, zu beachten.

Wenn ein Fahrerlaubnisbewerber(in) oder -inhaber(in) unter Herzrhythmusstörungen leidet, die anfallsweise zu wiederholter Unterbrechung der Blutversorgung des Gehirns führen und damit Ursache von Präsynkopen oder Synkopen werden können, ist er (sie) nicht in der Lage, den gestellten Anfor-

Tabelle 4. Empfehlungen zur Fahrtauglichkeit von ICD-Patienten

Kategorie	Patienten	Empfehlungen
I	Prophylaktische Implantation	6 Monate
II	Alle anderen ICD-Patienten	Fahrverbot für einen bestimmten Zeitraum
A	Niedriges Risiko: kein Rezidiv	6 Monate
B	Mittleres Risiko: Patienten mit gut tolerierten VT	Bis zum Nachweis der Symptomfreiheit unter ICD-Therapie
III	Hohes Risiko: instabile VT	Generelles Fahrverbot

derungen zum Führen von Kraftfahrzeugen gerecht zu werden. Grundlage der Beurteilung sollte in jedem Fall eine eingehende internistisch-kardiologische Untersuchung einschließlich eines 24-h-Langzeit-EKG und evtl. zusätzlicher Spezialuntersuchungen sein. Nach erfolgreicher Behandlung der Rhythmusstörungen durch einen ICD kann angenommen werden, dass der Betroffene bedingt wieder in der Lage ist, privat Auto zu fahren, wenn die Herzfunktion über 6 Monate normal blieb und die durch die Unterbrechung der Blutversorgung des Gehirns entstandenen Symptome nicht wieder aufgetreten sind. In Tabelle 4 sind die Empfehlungen zur Fahrtauglichkeit von ICD-Patienten zusammenfassend dargestellt. Basierend auf diesen wird eine Klassifizierung zur Kraftfahrteignung von ICD-Patienten vorgeschlagen. Bei Patienten der Kategorie I (prophylaktische Implantation) ist die Fahrtüchtigkeit dann wieder gegeben, wenn es in den ersten 6 Monaten nach der Implantation zu keinem arrhythmogenen Ereignis gekommen ist. Kategorie II beinhaltet ein Fahrverbot für einen definierten Zeitraum. Für die Kategorie II A mit niedrigem Risiko beim Fehlen von Arrhythmierezidiven wird ein Fahrverbot für 6 Monate ausgesprochen und für die Kategorie II B mit einem mittleren Risiko wird ein Fahrverbot bis zum Nachweis der Symptomfreiheit (d.h. z.B. Fehlen von Präsynkopen und Synkopen) unter der ICD-Therapie empfohlen. Kategorie III umfasst Patienten mit einem sehr hohen Risiko für hämodynamisch instabile tachykarde Rhythmusstörungen, die einem generellen Fahrverbot unterliegen.

Darüber hinaus gilt, dass die Voraussetzungen zur Bewältigung der Anforderungen im Personen- und Güterverkehr in der Regel für ICD-Patienten nicht mehr gegeben sind.

Literatur

1. Antzelevitch C, Brugada P, Borggrefe M et al. (2005) Brugada syndrome: report of the second consensus conference: endorsed by the Heart Rhythm Society and the European Heart Rhythm Association. Circulation 111:659–670
2. Bänsch D, Brunn J, Castrucci M et al. (1998) Syncope in patients with an implantable cardioverter-defibrillator: incidence, prediction and implications for driving restrictions. J Am Coll Cardiol 31:608–615
3. Bardy GH, Lee KL, Mark DB et al. (2005) Amiodarone or an implantable cardioverter-defibrillator for congestive heart failure. N Engl J Med 352:225–237
4. Bristow MR, Saxon LS, Boehmer J et al. (2004) Cardiac-resynchronization therapy with or without an implantable defibrillator in advanced chronic heart failure. N Engl J Med 350:2140–2150
5. Connolly SJ, Gent M, Roberts RS et al. (2000) Canadian implantable defibrillator study (CIDS): a randomized trial of the implantable cardioverter defibrillator against amiodarone. Circulation 101:1297–1302
6. Connolly SJ, Hallstrom AP, Cappato R et al. (2000) Meta-analysis of the implantable cardioverter defibrillator secondary prevention trials. AVID, CASH and CIDS studies. Antiarrhythmics vs Implantable Defibrillator study. Cardiac Arrest Study Hamburg. Canadian Implantable Defibrillator Study. Eur Heart J 21:2071–2078
7. Corrado D, Leoni L, Link MS et al. (2003) Implantable cardioverter-defibrillator therapy for prevention of sudden death in patients with arrhythmogenic right ventricular cardiomyopathy/dysplasia. Circulation 108:3084–3091
8. Dreifus LS, Fisch C, Griffin JC, Gillette PC, Mason JW, Parsonnet V (1991) Guidelines for implantation of cardiac pacemakers and antiarrhythmic devices. A report of the American College of Cardiology/American Heart Association Task Force on assessment of diagnostic and therapeutic cardiovascular procedures (Committee on Pacemaker Implantation). J Am Coll Cardiol 18:1–13
9. Epstein AE, Miles WM, Benditt DG et al. (1996) Personal and public safety issues related to arrhythmias that may affect consciousness: implications for regulation and physician recommendations. A medical/scientific statement from the AHA and the NASPE. Circulation 94:1147–1166
10. Groh WJ, Silka MJ, Oliver RP et al. (1996) Use of implantable cardioverter-defibrillators in the congenital long QT syndrome. Am J Cardiol 78:703–706
11. Hohnloser SH, Andresen D, Block M et al. (2000) Leitlinien zur Implantation von Defibrillatoren. Z Kardiol 89:126–135
12. Hohnloser SH, Kuck KH, Dorian P et al. (2004) Randomized trial of prophylactic implantable cardioverter defibrillator after acute myocardial infarction. N Engl J Med 351:2481–2488
13. Jung W, Lüderitz B (1996) Quality of life and driving in recipients of the implantable cardioverter-defibrillator. Am J Cardiol 78:51–56
14. Jung W, Lüderitz B (1996) Driving and the implantable cardioverter defibrillator. Lancet 348:687–688
15. Jung W, Lüderitz B (1996) European policy on driving for patients with implantable cardioverter-defibrillators. PACE 19:981–984
16. Jung W, Deister A, Grädtz S, Manz M, Lüderitz B (1995) Lebensqualität und psychosoziale Probleme bei der Betreuung von Patienten mit implantierbarem Kardioverter-Defibrillator. Herzschr Elektrophys 6 (Suppl 1):21–28
17. Jung W, Anderson M, Camm J et al. (1997) Recommendations for driving of patients with implantable cardioverter defibrillators. Study Group on 'ICD and Driving' of the Working Groups on Cardiac Pacing and Arrhythmias of the European Society of Cardiology. Eur Heart J 18:1210–1219

18. Kadish A, Dyer A, Daubert JP et al. (2004) Prophylactic defibrillator implantation in patients with nonischemic dilated cardiomyopathy. N Engl J Med 350:2151–2158
19. Kuck KH, Cappato R, Siebels J, Ruppel R (2000) Randomized comparison of antiarrhythmic drug therapy with implantable defibrillators in patients resuscitated from cardiac arrest: the Cardiac Arrest Study Hamburg (CASH). Circulation 102:748–754
20. Maron BJ, Shen WK, Link MS et al. (2000) Efficacy of implantable cardioverter-defibrillators for the prevention of sudden death in patients with hypertrophic cardiomyopathy. N Engl J Med 342:365–373
21. Maron BJ, McKenna WJ, Danielson GK et al. (2003) American College of Cardiology/European Society of Cardiology Clinical Expert Consensus Document on Hypertrophic Cardiomyopathy. A report of the American College of Cardiology Foundation Task Force on Clinical Expert Consensus Documents and the European Society of Cardiology Committee for Practice Guidelines. Eur Heart J 24:1965–1991
22. Moss AJ, Zarebra W, Hall WJ et al. (2002) Prophylactic implantation of a defibrillator in patients with myocardial infarction and reduced ejection fraction. N Engl J Med 346:877–883
23. Nademanee K, Veerakul G, Mower M et al. (2003) Defibrillator versus beta-blockers for unexplained death in Thailand (DEBUT): a randomized clinical trial. Circulation 107:2221–2226
24. NN (1996) Krankheit und Kraftverkehr. Gutachten des Gemeinsamen Beirates für Verkehrsmedizin. Schriftenreihe des Bundesministeriums für Verkehr, Heft 73
25. Priori SG, Schwartz PJ, Napolitano C et al. (2003) Risk stratification in the long-QT syndrome. N Engl J Med 348:1866–1874
26. Schimpf R, Bauersfeld U, Gaita F et al. (2005) Short QT syndrome: successful prevention of sudden cardiac death in an adolescent by implantable cardioverter-defibrillator treatment for primary prophylaxis. Heart Rhythm 2:416–417
27. Strickberger SA, Hummel JD, Bartlett TG et al. (2003) Amiodarone versus implantable cardioverter-defibrillator: randomized trial in patients with nonischemic dilated cardiomyopathy and asymptomatic nonsustained ventricular tachycardia – AMIOVIRT. J Am Coll Cardiol 41:1707–1712
28. The Antiarrhythmics Versus Implantable Defibrillators (AVID) Investigators (1997) A comparison of antiarrhythmic drug therapy with implantable defibrillators in patients resuscitated from near fatal ventricular arrhythmias. N Engl J Med 337:1576–1583
29. Wilber DJ, Zareba W, Hall WJ et al. (2004) Time dependence of mortality risk and defibrillator benefit after myocardial infarction. Circulation 109:1082–1084

Primärprophylaxe des plötzlichen Herztods

J. O. SCHWAB

Zusammenfassung. Die Prävention des plötzlichen Herztods stellt, vor dem Hintergrund der Verfügbarkeit automatischer externer und implantierbarer Kardioverter/Defibrillatoren eine große Herausforderung dar. Weiterhin problematisch erscheint, dass der plötzliche Herztod sehr häufig die klinische Erstmanifestation einer kardialen Erkrankung sein kann. Hierunter fallen besonders hypertrophe Kardiomyopathien und Störungen der myokardialen Ionenkanäle. Jedoch liegen aufgrund vieler Defibrillatorstudien valide Daten zur Primärprävention des plötzlichen Herztods vor. Diese Ergebnisse sind besonders bei Patienten mit koronarer Herzerkrankung sehr viel versprechend. Spätestens nach Publikation der MADIT-II-Studie, in der die Überlegenheit des ICD gegenüber einer konventionellen Therapie nachgewiesen werden konnte, wurde intensiv an weiteren Studien zur Primärprävention gearbeitet. Ergebnis hiervon stellt die SCD-HeFT-Studie dar, die einen Vorteil der Defibrillatortherapie bei Patienten mit einer Ejektionsfraktion ≤35% aufzeigte, unabhängig von der Genese – ischämisch oder nichtischämisch. Insbesondere im Hinblick auf ökonomische Randbedingungen wird es in Zukunft unabdingbar sein, Methoden der nichtinvasiven Risikostratifikation zu verfeinern und neu zu entwickeln, um diejenigen Patienten zu identifizieren, die durch Schockabgabe des ICD ihren plötzlichen Herztod überleben.

Der plötzliche Herztod stellt in Europa die mit Abstand häufigste Todesursache dar. Jährlich sterben etwa 375 000 Menschen an diesem Ereignis [15]. Nahezu 3/4 dieser Fälle liegen ventrikuläre Tachyarrhythmien (VT) zugrunde [17]. Andere Ursachen schließen den akuten Myokardinfarkt, die Lungenembolie, zerebrale Ereignisse und seltene Erkrankungen ein. Die einzige lebensrettende Maßnahme beim Vorliegen einer letalen Kammertachykardie besteht in der externen Elektroschockbehandlung, der elektrischen Kardioversion oder Defibrillation. Je weniger Zeit bis zur Applikation des elektrischen Impulses vergeht, desto größer sind die Chancen für das Opfer, das fatale Ereignis nicht nur zu überleben, sondern auch die Klinik nach entsprechender Genesung ohne neurologisches Defizit zu verlassen [16].

Epidemiologie

Die Menschen, die einen plötzlichen Herztod erleiden, zeigten zuvor meist nie klinische Symptome, die das bevorstehende Ereignis ankündigen. Die Patienten, welche mit einem implantierbaren Kardioverter/Defibrillator (ICD) versorgt wurden, stellen nicht nur ein Hochrisikokollektiv, sondern auch eine kleine Anzahl der vom plötzlichen Herztod betroffenen Menschen dar. Dies sollte jedoch nicht darüber hinwegtäuschen, dass in der täglichen Praxis sehr häufig Patienten behandelt werden, die aufgrund einer strukturellen Herzerkrankung ein Risiko besitzen, an einem fatalen Rhythmusereignis zu versterben.

Welche dieser Patienten nun prophylaktisch im Sinne einer Primärprävention mit einem ICD behandelt werden sollten, werden die nachfolgend aufgeführten Ergebnisse ausgewählter muti-zentrischer Studien aufzeigen. Hierbei wird besonderes Augenmerk auf die koronare Herzerkrankung (KHK) und die dilatative Kardiomyopathie (DCM) gelegt. Diese beiden Erkrankungen überwiegen in den ICD-Studien.

Primärprävention bei koronarer Herzerkrankung

Bei diesem Patientenkollektiv stellt die Reduktion der linksventrikulären Ejektionsfraktion (EF) das wichtigste Einschlusskriterium dar. Zudem werden bei einigen Studien quantitative Marker zur Bestimmung der autonomen kardialen Modulation als weitere Kriterien herangezogen. Allein die MADIT-II-Studie („multicenter automatic defibrillator implantation trial") weist die Reduktion der EF als einzigen Parameter auf [12]. Des Weiteren soll in diesem Abschnitt auf die Zahl der zu behandelnden Patienten, um ein Leben zu retten, hingewiesen werden. Diese wird anhand des Parameters „number needed to treat (NNT)" quantifiziert. Wichtig hierfür ist der Beobachtungszeitraum, das sich die NNT abhängig von ihm verändert. Eine genauere Darstellung der hierfür notwendigen Berechnungen folgt im Appendix.

Die nachfolgenden, prospektiven Untersuchungen werden in chronologischer Reihenfolge abgehandelt, um die Entwicklung auf diesem Sektor widerspiegeln zu können. Der Abschluss dieses Abschnitts widmet sich der DINAMIT-Studie („defibrillator in acute myocardial infarction") [8]. In dieser Untersuchung wurden erstmalig Patienten kurze Zeit nach einem akuten Myokardinfarkt stratifiziert.

MADIT I („multicenter automatic defibrillator implantation trial I")

Diese Studie schloss Patienten ein, deren Myokardinfarkt länger als 3 Wochen zurücklag, deren EF <35% war und die im Langzeit-EKG eine asymptomatische VT (3–30 Schläge, Herzfrequenz über 130/min) aufzeigten [11].

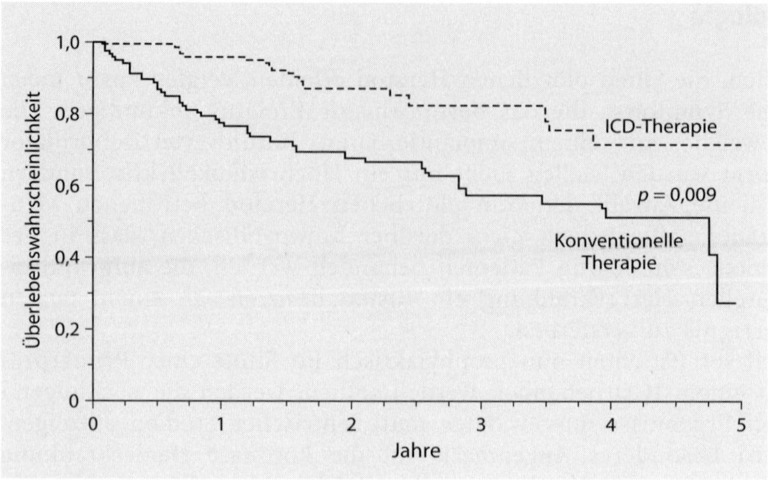

Abb. 1. Kaplan-Meier-Kurve, Überlebensvorteil der ICD-Patienten gegenüber der konventionell behandelten Gruppe in der MADIT-I-Studie, modifiziert nach Moss et al. [11]

Anhand einer elektrophysiologischen Untersuchung wurden dann deren Substrat bzw. Risiko für das Auftreten lebensbedrohlicher Arrhythmien erhoben. Für den Fall der Induzierbarkeit ventrikulärer Tachyarrhythmien, die sich durch die Gabe von Procainamid nicht unterdrücken ließen, wurden die Patienten in eine konventionell oder mit einem ICD behandelte Gruppe randomisiert.

Die Überlebenskurve dieser beiden Patientengruppen ist in Abb. 1 dargestellt. Während eines mittleren Nachverfolgezeitraums von 5 Jahren war der ICD der konventionellen Behandlung bezüglich der Gesamtmortalität signifikant überlegen. Diese Vorreiterstudie konnte zum ersten Mal prospektiv die Überlegenheit einer ICD-Therapie gegenüber der bis dato üblichen Pharmakotherapie demonstrieren. Zu beachten ist jedoch, dass es sich bei diesem Patientenkollektiv um ein hoch selektioniertes Kollektiv nach Myokardinfarkt handelt, welches eine nur sehr kleine Subgruppe aller Postinfarktpatienten repräsentiert. Die NNT nach 2,4 Jahren beträgt für diese Studie 4 Patienten.

CABG-Patch („coronary artery bypass graft patch trial")

Die prophylaktische Implantation eines ICD bei Patienten, die sich einer operativen Myokardrevaskularisation unterzogen, wurde im CABG-Patch-Trial evaluiert. Der ICD wurde den Patienten entweder zum Zeitpunkt der Bypassoperation oder binnen der ersten 8 Tage danach implantiert. Neben einer reduzierten EF < 36% diente der Nachweis von Spätpotenzialen der potenziellen Identifikation einer vom plötzlichen Herztod betroffenen Patientengruppe [2]. In dieser Studie war der ICD nicht mit einem Überlebensvorteil verbunden. Neben der erhöhten perioperativen Mortalität durch die zu dieser Zeit notwendigen epikardialen Patchelektroden zur Defibrillation spielte sicherlich die wiedererlangte myokardiale Reperfusion für die Ergebnisse eine bedeutende Rolle. Aufgrund der fehlenden Differenz beider Therapiearme ist eine Berechnung der NNT weder möglich noch sinnvoll.

MADIT II („multicenter automatic defibrillator implantation trial II")

Sie stellt die sicherlich bahnbrechende Untersuchung in Bezug auf die Primärprävention des plötzlichen Herztodes bei Patienten mit KHK und stattgehabtem Myokardinfarkt dar [12]. Sie postulierte lediglich eine Verminderung der linksventrikulären Pumpleistung auf 30%. Weitere relevante Einschlusskriterien wurden nicht verlangt. Bei insgesamt 1232 Patienten wurde, nach einem mittleren Nachverfolgezeitraum von 4 Jahren, eine signifikante Reduktion der Gesamtmortalität um 31% nachgewiesen (Abb. 2). Aufgrund einer hohen NNT stellt sich die Frage, inwieweit man dieses Patientenkollektiv noch genauer bezüglich des plötzlichen Herztods stratifizieren kann. Das MADIT-II-Kollektiv konnte nicht noch exakter eingegrenzt werden: Weder mit Hilfe der Induzierbarkeit von VT in der elektrophysiologischen Untersuchung noch der QRS-Breite war es möglich, einen möglichen Risikopatienten genauer zu identifizieren [10, 14]. Einen wesentlichen Beitrag konnte jedoch die Analyse der T-Welle unter Belastung leisten. Hohnloser et al. [7] zeigten, dass Patienten, die keinen T-Wellen-Alternans aufwiesen, in einem Beobachtungszeitraum von 2 Jahren kein Rhyth-

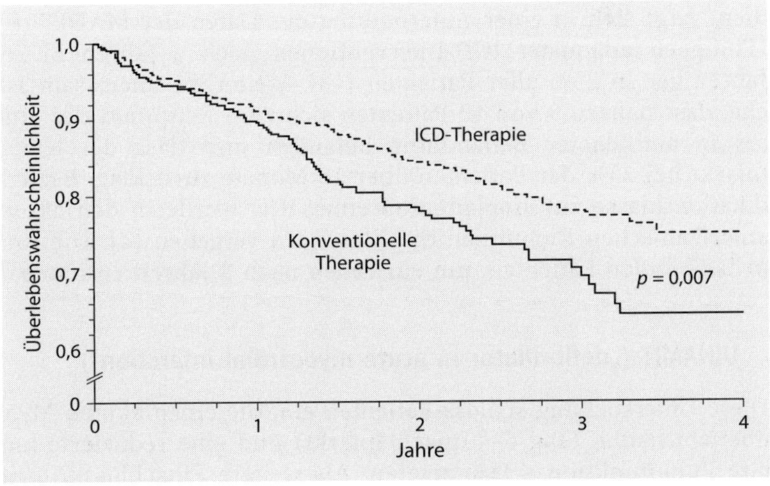

Abb. 2. Unterlegenheit der Patienten mit konventioneller Therapie im Vergleich zur ICD-Gruppe,alle Patienten mit koronarer Herzkrankheit, chronischem Myokardinfarkt und Ejektionsfraktion ≤30%, modifiziert nach Moss et al. [12]

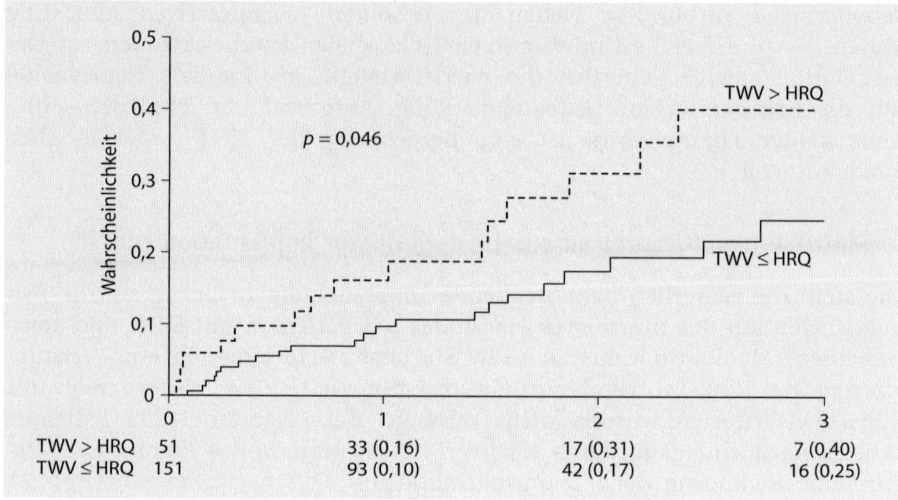

Abb. 3. Analyse der T-Wellen-Varianz (*TWV*), Identifikation der Patienten eines der MADIT-II-Studie entsprechenden Kollektivs mit adäquater ICD-Therapie, *HRQ* higher rate quartile; spezielle Ausprägung der TVar, vormals *TWV* modifiziert nach Couderc et al. [3]

musereignis oder gar einen Todesfall aufwiesen. Die T-Wellen-Varianz (TVar), ein neuer Parameter, der die ventrikuläre Depolarisation anhand eines 24-h-EKG analysiert, war in der Lage, bei einem MADIT-II-Patientenkollektiv Patienten mit adäquaten ICD-Interventionen zu identifizieren [3]. Abbildung 3 spiegelt diese Analyse wider.

Betrachtet man das Auftreten lebensbedrohlicher ventrikulärer Tachykardien, zeigt sich in einer Aufarbeitung der Daten der MADIT-II-Studie eine Häufigkeit adäquater ICD-Interventionen nach 2 Jahren in 26%, nach 4 Jahren gar in 36% aller Patienten [13]. Weiterhin interessant ist die Tatsache, dass nahezu 9 von 10 Patienten sich zum Zeitpunkt des Studienschlusses in ambulanter Behandlung befanden und dass der letzte Myokardinfarkt bei 75% der Patienten über 18 Monate zurücklag. Bezüglich der Indikationsklasse zur Implantation eines ICD wurde in den aktuellen angloamerikanischen Richtlinien die Klasse IIA vergeben [4]. Die Anzahl der zu behandelnden Patienten, um ein Leben nach 3 Jahren zu retten, beträgt 11.

DINAMIT („defibrillator in acute myocardial infarction")

Diese Untersuchung schloss Patienten ein, die einen akuten Myokardinfarkt überlebt hatten (Tag 6–40 nach Infarkt) und eine reduzierte linksventrikuläre Pumpfunktion ≤35% zeigten. Als weitere Einschlusskriterien mussten die Patienten entweder eine reduzierte Herzfrequenzvariabilität aufweisen (SDNN <70 ms) oder ihre mittlere Herzfrequenz bei der Aufnahme in die Klinik überschritt 80/min [6]. Die Patienten wurden nach Optimierung der

Tabelle 1. Mortalität in der DINAMIT-Studie [8]

Mortalität	ICD Todesfälle (*n*)	Kontrollgruppe Todesfälle (*n*)	Hazard ratio	*p*
Gesamtmortalität	62	58	1,08	0,66
Rhythmustod	12	29	0,42	0,0094
Nichtarrhythmischer Tod	50	29	1,75	0,016

Medikation in eine Plazebo- und eine ICD-Gruppe randomisiert. Nach einem mittleren Nachverfolgezeitraum von 30±13 Monaten konnten bezüglich des primären Endpunkts, der Gesamtmortalität keine signifikanten Unterschiede aufgezeigt werden. Eine genauere Analyse der Daten zeigte jedoch relevante Diskrepanzen in Bezug auf die sekundären Endpunkte, Rhythmustod und nicht arrhythmischer Tod (Tabelle 1).

Primärprophylaxe bei dilatativer Kardiomyopathie

Die Studienlage zur Primärprävention des plötzlichen Herztods bei Patienten mit dilatativer Kardiomyopathie ist, bezüglich ihrer Ergebnisse, heterogen. Da die DEFINITE- („defibrillator in non-ischemic cardiomyopathy treatment evaluation") und SCD-HeFT-Studien („sudden cardiac death heart failure trial") erst kürzlich publiziert wurden, haben sie derzeit weder in den deutschen noch in den amerikanischen Richtlinien/Empfehlungen Berücksichtigung gefunden [1, 9]. Auch bei Patienten mit DCM stellt die Reduktion der linksventrikulären Pumpfunktion das wichtigste Einschlusskriterium dar. Inwieweit andere Parameter bei diesen Patienten dienlich sind, lebensbedrohliche Herzrhythmusstörungen vorherzusagen, evaluierte die MACAS-Studie („Marburg cardiomyopathy study") [5].

DEFINITE („defibrillator in non-ischemic cardiomyopathy treatment evaluation")

Diese unlängst veröffentlichte Studie untersuchte den Vorteil einer ICD-Therapie für Patienten mit symptomatischer Herzinsuffizienz, eingeschränkter linksventrikulärer Pumpfunktion und einem „arrhythmischen Potenzial". Dieses sollte durch eine nicht anhaltende VT (3–15 Schläge, HF >120/min) oder mindestens 10 VES pro 24-h-Holter-EKG charakterisiert sein. Die Diagnose einer nichtischämischen Kardiomyopathie wurde gestellt, wenn eine klinisch signifikante Koronararterienstenose durch eine Angiographie oder durch eine Stresstestuntersuchung ausgeschlossen werden konnte. Die Patienten erhielten dann eine Therapie mit einem ICD, inklusive optimaler pharmakologischer Behandlung, oder nur eine optimale Herzinsuffizienzmedikation. Insgesamt wurden 86% mit einem ACE-Hemmer, 87% mit einem Diuretikum und 85% mit einem β-Blocker, vornehmlich Carvedilol, behandelt. Zwischen den Gruppen bestanden keine statistischen Unterschiede bezüglich der Pharmakotherapie. Nach einem mittleren Nachbeobachtungszeitraum von 29±14 Monaten zeigte sich bei insgesamt 458 Patienten kein Überlebensvorteil der Defibrillatorgruppe. Wendet sich man den Analysen im Hinblick auf die sekundären Endpunkte zu, findet sich ein signifikanter Unterschied in Bezug auf die arrhythmiebedingten Todesfälle. Weiterhin profitierten in dieser Studie bezüglich der Überlebenswahrscheinlichkeit besonders Patienten im Herzinsuffizienzstadium NYHA III von einer ICD-Therapie. Insgesamt befanden sich 96 Patienten im Stadium NYHA III, 263 im Stadium NYHA II, weitere 99 wiesen ein Stadium NYHA I auf. Zusammenfassend schlossen die Autoren, dass die jährliche Mortalitätsrate in diesem Herzinsuffizienzkollektiv unter optimaler Therapie 7% beträgt und dass die Defibrillatorbehandlung das Risiko, an einem arrhythmiebedingten plötzlichen Herztod zu versterben, signifikant reduziert. Jedoch wird, aufgrund der erhobenen Daten die routinemäßige Implantation eines ICD bei Patienten mit nichtischämischer Kardiomyopathie und deutlichen eingeschränkter linksventrikulärer Ejektionsfraktion nicht empfohlen.

SCD-HeFT („sudden cardiac death – heart failure trial")

In dieser großen multizentrischen Studie wurden sowohl Patienten mit ischämischer als auch nichtischämischer Kardiomyopathie eingeschlossen. Eine Ejektionsfraktion ≤35% und das Vorliegen einer Herzinsuffizienz im Stadium II oder III stellten weitere Kriterien zur Teilnahme dar. Neben diesen Parametern musste eine optimale Pharmakottherapie der Herzinsuffi-

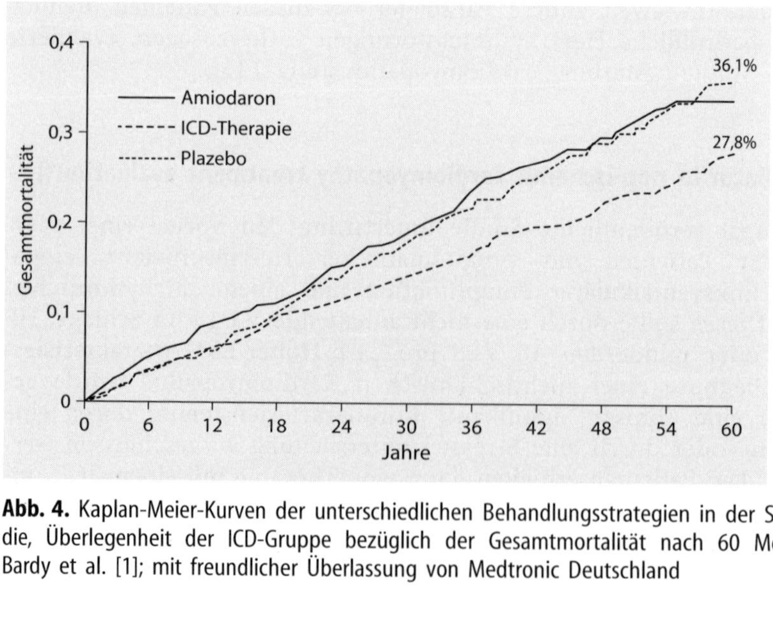

Abb. 4. Kaplan-Meier-Kurven der unterschiedlichen Behandlungsstrategien in der SCD-HeFT-Studie, Überlegenheit der ICD-Gruppe bezüglich der Gesamtmortalität nach 60 Monaten, nach Bardy et al. [1]; mit freundlicher Überlassung von Medtronic Deutschland

zienz bestehen. Insgesamt wurden über 2500 Patienten eingeschlossen (52% KHK, 70% NYHA II). Die Gesamtmortalität reflektiert den primären Endpunkt der Studie. Die Patienten wurden wie folgt randomisiert: ICD-Therapie, Behandlung mit Amiodaron, Plazebogruppe. 78% erhielten als Basistherapie einen β-Blocker, 90% wurden mit einem ACE-Hemmer oder einem Angiotensin-II-Rezeptor-Antagonisten behandelt. Diese Studie zeigte zum ersten Mal den Vorteil einer prophylaktischen ICD-Implantation gegenüber einer Behandlung mit Amiodaron oder Plazebo, unabhängig von der Ätiologie der Herzerkrankung. Die NNT lag in dieser Untersuchung nach 5 Jahren bei 12 Patienten.

MACAS („Marburg cardiomyopathy study")

Inwieweit Parameter der nichtinvasiven Risikostratifikation in der Lage sind, das Auftreten ventrikulärer Rhythmusstörungen bei Patienten mit dilatativer Kardiomyopathie vorhersagen zu können, wurde anhand von 343 Patienten mit eingeschränkter linksventrikulärer Pumpfunktion $\leq$45% über einen Zeitraum von 52 ± 21 Monaten evaluiert. Hierzu zählten Messgrößen der Echokardiographie, des Langzeit-EKG sowie Analysen der Spätpotenziale, der Herzfrequenzvariabilität, der T-Wellen-Alternans, die Baroreflexsensitivität und die QT-Dispersion. Bei 80 Patienten lag eine absolute Arrhythmie bei Vorhofflimmern vor, sodass nur eine eingeschränkte Risikostratifikation vorgenommen werden konnte [5]. Der primäre Endpunkt der Studie bestand in einem großen arrhythmischen Ereignis, d.h. anhaltende ventrikuläre Tachykardie, Kammerflimmern oder plötzlicher Herztod. Patienten, die vor Einschluss in die Studie ein symptomatisches Rhythmusereignis erlebt hatten, wurden von der Teilnahme ausgeschlossen. Das Ergebnis war ernüchternd: Nur die linksventrikuläre Ejektionsfraktion war in der Lage, den primären Endpunkt vorherzusagen. In der univariaten Analyse zeigte sich darüber hinaus, dass der Nachweis ventrikulärer Tachykardien im 24-h-EKG und das Fehlen einer β-Blocker-Behandlung signifikante Prädiktoren für Rhythmusereignisse waren. Patienten mit einer Kombination von reduzierter Ejektionsfraktion $\leq$30% und dem Nachweis nicht anhaltender ventrikulärer Tachykardien wiesen gar ein 8fach erhöhtes Risiko für den primären Endpunkt auf. Die Autoren kammen zu dem Schluss, dass v.a. die optimale Pharmakotherapie der zugrunde liegenden Herzinsuffizienz die Basis bildet, auf der die Entscheidung zur Implantation eines ICD beruhen sollte.

Appendix

„Number needed to treat" (NNT). Die Anzahl der mit einer speziellen Therapie (T) zu behandelnden Patienten stellt mathematisch den Kehrwert der absoluten Risikoreduktion (ARR) zu einem bestimmten Zeitpunkt t_{FU} während des Follow-up dar. Diese berechnet sich wie folgt:

$$\mathrm{ARR} = \mathrm{ER_K} - \mathrm{ER_T}$$

wobei

- ER_K die Ereignisrate in der Kontrollgruppe (K)
- ER_T die Ereignisrate der Therapiegruppe

beide jeweils zum Zeitpunkt t_{FU} darstellen (bezogen auf den primären Endpunkt).

Beispiel für die MADIT-II-Studie. Betrachtet werden soll der Zeitpunkt (t_{FU}) 3 Jahre im Beobachtungszeitraum: Nach 3 Jahren leben noch 78% der ICD-Gruppe und 69% der nicht mit einem ICD behandelten Patienten. Hieraus ergeben sich folgende Ereignisraten:

- $ER_K = 100\% - 69\% = 31\% = 0{,}31$
- $ER_T = 100\% - 78\% = 22\% = 0{,}22$

Die absolute Risikoreduktion (*ARR*) beträgt 0,09 und der Kehrwert hiervon 11,1 (NNT).

Literatur

1. Bardy GH, Lee KL, Mark DB et al. (2005) Sudden Cardiac Death in Heart Failure Trial (SCD-HeFT) Investigators. Amiodarone or an implantable cardioverter-defibrillator for congestive heart failure. N Engl J Med 352:225–237
2. Bigger JT Jr (1997) Prophylactic use of implanted cardiac defibrillators in patients at high risk for ventricular arrhythmias after coronary-artery bypass graft surgery. Coronary artery bypass graft (CABG) patch trial investigators. N Engl J Med 337:1569–1575
3. Couderc JPY, Zareba W, McNitt S, Moss AJ (2005) A New Technique for the Quantitative Assessment of Repolarization Variability in Holter ECGs: Evaluation on the ICD Population of MADIT II. J Am Coll Cardiol [Suppl] 126:882–884
4. Gregoratos G, Abrams J, Epstein A et al. (2002) ACC/AHA/NASPE 2002 guideline update for implantation of cardiac pacemakers and antiarrhythmia devices: summary article: a report of the American College of Cardiology/American Heart Association Task Force on Practice Guidelines (ACC/AHA/NASPE Committee to Update the 1998 Pacemaker Guidelines). Circulation 106:2145–2161
5. Grimm W, Christ M, Bach J, Muller HH, Maisch B (2003) Noninvasive arrhythmia risk stratification in idiopathic dilated cardiomyopathy: results of the Marburg cardiomyopathy Sstudy. Circulation 108:2883–2891
6. Hohnloser SH, Connolly SJ, Kuck KH et al. (2000) The defibrillator in acute myocardial infarction trial (DINAMIT): study protocol. Am Heart J 140:735–739
7. Hohnloser SH, Ikeda T, Bloomfield DM, Dabbous OH, Cohen RJ (2003) T-wave alternans negative coronary patients with low ejection and benefit from defibrillator implantation. Lancet 362:125–126
8. Hohnloser SH, Kuck KH, Dorian P et al. (2004) DINAMIT Investigators. Prophylactic use of an implantable cardioverter-defibrillator after acute myocardial infarction. N Engl J Med 351:2481–2488
9. Kadish A, Dyer A, Daubert JP et al. (2004) Defibrillators in Non-Ischemic Cardiomyopathy Treatment Evaluation (DEFINITE) Investigators. Prophylactic defibrillator implantation in patients with nonischemic dilated cardiomyopathy. N Engl J Med 350:2151–2158

10. Moss AJ (2003). MADIT-II: substudies and their implications. Card Electrophysiol Rev 7:430–433
11. Moss AJ, Hall WJ, Cannom DS et al. (1996) Improved survival with an implanted defibrillator in patients with coronary disease at high risk for ventricular arrhythmia. N Engl J Med 335:1933–1940
12. Moss AJ, Zareba W, Hall WJ et al. (2002) Multicenter Automatic Defibrillator Implantation Trial II Investigators. Prophylactic implantation of a defibrillator in patients with myocardial infarction and reduced ejection fraction. N Engl J Med 346:877–883
13. Moss AJ, Greenberg H, Case RB et al. (2004) Multicenter Automatic Defibrillator Implantation Trial-II (MADIT-II) Research Group. Long-term clinical course of patients after termination of ventricular tachyarrhythmia by an implanted defibrillator. Circulation 110:3760–3765
14. Schwab JO, Balta O, Karidas K et al. (2004) Wertigkeit der elektrophysiologischen Untersuchung bei Patienten des MADIT II Kollektivs. Z Kardiol [Suppl] 92 (e-only): 729
15. The Hypothermia after Cardiac Arrest Study Group (2002) mild therapeutic hypothermia to improve the neurological aoutcome after cardiac arrest. N Engl J Med 346:549–556
16. Trappe HJ, Andresen D, Arntz HR, Becker HJ, Werdan K (2005) Stellungnahme der Deutschen Gesellschaft für Kardiologie – Herz- und Kreislaufforschung (DGK). Position paper on „automated external defibrillation". Z Kardiol 94:287–295
17. Weaver DW (1986) Considerations for improving survival from out-of-hospital cardiac arrest. Ann Emerg Med 15:1181–1186

New frontiers in atrial fibrillation

S. Saksena

Introduction. Atrial fibrillation (AF) is associated with increased mortality, worsening heart failure, resistance to cardioversion, stroke and deterioration in quality of life. Traditional therapeutic methods using antiarrhythmic drugs for the treatment of AF have not achieved a high degree of success in maintaining rhythm control in AF. Reversion to AF is common and permanent AF usually supervenes. 34% to 65% of unselected patients with paroxysmal AF progress to permanent AF in 2 to 5 years [1]. It is even higher in symptomatic patients with drug-refractory paroxysmal AF awaiting AV junctional ablation with 43% progressing to permanent AF within one year [2]. The magnitude of the public health problem coupled with the lack of effective therapy has prompted an extensive reevaluation from basic science concepts to clinical outcomes with new therapeutic approaches. This chapter will provide an overview of these new research initiatives directed at understanding and treating this arrhythmia. It will not review management of complications that ensue from this condition. For those considerations, the reader is directed elsewhere in this publication.

Retooling basic science models for clinical relevance

The major forces driving a reassessment of basic science models has been the emulation of disease states associated with AF and poorer than expected efficacy of pharmacologic agents in clinical practice. While functional electrical remodeling has been prominent in pacing-induced AF experimental models, a greater interest in structural and contractile remodeling has ensued.

Thus, recent developments in the basic mechanisms of AF have focused on two important areas. The demonstration of rotors in experimental models by workers from Dr. Jalife's laboratory has been an important new consideration in understanding the maintenance of AF [3]. In the studies from this laboratory, initial analysis of fast Fourier transform analysis of atrial electrograms suggested the presence of distinct peaks. These peaks were noted to occur at frequencies of 8.3 Hz, 13.9 Hz, and 16.7 Hz, and suggest the presence of distinct rotors oscillating at these frequencies. Studies employing optical mapping noted that these rotors could anchor onto anatomic structures and could demonstrate frequency gradients between the left and right atrium. Typically, left atrial frequencies were higher than the right atrial frequencies with the left atrium having a mean frequency of 11.6 Hz and the right atrium having a frequency of 7.2 Hz. This could suggest that the primary rotor was in the left atrium and the right atrium may be a mere bystander in AF genesis.

Another major development has been the development of experimental models mimicking the disease substrates for AF. Shinagawa et al. from Dr. Nattel's laboratory in Montreal have demonstrated that functional remodeling of the atrium in pacing-induced AF is modulated in the presence or absence of heart failure [4]. Using a heart failure model with volume overload, atrial stretch and consequent fibrosis, compared to a control group with pacing-induced AF without volume overload, atrial refractoriness during induced AF decreased markedly in the latter, but to a much lesser extent in the former. This suggested that the structural disease in the heart failure model limited the impact of functional electrical remodeling on atrial refractoriness.

More recently, clinical data have raised questions about the role of structural remodeling and the role of agents that affect atrial stretch. Experimental studies using ACE inhibitors have suggested that a reduction in the atrial stretch due to vasodilation may reduce the remodeling process and reduce the inducibility of AF [5]. Schotten et al. have demonstrated the presence of structural remodeling after the initiation of AF with a marked decrease in pressure volume loops consistent with atrial stunning after 48 hours of AF [6]. In that study, they demonstrate that contractile and electrical remodeling have a parallel course during the development of AF with refractory period shortening, paralleling the decline in the atrial work index. Reversion to sinus rhythm is associated with parallel restoration of the same.

In a recent clinical trial sub-study, potential down stream effects of modifying atrial stretch can be inferred [7]. During single site atrial pacing, in the DDD mode, right atrial ejection fraction declines. Dual site atrial pacing, which improves atrial filling, has been shown to reduce the impact of DDD pacing on right atrial ejection fraction. The expected decline is offset and prevented by the increased atrial unloading during diastole during dual site atrial pacing. These changes would suggest atrial unloading is feasible with both the use of drugs such as vasodilator agents, as well as pacing techniques that shorten the left sided AV delay. Interestingly, in the same study ventricular dilatation that is seen with the abnormal activation pattern with DDD pacing is also offset by increased ventricular filling by dual site atrial pacing. Thus, the role of preload and afterload becomes critical to understanding the impact of non-arrhythmic therapies in AF.

Finally, provocative experimental studies suggest the possible role of agents such as statins that could prevent inflammatory changes in the atrial myocardium and have an impact on atrial refractoriness [8]. These studies are extremely preliminary, but do raise the possibility of substrate modulation by multiple non-arrhythmic agents.

Role of autonomic ganglia

Vagal stimulation has long been known to shorten the atrial effective refractory period and maintain AF in animals. Schauerte, Scherlag and coworkers initially investigated whether the parasympathetic pathways in dogs that innervate the atria can be identified and ablated by use of transvenous catheter stimulation and radiofrequency catheter ablation techniques [9, 10]. Transvascular electrical stimulation (at 20 Hz) of the epicardial fat pad at the base of the right pulmonary artery was performed to identify parasympathetic pathways. Catheter ablation of this site was performed. Ablation blunted the refractory period shortening at left atrial sites during vagal stimulation. Before ablation, AF could be induced and maintained as long as vagal stimulation was continued, whereas after ablation, AF was no longer inducible during vagal stimulation. More recently, the same group applied trains of high frequency stimuli near the base of each pulmonary vein. Continuous stimulation was also applied via plaque electrodes sutured to epicardial fat pads containing a ganglionated plexus near the right superior and left superior pulmonary vein. Radiofrequency ablation from the right and left atrial endocardium abolished the vagal response to high frequency stimulation delivered to the plaque electrodes on the fat pads close to the right and left superior pulmonary veins.

Clinical studies

Direct studies of human AF

Mapping of human AF was initially performed intraoperatively. Biatrial mapping was performed with high-resolution electrodes in patients undergoing the Maze procedure by Cox and coworkers. In 1991, they reported the presence of re-entrant pathways consistent with organized tachycardias particularly in the right atrium. This is in contrast to experimental and some clinical models, in which random reentry has been largely seen. Intra-operative recordings in pacing-induced AF in patients with Wolff-Parkinson-White syndrome suggest random reentry mechanisms.

We have recently developed a catheter technique for biatrial catheter mapping as well as high-resolution recordings using non-contact balloon electrode placed in the right atrium, and occasionally in the left atrium. In early reports using catheter techniques alone, an organized tachycardia was seen at AF onset [11]. In the subsequent report of a series of 50 patients with AF and the presence of structural heart disease and different AF presentations ranging from paroxysmal to persistent AF, this observation was confirmed [12]. Simultaneous mapping in these populations demonstrated a biatrial spectrum of spontaneous triggering premature beats and organized tachyarrhythmias. Organized monomorphic tachycardias were seen with multiple unilateral locations or biatrial locations. These were commonly observed with spontaneous human AF and continued during perpetuation of this arrhythmia. Patients with heart disease or persistent AF had a more extensive distribution as well as simultaneous coexistence of multiple tachycardias during AF. In our report, triggering premature beats were seen as frequently in this population from the left atrium (60%) as in the right atrium (75%). Only 35% of patients without structural heart disease and less than 40% of patients with structural heart disease had only one source of triggering beats during the studies. Multiple sources were the rule. The initiating tachyarrhythmias were distributed in both atria and in patients with and without structural heart disease and in both paroxysmal and persistent AF. However, the distribution in patients with paroxysmal atrial fibrillation when the abnormal structural heart disease was typically absent, was consistent with a left atrial tachycardia and the right atrial flutter in combination. However, in persistent AF when structural heart disease was typically seen, a spectrum of right and left atrial flutters, reentrant tachycardias, or biatrial with existing simultaneously tachycardias were seen in AF. Multiple atrial tachyarrhythmias were the rule rather than the exception. Simultaneous biatrial tachycardias occurred only in persistent and permanent AF. The evolution of AF was demonstrated to be related to a cascade of tachycardias and fibrillatory conduction. We believe that fibrillatory conduction leads to the surface ECG appearance of fine AF. However, even in this situation, the underlying rotors are observed to continue on three-dimensional non-contact mapping.

Human AF mapping does not necessarily verify all pathophysiologic elements proposed in experimental models. However, it does support elements of the original concept proposed by Lewis of rotors with intermittent interatrial conduction. However, more than one rotor is usually present in man. These can coexist and modulate each other. It clarifies the observation that a single patient can have both periods of AF with self-terminating episodes with coarse fibrillatory waves, which are reflective of these organized tachycardias and periods of atrial flutter clearly manifest on the surface ECG and in intracardiac recordings.

In addition, it explains the evolution of these paroxysmal tachycardias into fine fibrillation with the appearance of fibrillatory conduction which occurs in specific regions. AF evolution is commonly related to a cascade of tachycardias. For example, a left pulmonary vein trigger leads to a left pulmonary vein automatic tachycardia and the subsequent appearance counterclockwise right atrial flutter in a short period thereafter as shown in Figure 1. These data are confirmed by the observations of monomorphic atrial tachyarrhythmias that are routinely detected by implantable devices in patients with spontaneous AF. The cycle lengths reported in these device studies parallel cycle lengths recorded or reported for spontaneous tachycardias.

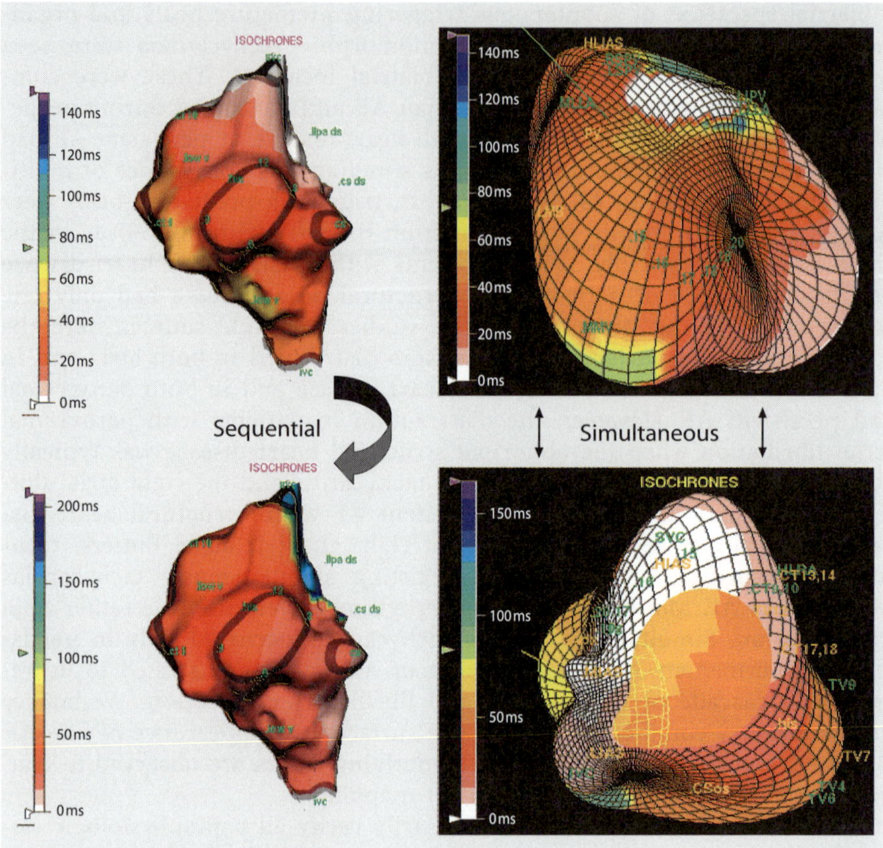

Fig. 1. Left panel: Paroxysmal AF mapped after onset using three-dimensional noncontact maps of the right atrium. The top image shows the breakthrough of a left pulmonary vein atrial tachycardia that initiates AF into the right atrium from the superior aspect of the interatrial septum. This is sequentially followed within a minute with the appearance of a counterclockwise atrial flutter type 1 in the right atrium (lower image) that replaces the atrial tachycardia. These two arrhythmias occur sequentially. **Right panel:** Persistent AF mapped using three-dimensional noncontact mapping of the left atrium (top image) and right atrium (lower image). The left atrium shows a focal superior left atrial tachyarrhythmia (top image) coexisting simultaneously with a right atrial flutter (lower image)

The question of atrial remodeling as the basis of evolution of AF is an interesting one. Functional electrical remodeling can superimpose on these organized atrial tachyarrhythmias changing their rate and conduction pathways. In patients studied with implantable devices to determine the natural history of AF, progressive increase in AF duration is noted prior to conversion to persistent AF. However, at the point of conversion, high-density AF events are absent. This suggests that structural remodeling of the substrate has occurred. Structural remodeling appears to be the major element at the point of transition. This concept was also supported by human mapping studies, which showed that the widest spectrum of atrial tachyarrhythmias can be supported in patients with persistent atrial fibrillation, and simultaneous tachycardias can exist in this condition.

Therapeutic advances

Pharmacological therapy utilizing class 1 or 3 antiarrhythmic drugs to restore rhythm control has limited efficacy. In comparing the active treatment arm with placebo, the magnitude of increased efficacy has varied from 25–30% in the DIAMOND-AF, CTAF & EMERALD trials. In the STAF trial, 23% of the patients achieved rhythm control on Amiodarone therapy [12]. In the RACE trial, this was achieved in 39% of patients with persistent AF [13]. In AFFIRM, class 1 or 3 drug therapies maintained only an additional 37.4% of the study patients in sinus rhythm at five years [14]. These drugs may also be associated with increased mortality in AF. A more effective, safe and readily available rhythm control strategy is needed.

New technologies

Non-pharmacologic options to restore rhythm control have been extensively examined in the past decade. These have included the use of atrial pacing, implantable atrial defibrillators and catheter ablation of atrial, venous or neural tissues in the heart. Initial clinical experience has had mixed results and recent surveys of practitioners and investigators have demonstrated discordant results, often modest efficacy and, as a result, slow adoption by the medical community [15, 16]. Thus, new initiatives directed towards developing a more satisfactory approach to implementing non-pharmacologic therapy for AF are currently being discussed.

Realism in therapy

The development of non-pharmacologic therapies for the treatment of AF has opened new directions in therapy. The success of the intraoperative ablation approach as demonstrated by the Cox Maze procedure led to great expectations from catheter ablation. Catheter ablation was initially attempted with linear right atrial Maze procedures, which subsequently fell into disfavor. This was followed by pulmonary vein focal ablation techniques and pulmonary vein circumferential isolation methods [15–18]. More recently, left atrial linear ablation using lesion sets for isolation of the pulmonary veins at the atrium on each side coupled with connecting linear lesions to the mitral annulus has been advocated [19]. The success of each of these procedures has varied in different reports.

Focal catheter ablation of AF triggers in patients with little or no structural heart disease has been performed in the pulmonary veins [17]. Focal ablation has had modest success in short-term studies. In prospective studies and a recent metaanalysis, success has averaged around 50–70% at most centers More recently, isolation of the pulmonary veins has been attempted [18]. While isolation procedures have been associated with lesser degrees of complications such as pulmonary vein stenosis, efficacy rates have been variable. While certain centers report good results, the first prospective multicenter study reported a 60% freedom from AF at one year [19]. Linear ablation of the right atrium has had low success rates with efficacy ranging between 15% and 54%, but much of this data may be in combination with antiarrhythmic drugs [20]. More importantly, linear ablation in the left and right atrium has been combined with pulmonary vein isolation in many centers. Pappone et al. reported significantly higher success rates with this combination of an ablative compartmentalization approach but antiarrhythmic drugs were continued in many patients [18].

Multicenter catheter ablation clinical trials

More recent multicenter studies have now been presented that provide a realistic appraisal of each technique. Right atrial Maze procedures have been evaluated in a clinical trial sponsored by Cardima [21]. In that study, the endpoint was the impact on symptoms and transtelephonic monitoring for AF recurrence. Weekly monitoring was employed. In this report, a 50% improvement in symptoms was demonstrated. However, clinical experience indicated that the relevance of this approach for treating large numbers of patients with atrial fibrillation has been extremely limited. Frequent recurrences limit the value of this as a stand-alone technique. Furthermore, the relationship of studies with symptom-based endpoints to actual AF recurrence is extremely limited.

The CACAF trial evaluated the use of linear left atrial ablation in a prospective randomized study using antiarrhythmic drug treated patients as a control group. In this study, there was a four week baseline monitoring period prior to randomization. Right and left atrial ablation was performed in the ablation arm. The ablation lesions resulted in pulmonary vein isolation around the antra, and ablation of the right atrial cavotricuspid isthmus was performed. There was a one-month perioperative follow-up period to allow for the stabilization of therapy in which one cardioversion was allowed. The patients were monitored using very frequent transtelephonic monitoring and clinic visits were performed at three-month intervals. An average of 100 electrocardiographic recordings were obtained in each patient over a year. The study conclusively demonstrated the superiority of left atrial ablation over antiarrhythmic drug therapy. The overall success rate at one year was 60% in the ablation group and 10% in the control group for prevention of recurrent atrial fibrillation. However, recurrent AF is still quite frequent even in the first year and is expected to increase over subsequent years.

A major limitation of ablation studies has been patient symptom-based reporting of AF recurrences. Recent studies show this to be highly unreliable. In one multi-center study using device monitoring, we noted that the predictive accuracy of symptoms was only 8% [22]. In a recent worldwide survey, practitioners described somewhat higher success rates with AF ablation at centers that had larger volumes, but nevertheless had only modest success rates at most centers [15, 16]. Even these modest success rates were achieved in many centers with the use of a concomitant antiarrhythmic drug in a hybrid approach with the ablation procedure. In a survey of clinical practitioners, Mickelsen et al. reported a significant level of failure [15]. In view of these outcomes and the limited target patient population, i.e., the patients with little or no structural heart disease, few practitioners believe that monotherapy with focal catheter ablation will be curative in the large body of AF patients.

Atrial pacing as monotherapy alone has also had very minimal efficacy in patients with AF with and without bradycardia. In clinical trials involving patients with bradycardia-tachycardia syndrome, a small reduction in the AF burden as well as limited reduction in frequency have been reported, but in most trials AF recurs without restoration of rhythm control in most patients [22].

New directions in AF therapy

Imaging during ablation

One approach to the current dilemma of achieving improved results is to refine existing ablation techniques. Among the proposed techniques is the use of an imaging-guided radiofrequency ablation performed at specific anatomic locations. This allows for accurate transseptal puncture, limited ablation and monitoring during ablation. Using intracardiac echocardiography, imaging of the pulmonary vein's ostium during ablation has been performed. The imaging technique allows for accurate localization of the catheter-tissue interface at the pulmonary vein ostium. Monitoring lesion evolution by intracardiac echocardiography and the development of left atrial microbubbles as a potential risk factor for stroke have been considered to improve safety of technique. The current advantages of intracardiac echocardiography include real-time imaging and easily understood anatomic guidance.

Alternative imaging approaches include image fusion using images obtained during pre-procedure cardiac tomographic scanning and magnetic resonance imaging. Recently Sra and coworkers demonstrated real time registration of CT images on fluoroscopic images [23]. This allows for development of anatomically guided circumferential isolation of the pulmonary veins. Magnetic resonance imaging particularly has allowed for the development of intracardiac imaging techniques, which help visualize antra of the pulmonary veins. Other approaches include utilization of intracardiac echocardiography to construct three-dimensional maps of the left atrium and permit navigation. Focal ablation as well as linear ablation can then be used. It is hoped that these techniques will further improve success rates with the existing ablation techniques and enhance their safety.

Ganglionic plexus ablation

One effort at improving the efficacy of left atrial ablation has been to perform or add ablation of the autonomic plexi in the right and left atrium. In a recent report, the Oklahoma group reported on their recent clinical experience with this approach [10]. A total of 60 patients with paroxysmal or persistent AF underwent PV antrum isolation (27 patients) or PV antrum isolation plus left atrial GP ablation (33 patients). Endocardial high frequency stimulation at the pulmonary vein antra near the four ganglionic plexi produced AF and high grade AV block (vagal response) during AF. Ablation at these sites abolished the vagal response. Testing in a small number of patients with very short follow-up suggests that adding ganglionic plexus ablation to PV antrum isolation may increase ablation success (absence of AF recurrence) from 70% to 91%.

Hybrid therapy

In an effort to improve outcomes, hybrid therapy of AF has been investigated by us and increasingly by others at selected centers. The electrophysiologic mechanisms of hybrid therapy efficacy are currently being examined. Hybrid therapy is considered in its broadest sense to be a combination of pharmacologic and nonpharmacologic therapies using antiarrhythmic and non-antiarrhythmic therapies to optimize and individualize patient management.

The electrophysiologic mechanisms underlying different approaches to hybrid therapy are, of necessity, dissimilar. Thus, individual combination of pharmacologic and nonpharmacologic techniques may target specific mechanisms to achieve efficacy for an individual patient. The combination of antiarrhythmic drugs and pacing, antiarrhythmic drugs and catheter ablation, and the combination of all three approaches, drugs, pacing and ablation, need to be considered individually. There is the potential for a significant synergy between these approaches. It seems that for each therapy more than one antiarrhythmic mechanism may be operative. Thus, while we can both hypothesize synergistic mechanisms and can document efficacy of the hybrid therapy prescription, dissecting the contribution of each of the components of hybrid therapy still remains a major challenge.

Antiarrhythmic drugs suppress ectopic activity in the AF, prolonged atrial refractoriness and reduce conduction velocity. They also produce conduction block which may be important in interruption of a reentrant pathway. All of these mechanisms could also reduce the frequency of triggering AF events or can prevent the inscription of reentrant tachycardias at the initiation or during maintenance of AF. They can also terminate AF by producing either conduction block in reentry circuits or expanding the window or excitable gap that could be penetrated by ectopic beats or other mechanisms for spontaneous AF termination.

Patients with advanced structural heart disease or heart failure are clearly more resistant to drug therapy. Atrial pacing can suppress atrial triggers as well as alter the depolarization of the atrial substrate changing its vulnerability to AF. However, many of these tachycardias are left unaffected by atrial trigger reduction due to substrate vulnerability and the AF burden is not seriously reduced by this mechanism to impact clinically relevant endpoints. In the DAPPAF study and later in the ASPECT and AT-TEST trials, atrial pacing alone did not prolong the time of the first recurrence of symptomatic atrial fibrillation and the addition of AF termination therapies did not alter this outcome [24].

Yet, dual site atrial pacing and biatrial pacing has been shown to abbreviate P wave duration and also improve hemodynamics of left-sided AV filling. Thus, when combined with the class I or III antiarrhythmic drugs, overdrive dual site atrial pacing prolonged the time to the first symptomatic AF recurrence in the DAPPAF study [24]. In a sub-study of the DAPPAF study, left atrial filling of the left ventricle was improved with increased atrial jet velocity, as well as A-V conduction was improved by reduction of A-V conduction intervals [7].

Atrial ablation can be combined with pacing to reduce the frequency of triggers and alter the substrate to make it less vulnerable to atrial fibrillation maintenance. Pacing, in particular, dual site atrial pacing and ablation therapy have (mainly right atrial ablation) have been combined by us for the treatment of drug refractory AF. Our recent reports included 130 patients with paroxysmal, persistent or permanent AF followed over 10 years with most having significant structural heart disease [25]. Most importantly, pacing and ablation therapy can supplement each other. The Maze procedure can help ablate right atrial flutters as well as compartmentalize the right atrial substrate. Better visualization of linear ablation by new techniques of three-dimensional mapping permits more effective compartmentalization and flutter ablation. These compartments can be resynchronized by multi-site atrial pacing and P-wave abbreviation is observed.

Effectiveness and safety of hybrid therapy

Long-term data from our studies is now available and the patient population has been expanded to include patients with persistent and permanent AF, with and without structural heart disease and patients in whom heart failure was present with advanced left ventricular dysfunction. There were no differences in outcome based on coexisting bradycardia. These studies have been summarized in recent reports and will not be described in detail here [26]. A tabulation of these studies is available in Table 1. Pilot data have supported the use of this approach in even refractory permanent AF populations. Recently, we have reported on a consecutive series of patients

Table 1. Hybrid therapy algorithms: Drug + Device + Ablation

Follow-up (mo)		**Rhythm control**		
Series	**Method**	**Patients**		**AF type**
Saksena (20 ± 14)	DAP + AAD ± ABL 93 pts (79%)	118	Parox/Persist	1–54
Prakash (26 ± 14)	DAP + AAD + TVI ABL 90% at 2 yrs	40	Parox AF ± A Flutter	5–56
Saksena (30 ± 23)	DAP + AAD ± ABL ± CV 92% at 3 yrs	113	Parox (70)	1–81
Filipecki (17 ± 10)	AP/ICD + RA Maze AAD 75% at 18 mo	25	Persist/Perm	6–49

with persistent and permanent AF in whom detailed biatrial and three-dimensional mapping was performed and hybrid therapy outcomes could be evaluated using electrogram-validated device datalogs. Rao et al. studied 47 patients with symptomatic persistent ($N=26$) or permanent ($N=21$) AF. They underwent "hybrid therapy" and were followed for 24 ± 15 months. All patients underwent linear right atrial ablation and implantation of pacemaker or atrioventricular defibrillator capable of overdrive right atrial pacing with previously ineffective antiarrhythmic drug therapy. Device datalogs were used to monitor AF recurrences. Freedom from permanent AF was 97%, 90% and 83% at 6 months, 2 and 3 years, respectively: 16 patients (30%) had no recurrent AF after "hybrid therapy", while 31 patients (66%) had a total of 55 AF recurrences (mean 1.8 per patient) usually in the first six months of therapy. These generally resolved with 39 patients (83%) achieving long-term rhythm control. There was a significant reduction in the mean number of AF-related hospitalizations (from 3.5 ± 2.8 to 0.57 ± 1.1), cardioversion hospitalizations (from 3.5 ± 2.2 to 0.38 ± 0.5 per patient) and DC cardioversions (from 3.1 ± 3.9 to 0.7 ± 0.5 per patient) after hybrid therapy compared to event rates before therapy ($p < 0.05$ for all)

Hybrid therapy has been proven safe in our long-term observational studies. There have been no procedural mortality or strokes; complication rates average < 2%. Long-term anticoagulation has been withdrawn in over 25% of patients with device-documented freedom from AF for one year. The overall stroke incidence is 1.1% per patient year in our study population of 130 patients followed for an average of 5 years. This is comparable to the stroke risk in an age-matched study population without AF.

Conclusions

There are important new developments in the understanding and treatment of atrial fibrillation. These new directions hold considerable promise and have led to revision in guidelines for AF management. The 2005 revision of the AF practice guidelines of the AHA/ACC/ESC/HRS group now move catheter ablation to a position of first or second line therapy in AF in specific subgroups of patients. This is likely to change the current approach to rhythm control in a profound way. It can be expected that the public health threat from this arrhythmia will be the focus of great scientific efforts in the coming years.

References

1. Savieleva I, Camm J (2004) Atrial fibrillation and heart failure: natural history and pharmacological treatment. Europace 5 (Suppl 1):S5–19
2. Gillis AM, Wyse DG, Connolly SJ et al. (1999) Atrial pacing peri-ablation for prevention of paroxysmal atrial fibrillation. Circulation 99:2553–2558
3. Jalife J (2003) Experimental and clinical AF mechanisms: bridging the divide. J Interv Card Electrophysiol 9(2):85–92
4. Shinagawa K, Shi YF, Tardif JC et al. (2002) Dynamic nature of atrial fibrillation substrate during development and reversal of heart failure in dogs. Circulation 105(22):2672–2678
5. Madrid AH, Peng J, Zamora J, Marin I, Bernal E, Escobar C, Munos-Tinoco C, Rebollo JM, Moro C (2004) The role of angiotensin receptor blockers and/or angiotensin converting enzyme inhibitors in the prevention of atrial fibrillation in patients with cardiovascular diseases: meta analyses of randomized controlled trials. PACE 27:1405–1410
6. Schotten U, de Haan S, Neuberger HR et al. (2004) Loss of atrial contractility is primary cause of atrial dilatation during first days of atrial fibrillation. Am J Physiol Heart Circ Physiol 287(5):H2324–2331
7. Prakash A, Saksena S, Ziegler PD, Lokhandwala T, Hettrick DA, Delfaut P, Nanda NC, Wyse DG (2005) Dual site right atrial pacing can improve the impact of standard dual chamber pacing on atrial and ventricular mechanical function in patients with symptomatic atrial fibrillation: further observations from the dual site atrial pacing for prevention of atrial fibrillation trial. J Interv Card Electrophysiol 12(3):177–187
8. Shiroshita-Takeshita A, Schram G, Lavoie J, Nattel S (2004) Effect of simvastatin and antioxidant vitamins on atrial fibrillation promotion by atrial-tachycardia remodeling in dogs. Circulation 110(16):2313–2319
9. Schauerte P, Scherlag BJ, Pitha J, Scherlag MA, Reynolds D, Lazzara R, Jackman WM (2000) Catheter ablation of cardiac autonomic nerves for prevention of vagal atrial fibrillation. Circulation 102(22):2774–2780
10. Scherlag BJ, Nakagawa H, Jackman WM, Yamanashi WS, Patterson E, Po S, Lazzara R (2005) Electrical stimulation to identify neural elements on the heart: their role in atrial fibrillation. J Interv Card Electrophysiol 13(Suppl 1):37–42
11. Saksena S, Skadsberg ND, Rao HB, Filipecki A (2005) Biatrial and three-dimensional mapping of spontaneous atrial arrhythmias in patients with refractory atrial fibrillation. J Cardiovasc Electrophysiol 16:494–504

12. Carlsson J, Miketic S, Windeler J, Cuneo A, Haun S, Micus S et al. (2005) STAF Investigators. Randomized trial of rate-control versus rhythm-control in persistent atrial fibrillation: the Strategies of Treatment of Atrial Fibrillation (STAF) study. J Am Coll Cardiol 41:1690–1696
13. Van Gelder IC, Hagens VE, Bosker HA, Kingma JH, Kamp O, Kingma T et al (2002) Rate Control versus Electrical Cardioversion for Persistent Atrial Fibrillation Study Group. A comparison of rate control and rhythm control in patients with recurrent persistent atrial fibrillation. N Engl J Med 347(23):1834–1840
14. Wyse DG, for the AFFIRM Investigators (2002) A comparison of rate control and rhythm control in patients with atrial fibrillation. N Engl J Med 347:1825–1833
15. Mickelsen S, Dudley B, Treat E, Barela J, Omdahl J, Kusumoto F (2005) Survey of physician experience, trends and outcomes with atrial fibrillation ablation. J Interv Card Electrophysiol 12(3):213–220
16. Cappato R, Calkins H, Chen SA, Davies W, Iesaka Y, Kalman J, Kim YH, Klein G, Packer D, Skanes A (2005) Worldwide survey on the methods, efficacy, and safety of catheter ablation for human atrial fibrillation. Circulation 111(9):1100–1105
17. Haissaguerre M, Jais P, Shah DC, Takahashi A, Hocini M, Quiniou G, Garrigue S, Le Mouroux A, Le Metayer P, Clementy J (1998) Spontaneous initiation of atrial fibrillation by ectopic beats originating in the pulmonary veins. N Engl J Med 339(10):659–666
18. Pappone C, Rosanio S, Augello G, Gallus G, Vicedomini G, Mazzone P, Gulletta S, Gugliotta F, Pappone A, Santinelli V, Tortoriello V, Sala S, Zangrillo A, Crescenzi G, Benussi S, Alfieri O (2003) Mortality, morbidity, and quality of life after circumferential pulmonary vein ablation for atrial fibrillation: outcomes from a controlled nonrandomized long-term study. J Am Coll Cardiol 42(2):185–197
19. The CACAF Study (2005) Late breaking clinical trials session, American College of Cardiology, Orlando, March
20. Garg A, Finneran W, Mollerus M et al (1999) Right atrial compartmentalization using radiofrequency catheter ablation for management of patients with refractory atrial fibrillation. Card Electrophysiol 10:763–771
21. Kocheril AG, Calkins H, Sharma AD, Cher D, Stubbs HA, Block JE (2005) Hybrid therapy with right atrial catheter ablation and previously ineffective antiarrhythmic drugs for the management of atrial fibrillation. J Interv Card Electrophysiol 12(3):189–197
22. Strickberger SA, Ip J, Saksena S, Curry K, Bahnson TD, Ziegler PD (2005) Relationship between atrial tachyarrhythmias and symptoms. Heart Rhythm 2:125–131
23. Sra J, Krum D, Malloy A, Vass M, Belanger B, Soubelet E, Vaillant R, Akhtar M (2005) Registration of three-dimensional left atrial computed tomographic images with projection images obtained using fluoroscopy. Circulation 112:3763–3768
24. Saksena S, Prakash A, Ziegler P, Hummel JD, Friedman P, Plumb VJ, Wyse DG, Johnson E, Fitts S, Mehra R (2002) DAPPAF Investigators. Improved suppression of recurrent atrial fibrillation with dual-site right atrial pacing and antiarrhythmic drug therapy. J Am Coll Cardiol 40(6):1140–1150
25. Madan N, Saksena S (2004) Long-term rhythm control of drug refractory atrial fibrillation with "hybrid therapy" incorporating dual site right atrial pacing, antiarrhythmic drugs, and right atrial ablation. Am J Cardiol 93:569–575
26. Saksena S, Madan N (2003) Hybrid therapy of atrial fibrillation: Algorithms and outcome. J Interv Card Electrophysiol 9:235–247

Berndt Lüderitz – ein Lebensbild

T. Meinertz

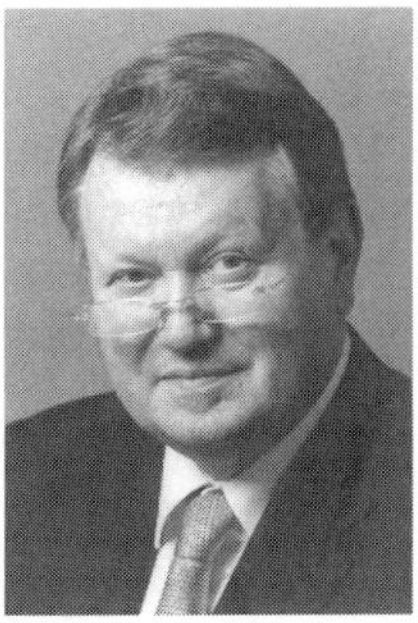

Um einen Menschen zu verstehen und zu würdigen, muss man mehr von ihm kennen als Daten und Fakten. Wie ist sein Selbstverständnis? Welchen Werten fühlt er sich verpflichtet? Nach welcher Philosophie lebt er? Letztlich: Wer ist er? Dennoch muss eine Würdigung mit den Eckdaten der Biographie beginnen.

Berndt Lüderitz wurde am 26. 3. 1940 in Braunschweig geboren und war Absolvent zweier humanistischer Gymnasien, des staatlichen Schillergymnasiums und Paulinums in Münster und des Friedrichs-Gymnasiums in Herford, wo er auch 1959 seine Reifeprüfung ablegte. Es folgte das Medizinstudium von 1959–1965 in München, Mainz und Heidelberg. Das Thema der Promotion 1965 lautete *„Über ein Schnellverfahren der Bakterienresistenzbestimmung gegen Antibiotika"*. Lüderitz trat 1967 im Anschluss an die Medizinalassistentenzeit in die von Professor Herbert Schwiegk geleitete Medizinische Klinik I der Münchner Ludwig-Maximilians-Universität ein. Dort erhielt er ein Stipendium der DFG zur Durchführung klinisch-wissenschaftlicher Arbeiten im Bereich der Nierenforschung. Eine wichtige Wendung ergab sich mit der Berufung von Professor Gerhard Riecker auf den II. ordentlichen Lehrstuhl für Innere Medizin der Universität Göttingen. Lüderitz folgte Riecker 1968 dorthin als wissenschaftlicher Assistent, wo er sich bereits 1972, also mit 32 Jahren, über das Thema *„Einfluss herzwirksamer Hormone auf elektrophysiologische Messgrößen des Ventrikelmyokards – klinische und tierexperimentelle Untersuchungen"* habilitierte. Mit dem Ruf von G. Riecker an das neu entstandene Klinikum Großhadern der LMU kehrte auch Lüderitz 1974 – jetzt als Klinischer Oberarzt – nach München zurück. 1983 folgte er dann dem Ruf an die Rheinische Friedrich-Wilhelms-Universität Bonn als Direktor der jetzigen Medizinischen Klinik und Poliklinik II, an der er bis zu seiner Emeritierung im Oktober 2005 über 22 Jahre ärztlich und wissenschaftlich wirkte. Als klinischer und akademischer Lehrer prägte und formte er in dieser Zeit eine große Zahl an jetzigen Chef- und Oberärzten sowie Kardiologen in niedergelassener Praxis. Mit diesen Kolleginnen und Kollegen werden typische Merkmale von Berndt Lüderitz wie die Fähigkeit zur raschen und klaren Analyse des klinischen Problems, die Aufstellung eines Therapieplans sowie die kompetente und sprachlich korrekte Darstellung eines Sachverhalts weiterleben. Hier dürfen das besondere Augenmerk auf ungewöhnliche Aspekte einer

Krankengeschichte oder Person sowie der Sensus für „die Dinge die zwischen den Zeilen stehen" nicht unerwähnt bleiben, weil sie es oft waren, die den Zugang und das Verständnis einer individuellen Krankheitsgeschichte ermöglichten.

Aus den zahlreichen nationalen und internationalen Funktionen und Ehrungen seien hier nur einige der wichtigsten aufgezählt:

- 1982–1988 Begründer und Leiter der Arbeitsgruppe Herzschrittmacher der DGK
- 1980 Preis der Arthur-Weber-Stiftung
- 1984–1988 Pressereferent der Deutschen Gesellschaft für Kardiologie
- 1993 Erster Vorsitzender und Tagungspräsident der Rheinisch-Westfälischen Gesellschaft für Innere Medizin
- 1995–1996 Tagungspräsident der DGK
- 1997 Verdienstmedaille der Polnischen Gesellschaft für Kardiologie
- 1999 Kongresspräsident des 10. Deutschen Ärztekongresses EUROMED
- 2000 Ehrenmitglied der International Cardiac Pacing and Electrophysiological Society
- 2001 Ehrenmitglied der Slovenian Society of Cardiology sowie Doctor honoris causa der Universität Athen
- 2002 Kurt Polzer Preis der Europäischen Akademie der Wissenschaften und Künste
- 2004 Ernennung zum Ehrenmitglied der Slowakischen Gesellschaft für Kardiologie
- 2005 Ehrenmitglied der Russischen Gesellschaft für Klinische Elektrophysiologie, Arrhythmologie und Pacing

Lüderitz veröffentlichte bisher über 800 Arbeiten und eine Reihe viel beachteter Bücher, von denen ich nur einige nennen möchte: Er gab 1983 den Band *„Herzrhythmusstörungen"* des Handbuchs der Inneren Medizin heraus, 1986 erschien *„Herzschrittmacher – Therapie und Diagnostik kardialer Rhythmusstörungen"* als Monographie bei Springer. Gemeinsam mit Sanjeev Saksena gab er das englischsprachige Werk *„Interventional Electrophysiology"* bei Futura heraus, das weltweit eine breite Leserschaft fand, 1993 dann die erste Auflage *„Die Geschichte der Herzrhythmusstörungen – von der antiken Pulslehre zum implantierbaren Defibrillator"*, ein Buch, das bereits in mehreren Auflagen auch in englischer Sprache als Monographie erschienen ist. Als Standardwerk der klinischen Elektrophysiologie darf das bereits in der 5. Auflage vorliegende Werk *„Therapie der Herzrhythmusstörungen"*, ebenfalls bei Springer erschienen, gelten.

Aus dieser Aufzählung werden seine Neigung zu und sein Sinn für das geschriebene Wort evident. Berndt Lüderitz ist ein Meister nicht nur des gesprochenen, sondern auch des geschriebenen Wortes. Er hat sich – wie heutzutage notwendig – natürlich auch mit den modernen Kommunikationsmedien mehr oder minder angefreundet; im Zentrum seines Wirkens bleiben jedoch der Dialog und das geschriebene Wort.

Ich möchte an dieser Stelle einen seiner Lieblingsautoren, Robert Gernhardt, zitieren:

Ums Buch ist mir nicht bange
Das Buch hält sich noch lange

Man kann es bei sich tragen
Und überall aufschlagen

Sofort und ohne warten
Kann dann das Leben starten

Im Sitzen, Liegen, Knien,
ganz ohne Batterien

Beim Fliegen, Fahren, Gehen –
Ein Buch kann nicht abstürzen

Die meisten andren Medien
Tun sich von selbst erledigen

Kaum sind sie eingeschaltet,
heißts schon: Die sind veraltet!

Und nicht mehr kompatibel –
Marsch in den Abfallkübel

Zu Bändern, Filmen, Platten,
die wir einst gerne hatten

Und die nur noch ein Dreck sind.
Weil die Geräte weg sind
Und niemals wiederkehren,
gibt's nichts zu sehn, zu hören

Es sei denn, man ist klüger
Und hält sich gleich an Bücher

Die noch in hundert Jahren
Das sind, was sie stets waren:

Schön lesbar und beguckbar,
so stehn sie unverruckbar

in Schränken und Regalen
und die Benutzer strahlen:

Hab'n die sich gut gehalten!
Das Buch wird nicht veralten.

Was aber kennzeichnet den Menschen Berndt Lüderitz neben seinen wissenschaftlichen Leistungen und philologischen Fähigkeiten? An erster Stelle seien hier sein Esprit und seine Assoziationsfähigkeit genannt, sein Humor, die Ironie, die immer auch bereit ist sich selbst einzuschließen. Der wache Sinn für komische, paradoxe, ja kafkaeske Situationen und nicht zuletzt ein immer seltener werdendes Gut ... seine humanistisch geprägte Allgemeinbildung. Diese Allgemeinbildung auf höchstem Niveau, die auch in deutschen Professorenkreisen keine Selbstverständlichkeit mehr ist, ist gepaart mit einer zentralen Wertvorstellung, die ich am besten mit dem Begriff „akademischer Imperativ" abgebildet finde: Mit enormem eigenem Einsatz (und dem seiner Umgebung), dem Anspruch gerecht zu werden, auf höchster intellektueller Ebene und bestem Informationsstand (v. a., aber natürlich nicht ausschließlich, Frankfurter Allgemeine Zeitung) den wissenschaftlichen, gesellschaftlichen und auch wirtschaftlichen Bewegungen unserer Zeit begegnen zu können; alles fußend auf einer exzellenten Kenntnis der historischen Zusammenhänge, die wiederum (manchmal zum Leidwesen seiner Mitarbeiter) bis in Details vordringt („... ich hoffe Sie kennen den Divisionskommandeur des Sübabschnitts, der 1943 ..."). Kurzum, ich kann mir Berndt Lüderitz einfach nicht anders vorstellen, denn als Universitätsprofessor!

Diese Eloge könnte fast den Eindruck eines strengen, asketischen vielleicht sogar spröden Gelehrtentums vermitteln. Mit dem gleichen 100%igen Einsatz, sich den intellektuellen Herausforderungen unseres Fachs und unserer Zeit zu stellen, ist Berndt Lüderitz aber auch in der Lage, zu genießen, und dies nicht nur in Form eines Genusses mit intellektueller Distanz oder Überheblichkeit, sondern mit einer fast kindlichen Freude an den schönen Dingen unseres Lebens. Gerade auch in dieser Hinsicht stellt er eine Ausnahme im deutschen Professorentum dar.

All dies würde dennoch nicht tragen, wenn Berndt Lüderitz nicht einen starken Rückhalt v.a. in seiner Frau Hedwig-Maria und seinen 3 bereits erwachsenen Söhnen hätte.

Was Berndt Lüderitz uns zu sagen hat geht weit über seine Person und über den Tag hinaus; immer wieder – so empfinde ich es – sind es ein *„sapere aude"* und *„sub specie aeternitas"*, was uns durch sein Tun entgegenschallt.

In Freundschaft verbunden — Thomas Meinertz